北京中医医院 编

第二辑

现代著名老中医名著重刊丛书

赵炳南临床经验集

人民卫生出版社

图书在版编目（CIP）数据

赵炳南临床经验集/北京中医医院编．—北京：人民卫生出版社，2006.2
（现代著名老中医名著重刊丛书．第二辑）
ISBN 978-7-117-07407-0

Ⅰ．赵…　Ⅱ．北…　Ⅲ．皮肤病-中医学临床-经验-中国-现代　Ⅳ．R275

中国版本图书馆 CIP 数据核字（2006）第 003490 号

门户网：www. pmph. com	出版物查询、网上书店
卫人网：www. ipmph. com	护士、医师、药师、中医师、卫生资格考试培训

现代著名老中医名著重刊丛书
第 二 辑
赵炳南临床经验集

编　　者：北京中医医院
出版发行：人民卫生出版社（中继线 010-59780011）
地　　址：北京市朝阳区潘家园南里 19 号
邮　　编：100021
E - mail：pmph @ pmph. com
购书热线：010-67605754　010-65264830
010-59787586　010-59787592
印　　刷：三河市尚艺印装有限公司
经　　销：新华书店
开　　本：850×1168　1/32　　**印张：**14
字　　数：299 千字
版　　次：2006 年 2 月第 1 版　2025 年 9 月第 1 版第20次印刷
标准书号：ISBN 978-7-117-07407-0/R・7408
定　　价：25.00 元
打击盗版举报电话：010-59787491　E-mail：WQ @ pmph. com
（凡属印装质量问题请与本社销售中心联系退换）

出版说明

自20世纪60年代开始，我社先后组织出版了一批著名老中医经验整理著作，包括医论医话等。半个世纪过去了，这批著作对我国近代中医学术的发展产生了积极的推动作用，整理出版著名老中医经验的重大意义正在日益彰显，这些著名老中医在我国近代中医发展史上占有重要地位。他们当中的代表如秦伯未、施今墨、蒲辅周等著名医家，既熟通旧学，又勤修新知；既提倡继承传统中医，又不排斥西医诊疗技术的应用，在中医学发展过程中起到了承前启后的作用。这批著作均成于他们的垂暮之年，有的甚至撰写于病榻之前，无论是亲自撰述，还是口传身授，或是其弟子整理，都集中反映了他们毕生所学和临床经验之精华，诸位名老中医不吝秘术、广求传播，所秉承的正是力求为民除瘼的一片赤诚之心。诸位先贤治学严谨，厚积薄发，所述医案，辨证明晰，治必效验，不仅具有很强的临床实用性，其中也不乏具有创造性的建树；医话著作则娓娓道来，深入浅出，是学习中医的难得佳作，为近世不可多得的传世之作。

由于原版书出版的时间已久，已很难见到，部分著作甚至已成为学习中医者的收藏珍品，为促进中医临床和中医学术水平的提高，我社决定将一批名医名著编为

《现代著名老中医名著重刊丛书》分批出版，以飨读者。

第一辑收录13种名著：

《中医临证备要》 《施今墨临床经验集》
《蒲辅周医案》 《蒲辅周医疗经验》
《岳美中论医集》 《岳美中医案集》
《郭士魁临床经验选集——杂病证治》
《钱伯煊妇科医案》 《朱小南妇科经验选》
《赵心波儿科临床经验选编》《赵锡武医疗经验》
《朱仁康临床经验集——皮肤外科》
《张赞臣临床经验选编》

第二辑收录14种名著：

《中医入门》 《章太炎医论》
《冉雪峰医案》 《菊人医话》
《赵炳南临床经验集》 《刘奉五妇科经验》
《关幼波临床经验选》 《女科证治》
《从病例谈辨证论治》 《读古医书随笔》
《金寿山医论选集》 《刘寿山正骨经验》
《韦文贵眼科临床经验选》
《陆瘦燕针灸论著医案选》

这批名著原于20世纪60年代前后至80年代初在我社出版，自发行以来一直受到读者的广泛欢迎，其中多数品种的发行量都达到了数十万册，在中医界产生了很大的影响，对提高中医临床水平和中医事业的发展起到了极大的推动作用。

为使读者能够原汁原味地阅读名老中医原著，我们在重刊时采取尽可能保持原书原貌的原则，主要修改了原著中疏漏的少量印制错误，规范了文字用法和体例层次，在版式上则按照现在读者的阅读习惯予以编排。此外，为不影响原书内容的准确性，避免因换算造成的人为错误，部分旧制的药名、病名、医学术语、计量单位、现已淘汰的检测项目与方法等均未改动，保留了原貌。对于犀角、虎骨等现已禁止使用的药品，本次重刊也未予改动，希冀读者在临证时使用相应的代用品。

人民卫生出版社

2005 年 10 月

目　录

医　案　选

疖、败血症等（10例）

【例一】 彭某，女，16岁，门诊号：872084，初诊日期1972年12月4日。

主诉：左手食指背部红肿，左前臂起红线5天。

现病史：5天前左手食指背部近指根处起一小白疱。当天晚上开始发烧，体温39℃以上。次日中午，局部红肿明显，并起红线，查白细胞计数17 400/立方毫米。曾服清热解毒的丸药及外用药，一天后烧稍退，但局部红肿未消，红线向上臂蔓延到肘窝以上。病后食纳差，尿黄赤，大便不干，口渴。

检查：体温38.7℃，左手食指背侧红肿隆起，中央有脓样白头，中心破溃，疮口局部有少量脓性分泌物，周围发红而且肿起，范围有3厘米×2.5厘米大小，有灼热感及明显压痛，境界尚清楚，沿前臂内侧有暗红色线状索条延及肘窝上方，腋下淋巴结未扪及。

脉象：滑数。

舌象：舌苔薄白，舌质稍红。

西医诊断：手背部疖肿，合并急性淋巴管炎。

中医辨证：火毒蕴结，毒势蔓延（红丝疔）。

立法：清热解毒，凉血护阴。

方药：

金银花一两　连翘五钱　公英一两　地丁一两　黄芩三

钱　花粉一两　生地一两　赤芍三钱　白茅根一两

人工牛黄散（附方1）五分，分2次冲服。

外用　芙蓉膏（方见经验方与常用方）。

12月8日服上方3剂后，体温恢复正常，复查白血球计数5 900/立方毫米，手背红肿减轻，红晕逐渐消失，疮面已愈合，红线完全消失，食纳恢复正常。按前方稍佐活血通络之剂，以疏通气血：

金银花五钱　连翘五钱　公英五钱　生地五钱　花粉五钱　赤芍三钱　姜黄三钱　鸡血藤五钱

12月17日手背红肿消失，皮色恢复正常，眠、食、二便均正常，临床治愈。

本例系手背部疔毒。开始误认为是一般的疖，未引起重视，仅投以清热解毒之丸药，未能控制。继而引起红丝疔。因为中医所谓之疔，比疖根深而毒热重，故见恶寒发热，不容忽视。而本例最初治疗时，病重药轻。如若进一步发展很可能引起“疔毒走黄”，所以赵老医生在此特别强调“疖”与“疔”的鉴别。要从形态、毒热、病位等方面去区分，否则必然会贻误病情。赵老医生重用金银花、连翘、公英、地丁、黄芩清热解毒之剂，又因其发热5天，症见口渴、尿赤，已有伤阴之势，故用生地、花粉、白茅根清热养阴，佐以赤芍凉血活血，另加人工牛黄解其毒热。抓住毒热的主要矛盾方面，集中药效，力争转机。药后热退毒势见减，红丝疔已消退。由于毒热壅滞经络，局部红肿未全消。复诊时佐以姜黄、鸡血藤以疏通经脉。毒热得解，气血流畅，肿势得消。通过本例的治疗，足以说明临证时对于常见的“小病”（疖肿），应当明确鉴别是疖还是疔，才不致于贻误病机。

【例二】 刘某，男，37岁，门诊号：303255。

主诉：左肘部生疮红肿剧痛已5天余。

现病史：患者5天前于左肘部生一小疙瘩作痒，骤然发红，剧痛而肿，就诊前1天已累及手腕部，肿胀疼痛，同时伴有心慌，恶心，烦躁，头痛头晕，纳食不香，大便尚可。

检查：左侧肘部延及腕部红肿，屈腕困难，肘部红肿处已有脓点欲溃。

脉象：弦数。

舌象：舌苔白，舌质红。

西医诊断：肘部疖肿。

中医辨证：毒热蕴郁，火毒结聚（肘疗）。

立法：清热解毒，消肿护心。

方药：

金银花五钱　连翘三钱　菊花三钱　公英五钱　黄芩三钱　瓜蒌一两　生地三钱　甘草三钱

牛黄清心丸（附方2）1丸吞服。

外用化毒散软膏（方见经验方与常用方）。

前方服2剂后，疮已溃破，脓汁分泌较多，疼痛已减，红肿已消。服连翘败毒丸（附方3）以巩固疗效。

本例患者从初发症来看，除未见发烧外其他与例一相似。病程已5天，见有心慌，恶心，烦躁，头痛头晕，舌质红等，已有毒热入里之势。开始即重用清热解毒之剂配合清心开窍的丸药以清热护心。局部已有脓头欲溃，药后疮溃，毒随脓解，所以获效甚速。

【例三】 张某，女，60岁，初诊日期1972年7月25日。

主诉：右手腕麻木剧烈疼痛伴有发冷发烧5天。

现病史：5天前右手腕内侧突然发麻，疼痛，伴有发冷发热。患处起一红线，向肘部蔓延。当日经某医院治疗，诊断为“局部感染急性淋巴管炎”。曾注射“青霉素”等未能控制。局部红肿逐渐加重，红线继续向上蔓延。患处麻疼难忍，彻夜不眠，食纳不佳，恶心欲吐，局部肿起脓样白疱，疼痛更加重。

检查：体温39℃，右侧腕部内侧红肿，范围2厘米×3厘米，中心发白有脓疱未破，并有红线一条向肘部蔓延。

脉象：滑数。

舌象：舌苔黄腻，舌质红。

西医诊断：手腕部疖肿合并急性淋巴管炎。

中医辨证：火毒蕴结，毒热蔓延入里（红丝疔）。

立法：清热解毒，托里护心。

方药：

金银花一两　地丁五钱　公英一两　野菊花一两　连翘三钱　花粉三钱　生草三钱　炒皂刺三钱　归尾三钱　陈皮二钱　姜黄二钱　川贝母三钱　灯心五分

紫雪散（附方4）三钱，分冲。

外用化毒散（附方5）、如意金黄散（附方6），用鲜荷叶捣汁外敷。

8月4日服上方2剂后，体温恢复正常，局部麻痛已减，恶心欲吐已解，纳食稍增。继服前方4剂，诸症见消，患处引流通畅，已无麻痛感觉。8月9日改用牛黄清心丸，每日1丸，日2次；外用化毒散软膏。8月17日患处红肿消失，伤口愈合，临床痊愈。

此例患者火毒蕴结，起病较急，已有毒邪内传之势，虽经治疗，未能控制。仍有高烧、红肿、疼痛。在此情况下，急投清热解毒托里护心之剂。方中重用金银花、连翘、野菊花、地丁、公英解其毒热；炒皂刺、归尾、姜黄、川贝母活血化瘀，托毒外出；灯心、紫雪散凉血清宫护心，以防毒热内陷；花粉清热生津，养阴护心；陈皮、甘草，和中助胃气。外敷解毒消肿止痛之剂。内治外治相结合，二剂后诸症平息。后用牛黄清心丸，以荡余邪而善其后。外用药，赵老医生善用鲜荷叶捣汁调散剂，非但清热作用加强，而且疗效持久，是外用剂型中独特的经验之一。

【例四】 关某，男，34 岁，门诊号：289255。

主诉：右侧鼻孔生疮红肿伴有发烧 8 天余。

现病史：患者于 8 天前右侧鼻孔生疮，日渐增大，局部红肿，恶寒发热，恶心，大便秘结，口渴心烦，经服西药后未能控制，局部脓头欲破溃。

检查：右侧鼻前庭部红肿，中心有一脓头，周围漫肿约 2 厘米 ×2 厘米大小，体温 38.7℃。

脉象：细数。

舌象：舌苔薄黄，舌质稍红。

西医诊断：鼻前庭疖肿。

中医辨证：肺热不宣，火毒凝结（白刃疔）。

立法：清肺经热，解毒消肿。

方药：

连翘五钱　公英五钱　金银花五钱　野菊花三钱　黄芩三钱　瓜蒌一两　生地五钱　甘草二钱

外用化毒散软膏。

上方服 3 剂后，红肿已消，身热已退。原方再进 3 剂，疔疮已基本痊愈。用牛黄清心丸，早晚一丸；梅花点舌丹（附方 7），晚服 2 粒，以解余毒。10 天后复诊，诸症皆愈。

白刃疔多生于鼻孔前，属于肺经毒火。故方中除常用的清热解毒剂外，另加瓜蒌，因其入肺胃、大肠；又佐以黄芩，功能清肺热而润燥，解毒散结，为治疗本例之特点。

【例五】 马某，男，24岁，门诊号：336105。

主诉：右口角肿胀发麻，伴有恶寒发热6天余。

现病史：患者于6天前自觉右口角肿硬发麻不疼，局部日渐肿大，不能张口，心烦恶心，口苦纳呆，大便秘结2日未行。曾注射“青霉素”未能控制，恶寒、发热、口渴仍在，遂来我院门诊。

检查：体温38.5℃，右口角红肿而硬，形如钉状，口不能张大，右颈部淋巴结肿大。有压痛。

脉象：沉细滑稍数。

舌象：舌苔黄，舌质红。

西医诊断：唇部疖肿。

中医辨证：阳明热盛，毒火结聚（锁口疔）。

立法：清热解毒，凉血化瘀。

方药：

地丁一两　金银花五钱　野菊花三钱　白芷二钱　黄芩四钱　赤芍三钱　绿豆衣五钱　生草三钱

外用甲字提毒药捻（附方8）、化毒散软膏。

上方服3剂后，肿势大减，口已能张开，大便已解，但仍不通畅。再依上方加公英一两，继服4剂后，肿势已消，疮口清洁，无分泌物，精神良好，大便畅通。服连翘败毒丸（附方3）以善其后。

本例从部位命名看属于锁口疔，从五脏毒火看属于火焰疔。因为心经毒火上攻，外受毒热而致。所以除重用地丁、野菊花、黄芩等清热解毒之剂外，加入绿豆衣取其甘寒，入心、胃二经，以期清心、胃二经之毒热。

【例六】 徐某，男，34岁，门诊号：334149。

主诉：左鬓角部红肿疼痛伴有发烧7天。

现病史：7天前，左鬓角部生一小疙瘩，红肿发木、疼痛，曾注射“青霉素”未效。就诊时发烧，头晕，恶心，大便尚通畅。

检查：体温38.2℃，左颞部肿起约2厘米×2厘米大小，红肿热痛。

脉象：滑数。

舌象：舌苔白滑而腻，舌质正常。

西医诊断：右颞部疖肿。

中医辨证：湿热上蒸，火毒聚结（鬓疔）。

立法：清热解毒，利湿凉血。

方药：

金银藤五钱　地丁五钱　连翘五钱　黄芩三钱　黄柏三钱　菊花三钱　赤芍三钱　白芷二钱　生甘草二钱　车前子三钱

外用化毒散软膏。

上方服3剂后，肿势已消，头痛已除，发烧已退，口渴未减。

再拟前方加丹皮三钱，绿豆衣三钱，陈皮三钱，再服4剂，诸症平息。

本例除一般毒热象外，苔白腻，见有湿热上蒸之象。方中除清热解毒之剂外，黄柏性味苦寒能燥湿；车前子清热能利水，使之毒热湿邪得解得利；又佐以轻扬辛散的菊花，不但能载药上行，而且又能清头目利清窍。

【例七】 王某，男，4 岁，初诊日期 1969 年 2 月 16 日。

主诉（家长代诉）：患儿右手中指肿痛，高烧不退，已 2 周余。

现病史：2 周前右手中指内侧被木刺扎伤，经处理，3 天后红肿作痛，即赴医院，经检查诊为外伤感染，服用“抗生素”，肿痛不减，体温增高。3 天后在中指第二节指腹中央切开排脓，3 日后局部又肿起发烧持续不退，又在中指第三节两侧各作一切口引流，肿胀仍未消，现已蔓延至手掌部。发烧持续 1 周不退，食欲不振，大便三四天未解，小便黄赤而少，有时呕吐。因手部疼痛，经常哭闹不止，夜不成眠，曾嘱立即截指，家长未同意。来我院治疗。

检查：右手中指高度红肿，第三指节之两侧和指腹中央各有一切口约 2 厘米，切口周围之皮肤为灰白色，取出引流纱条后，有较多脓血流出，臭味较大，3 个切口之间，探针可以通过，红肿已累及手掌近手腕部。因中指高度肿胀，不能屈伸。X 线摄片报告称：中指第二三指节骨质有轻度破坏，边缘不整。

脉象：细数。

舌象：舌苔白中黄，舌质红。

西医诊断：化脓性指头炎。

中医辨证：外伤染毒，蚀筋腐骨（蛇腹疔）。

立法：清热解毒，活血消肿。

方药：

金银花三钱　公英三钱　地丁三钱　丹皮三钱　赤芍三钱　玄参五钱　麦冬三钱　大黄一钱半

犀黄丸（附方 9）每次 5 分，日服 2 次。

外用红粉纱条（附方10）引流，外敷化毒散软膏，每日换药1次。

服上方5剂后，已进普食，大便通畅，小溲清。患指及手掌红肿已明显消退，肿胀局限中指第三指节，脓血已减少，疮口变小，肉芽红活，再以清热解毒、化腐生肌之剂内服，上方去大黄、地丁，加瓜蒌、白芷，停犀黄丸。外用甲字提毒药捻引流，外敷化毒散软膏。按前法治疗5日后，已能入睡，中指两侧之切口基本愈合，患儿已能下地活动。前方去公英、丹皮、赤芍，加当归、黄芪、山药。换药如前。又经上方内外兼治，7日后，中指指腹切口已缩小至0.5厘米，肉芽充满，色鲜红，局部稍肿，两侧切口瘢痕较前变软，手指可以轻度伸屈，停服汤药，外敷甘乳膏（附方11），每日换药1次，3日后疮口愈合，痊愈出院。

本例说明疔毒可由于外伤染毒而发生，毒热入里可以蚀筋腐骨造成严重后果。患儿手指自扎伤后感染，虽经积极治疗，2周内切开引流3次，连续内服抗生素和配合物理疗法，均未能控制炎症的发展，逐渐向掌心蔓延，说明为耐药菌株感染。为了保护手掌和防止全身性感染，西医曾考虑截指是必要的。采用中医中药治疗获效，不但保存了手指，而且恢复了功能。

患儿因外伤不洁，感受毒邪，毒热阻于皮肉之间，留于经络之中，故见高烧不退，纳少便干，小溲黄赤而少，有时呕吐，舌质红、苔黄，脉滑而数，说明毒热炽盛，所以重用金银花、公英、地丁清热解毒；佐以玄参、麦冬养阴清热；丹皮、赤芍凉血解毒，又加大黄清阳明毒热；配合犀黄丸清热解毒止痛，活血化瘀消肿。局部用化腐生肌之红粉纱条和化毒散膏外敷，内外兼治，以整体治疗为主，重视局部。药后全身热象渐消，局部炎症已局限，进而突出透脓托毒，方中去大黄、地丁，停犀黄丸，加全瓜蒌以消肿。白芷活血排脓。

进上方5剂后肿胀局限于中指第三指节，两侧之切口基本愈合，只有指腹之切口仍有脓汁外渗。脓汁为气血所化生，病程日久，长期切开引流，脓汁久渗，气血被夺。所以在这阶段，去公英、丹皮、赤芍，加当归养血活血；黄芪、山药补中益气，气血充沛，则疮口易敛。

在外用药方面，赵老医生也很强调辨证论治。初诊时局部焮肿，脓水外渗，此时如腐肉不脱，新肉则无以生，焮肿不得消，毒邪无以退。疮口较大而深，为了引流通畅，故用红粉纱条引流，待疮口收缩变小变浅时，用甲字提毒药捻引流。同时外用具有解毒消肿止疼的化毒散软膏。疮口近愈则改用收敛生肌长肉的甘乳膏，促进伤口愈合。

【例八】 王某，男，62岁，门诊号：480388，初诊日期1972年4月3日。

主诉：右手肿胀疼痛2周。

现病史：患者于2周前因玻璃刺入右手中指感染，局部出现红肿疼痛，手掌麻木，发烧38℃。经治疗，注射“链霉素”、“卡那霉素”，口服“土霉素”及中药，发烧稍退，但手掌手背肿胀逐渐明显，手指不能弯曲，肿势逐步向上蔓延至手腕以上，痛疼难忍，右前臂麻木，恶心，食欲不振，自感手部骨头痛，每天晚上仍发烧至39℃以上。

过去史：有胃病史。

检查：右侧手掌及手背部肿胀明显，皮色微红，按之较硬而且疼痛，稍有波动感，腋下淋巴结可扪及有触痛，白细胞计数 14 200/立方毫米。上午体温 37.9℃，晚上最高体温 39℃以上。

脉象：滑数。

舌象：舌苔黄腻，舌质红。

西医诊断：右手掌间隙感染。

中医辨证：毒热壅滞，经络阻隔（托盘疔）。

立法：清热解毒，除湿通络。

方药：

金银花一两　公英一两　地丁一两　黄芩五钱　赤芍三钱　桑枝三钱　苦参三钱　鸡血藤五钱　酒军三钱　六一散四钱

4 月 11 日服上方 3 剂后，烧已退，右手肿未消，复查白细胞计数 9 200/立方毫米，右手 X 线摄片，骨质未见异常。继以清热解毒、活血透脓，佐以芳香化湿：

金银花一两　公英一两　地丁一两　黄芩三钱　赤芍三钱　归尾三钱　姜黄三钱　白芷三钱　佩兰三钱　鸡血藤一两　藿香三钱　酒军三钱

4 月 26 日按上方加减治疗，手掌及手背肿胀基本消失，体温一直正常，中指仍肿胀，右上肢发麻仍未解，舌苔黄腻，脉沉，纳差，口苦，烧心，大便干二、三日一行，尿黄。进一步分析其病情，系因湿热与毒热交织阻隔经络，缠绵日久。拟以活血通络，清热利湿为法：

归尾四钱　赤芍三钱　桃仁三钱　红花三钱　白芷三钱　公英五钱　泽泻三钱　藿香三钱　泽兰三钱　姜黄三钱

外用骨科洗药（附方 12）。

按上方加减继服，5 月 19 日复查时肿胀已消，嘱加强手部功能锻炼。

本例掌间隙感染为时已 2 周，虽经抗生素治疗未能控制，毒热炽盛。患者夙因脾虚湿盛，湿热与毒热交织，故病程日久症见发热，局部肿胀，缠绵不愈，舌苔黄腻。开始以清热解毒为主，佐以除湿通络，方中用大剂金银花、公英、地丁清热解毒；赤芍、桑枝、鸡血藤凉血活血通络；酒军、黄芩、苦参、六一散取其苦寒燥湿，清热利湿。待其毒热渐退，加减使用归尾、白芷、姜黄活血托脓。继而用赤芍、桃仁、红花、泽兰活血通络为主；公英清其余热；藿香、佩兰取其芳香化湿、利水泄热。并外用骨科洗药熥洗促进局部血运，恢复患手功能。抓住湿热与毒热交织，壅阻经络的实质，逐步加以解决。

【例九】 李某，男，28 岁，住院号：470941，入院日期 1964 年 12 月 2 日，出院日期 1964 年 12 月 19 日。

主诉：1 个多月以来左手无名指红肿，半个月来发冷发烧。

现病史：患者在劳动时油泥污染，引起左手无名指甲周红肿作痛。10 月 28 日曾行切开引流，红肿未消。11 月初拔除指甲并扩创，术后，红肿反而明显加重，有跳痛，曾服用中西药仍未见消。最近半个月以来，局部红肿向手掌部扩大，患指不能活动，伴有发冷发热，心中烦急，夜寐不安，食纳尚可，大便干，小便黄赤。1 月 30 日来我院门诊，收入院。

检查：体温 38.3℃，脉搏 98 次/分，神清合作，血压 130/70 毫米汞柱，除左侧肘部、腋部淋巴结肿大有明显压痛外，内科检查无阳性发现。外科情况：左侧环指显著肿胀，连及手背手掌，皮肤发红而隆起，有压痛及波动感，中指、环指不能屈曲，前臂也肿胀，左肘尺侧淋巴结2厘米×2厘米，左侧腋窝淋巴结3厘米×2厘米，有压痛。左手X线摄片未见骨质损害。

脉象：滑数。

舌象：舌苔薄白，舌质微红。

西医诊断：左手掌间隙感染。

中医辨证：湿热凝聚，火毒串行（蛇串疔毒）。

立法：清热解毒，活血利湿。

方药：

金银花一两半　公英一两　连翘四钱　赤芍三钱　黄芩三钱　栀子三钱　陈皮三钱　红花三钱　滑石四钱　败酱草五钱　生甘草三钱

入院后，于当天下午在局麻下于无名指尺侧指隙隆起波动处切一小口（1厘米），排出脓血约10毫升，纳入凡士林油条，外用芙蓉膏包扎。12月4日服上方两剂后，体温已正常，前臂肿胀渐消，手背肿胀已退，肿大的淋巴结已缩小，痛疼减轻，手掌肿胀未消，切口处纳入红粉药捻（附方13），手掌用化毒散软膏，继续换药。12月7日手掌部肿胀已消，手指部仍肿胀脓出未尽。加强活血透脓，拟方如下：

金银花一两　公英一两　败酱草五钱　黄芩三钱　赤芍三钱　生地五钱　红花三钱　炒皂刺一钱半　姜黄一钱　陈皮三钱　延胡索三钱　甘草三钱

外用甲字提毒药捻及芙蓉膏，并鼓励患者加强手指活动。

12月12日，自觉患侧手指麻木，疼痛已不显著，疮口较干净，外用甘乳药捻（附方14）12月16日疮口愈合。手指肿胀消失，手指功能恢复尚好，痊愈出院。

本例病程已久，虽经中西药及拔甲扩创未愈，肿势蔓延，症属疔毒走串，累及手掌及前臂。重用清热解毒配合小切口引流，使脓毒有出路；并配合托毒、透脓、活血通络的药物，内外兼治。在外用药方面，除药膏外，对于疮面的处理，初用油纱条，后用甲字提毒药捻以化腐生肌，脓汁将尽时则用甘乳药捻，以促进生肌长肉，体现了中医外治法的特长。

【例十】 冯某，女，14岁，住院号：872683，住院日期1969年9月13日。

主诉：口唇部生疮面部红肿，疼痛高烧8天。

现病史：患者于8天前口唇部突然感到刺痒，周围红肿疼痛，伴有高烧，曾注射“青霉素”未见效，肿势逐渐扩大。又服中药3天仍未见好转。上口唇整个肿起发红，麻木刺痒而且如针刺样疼痛。口唇两侧肿而坚硬，左侧较重，有向上发展的趋势。伴有头晕，口干，胸闷发堵，不思饮食，气短作呕，周身疼痛，四肢无力，大便干，小便黄少。体温仍高，9月13日收入住院。

检查：体温39.9℃，面部黄白，痛苦病容，上唇整个肿起，发红，坚硬，表皮部分剥脱，中央有脓栓，附着较紧，左侧面部亦浮肿，左眼睑裂封闭，下唇红肿，左侧颈部亦红肿，张口困难，颌下淋巴结肿胀有明显压痛。白细胞计数16 900/立方毫米，中性粒细胞84%，淋巴细胞16%。

脉象：滑数。

舌象：舌苔白厚，舌质正常。

西医诊断：唇部疖肿。

中医辨证：火毒凝聚，毒热炽盛（唇疔）。

立法：清热解毒，活血消肿。

方药：

公英一两　生石决明六钱　赤芍三钱　炒栀子三钱　花粉五钱　珍珠母五钱　防风三钱　金银花五钱　当归五钱　白芷三钱　甘草三钱

外用芙蓉膏、雄黄膏（方见经验方与常用方）调合敷。

9 月 14 日，服上方后体温稍降，白细胞计数 16 900/立方毫米，局部肿胀仍同前，配合内服西药土霉素。9 月 15 日左上口唇已破，有多数脓点向外流脓，肿胀见退，大便仍干，头疼作呕，局部脓出不畅，仍以前法，重加清热解毒透脓之剂。9 月 17 日下午 5 点病人突然高烧，体温 39.9℃，脉快 145/分，血压 100/50 毫米汞柱，面部红肿范围逐渐扩大，走路摇晃。白细胞计数 15 300/立方毫米，中性粒细胞 80%。脓汁培养为金黄色葡萄球菌（红霉素高度敏感，青霉素、四环素、土霉素耐药），血培养为金黄色葡萄球菌，诊为由于唇部疖肿所引起的全身性感染（败血症）。经赵老医生与有关医生会诊后，症见高烧，神智恍惚，走路摇晃，血压低，脉数，舌质红，证属唇疔走黄，热入血分，毒热攻心，应重用清热解毒、凉血护心之剂：

金银花二两　公英一两　地丁一两　鲜茅根二两　玄参五钱　黄连二钱　赤芍五钱　干生地一两　川贝母三钱　花粉五钱　野菊五钱　草河车五钱　生甘草三钱

同时配合红霉素静脉注射，新生霉素肌肉注射。

9 月 19 日体温仍未控制（39.8℃），心率 156 次/

分，血压96/60毫米汞柱。肺部听诊腋下可闻及水泡音，神智尚清，口渴，烦躁，舌质红绛而干裂。局部红肿现象见好，前额及左眼眶、左颧、颊、口唇周围红肿较前稍好，唇周红肿仍有脓疱。西药同前，中药拟用养阴凉血解毒之剂：

金银花一两　草河车五钱　地丁一两　大青叶五钱　生地五钱　板蓝根五钱　公英一两　野菊花一两　花粉五钱　鲜茅根二两　石斛五钱　玄参五钱

另服局方至宝丹（附方15）一丸、羚羊角粉一分。

9月22日药后体温稍降（38.5℃），食欲好转，但咳嗽加重痰多有血样痰。按上方加减，体温逐渐平稳，下午仍持续在38℃以上，白细胞计数反而增高至26 000/立方毫米。口腔糜烂，进食不便，肺部啰音增多。9月26日复查血培养金黄色葡萄球菌已转阴性，但又发现双上肢起红疹，臀部也出现大片红疹。考虑可能与药物有关，遂停用红霉素、氯霉素、新生霉素，改用杆菌肽加非那更。中药拟以养阴清热、凉血解毒之剂：

生玳瑁三钱　干生地五钱　鲜茅根二两　生白术四钱　川贝二钱　凌霄花三钱　地肤子五钱　天花粉四钱　川黄连一钱　金银花二两

9月29日体温在38℃以下。白血球总数恢复正常，面部红肿见消退，仍有轻度咳嗽。X光摄片称：两侧肺野均有散在小圆形中间透明模糊阴影，尤以下1/2肺野为多，诊断为金黄色葡萄球菌肺炎合并肺脓疡。拟以养阴润肺、止嗽化痰为法：

生石膏一两　玄参五钱　杏仁三钱　僵蚕二钱　知柏各三钱　桔梗二钱半　生地五钱　赤芍五钱　丹皮四钱　金银

花一两　花粉五钱　寸冬五钱　生甘草二钱

另服安宫牛黄散（附方16）四分，分冲。

10月4日停用抗生素及一切西药，体温、脉搏、血象均恢复正常，皮肤红疹已消退，面部红肿基本消退。按上方加减重用养阴之剂继服，其他症状均消失。10月5日X线摄片称：金黄色葡萄球菌肺炎合并脓疡，较上次有明显进步。10月27日X线摄片称：肺部阴影已完全吸收。临床治愈出院。

本例是典型的唇疔走黄，也就是西医所说的面部“危险三角区”内疖肿所引起的全身性感染——败血症。病情是比较危重的。开始使用中西药，因病重药轻故未能控制其发展，以致由局部感染而引起全身性感染。整个治疗过程，是采取中西医结合而取效的。

患者入院后第一方，药力不够集中，重点也不突出。所以在入院后第三天，突然高烧，神志恍惚，脉数，舌质红。症属疔毒走黄，热入血分，毒热攻心。首先抓住毒热炽盛、毒热攻心这一主要矛盾，重用清热解毒、凉血护心以救其逆，用清营汤加减。方中大剂金银花、公英、地丁、草河车、黄连、野菊花以清热解毒；生地、玄参、鲜茅根、花粉、赤芍养阴凉血，解血中之毒热以护心；川贝母、生甘草清热解毒托毒。配合红霉素、新生霉素中西医结合治疗。因为毒热炽盛，火势燎原，全身性感染逐步发展，又继发肺部金黄色葡萄球菌感染，上方服2剂后，神智已清，仍有烦躁，局部红肿见好，脓头已溃，局部毒邪得以外泄，而入里之毒热已见明显伤阴之象，诸如口渴，烦躁，舌质红绛而干裂等，虽经输液仍未能矫正。所以进而抓住毒热伤阴的特点，拟以养阴凉血解毒，加重养阴解毒之剂，如生地、花粉、鲜茅根、玄参、石斛等以扶正。仍重用金银花、草河车、地丁、大青叶、板蓝根以祛邪。另加清心热之羚羊和开窍安神、清热解毒的至宝丹。所以，药后体温渐平，毒热病象渐退。

但是由于肺部感染未能控制，经X线摄片诊断为金黄色葡萄球菌肺炎合并肺脓疡，所以咳嗽重，痰多并有血样痰，白细胞计数26 000/立方毫米。由于中西药的治疗作用，血培养在9天后转为阴性，因病人起大片红疹停原用之红霉素、氯霉素、新生霉素，改用杆菌肽，中药以养阴清热、凉血解毒之剂加减。血分毒热渐退，病势逆转，遂停一切西药，单独服用中药治疗，以养阴清热、止嗽化痰为法。方中生石膏、知母、黄柏、金银花清气分热，解毒热，透营转气；丹皮、生地、赤芍、玄参养阴解毒，凉血活血；杏仁，寸冬，桔梗养肺阴，清热化痰止嗽。安宫牛黄散清热解毒，开窍安神。热退后，停牛黄散重用养肺阴之剂，感染完全被控制，痊愈出院。

〔按语〕 以上10例，均属于中医的疔与疖。疖与疔是外科常见病、多发病之一。就其局部形态而言，疖与疔虽小，但是危害并不小，例如多发性疖病，此愈彼起，缠绵不愈，甚而迁延几年十几年。特别是疔，如果处理不当，容易引起“走黄”，发生危险。赵老医生对于疖、疔的辨证论治，整理归纳于下：

1. 关于疖与疔的鉴别：疖与疔从现代医学的观点来看，都属于葡萄球菌感染所引起的红色毛囊性丘疹、深毛囊炎和毛囊周围炎，西医在临床上称前者为毛囊炎，后者称为疖与疖病。从中医观点来看西医谓之毛囊炎、疖病、多发性疖，相当于中医所说的疖；而西医所谓之疖、深毛囊炎、毛囊周围炎，相当于中医所说之疔。因而在命名上和概念上很容易混淆。赵老医生认为中医所谓之疖与疔还是有一定区别的，概括起来有以下几方面：

（1）从病因方面来看：疖，多因暑热湿毒而诱发，这些因素可以单发也可以杂感。一般疖多为热毒所致，夏天多见暑疖，因为暑必挟湿，所以往往是湿、毒、热杂感而致。疔，多由火毒而生。热毒、火毒都是阳邪、热邪，性质是一致的，仅仅为程度上的差别，火毒较重，热毒较轻。

（2）从病位方面来看：疖，可以随处而生，以头部、颈后、发际、臀部为最多，病变发于浅表肌肤。疔，则以颜面、手足为其特发部位，形小根底较深，坚硬如钉状嵌入。

（3）从病情方面来看：一般热疖、暑疖，起病迅速，易脓易愈，病情较轻，若湿热夹杂则经久不愈，病程迁延，甚而深串皮下，此愈彼起，缠绵不绝，相对来说病情较轻，病势缓慢。而疔则火毒势猛，发于颜面者容易引起“走黄”，手足部者容易引起红丝疔或腐筋蚀骨，甚而引起“走黄”。总的来说病势猛，病情重。

2. 关于疖的辨证论治：疖：疮小，色红、有白头，烧灼疼痛，突起无根，肿势局限，所以《外科全生集》中说“症之根盘逾径寸而红肿者谓之痈，若其形止数分，乃谓之疖”，出脓即愈。好发于夏秋季，但四季均可见到。患者以小儿及青壮年居多，病情较轻，治疗方法也很简单，但是不可忽视，若处理不当也可造成不良后果。

因共发病季节、部位、病情有所不同，又可分为热疖、暑疖、疖病（多发性毛囊炎）等，在临床治疗上是同中有异的。

（1）热疖：也就是一般疖，多因外受热毒，内有蕴热而致，发无定处，四季均可发病。治宜清热解毒。

内服药：连翘败毒丸（附方3）、化毒散、犀角化毒丹（附方17）、五福化毒丹（附方18）、梅花点舌丹。

外用药：化毒散软膏、黑布化毒散膏（方见经验方与常用方）。

（2）暑疖（痱毒）：因感受暑热之邪而致。多发生于夏天暑热盛季或夏末初秋之际。以小儿、老年人居多。因为“暑必夹湿”，所以本病表现从湿热为主。暑为阳邪，发病部位多在上半身，尤以头部居多。治宜清热解毒，祛暑利湿。处方：

金银花三钱　连翘三钱　鲜藿香三钱　鲜佩兰六钱　赤芍三钱　六一散包五钱　车前草五钱

方中金银花、连翘清热解毒；鲜藿香、鲜佩兰芳香化湿；赤芍凉血活血；六一散、车前草清热解毒利湿。如热盛用绿雪；毒热盛用化毒散；病程较久湿热聚结用散结灵。

另嘱多饮水或吃绿豆水饭，或用六一散少许煎汤代茶饮。

外用药：

1）用新鲜马齿苋、蒲公英、败酱草，或龙葵取其中的一种二两加水二斤，煎后每日外洗2次。

2）化毒散软膏或黑布化毒散膏，每日换药1次。

（3）疖病与多发性毛囊炎：多因内蕴湿热，外受湿热毒邪，郁阻皮肤而致。因其发病部位不同又分为发际疮（生于发际部），坐板疮（生于臀部）、须疮（生于口周）和蝼蛄串（生于头部）等。四季均可以发病，病程较长，缠绵数月或数年不愈。总的治疗法则是以清热利湿解毒为主。处方：

金银花五钱　公英五钱　败酱草一两　黄芩三钱　生薏苡仁五钱　泽泻三钱　赤芍三钱　苦参三钱　归尾三钱

方中金银花、公英、败酱草清热解毒；黄芩清肺热以肃皮毛之热；归尾、赤芍凉血活血；苦参、生薏苡仁清热健脾利湿。

除以上内服方外，还要根据不同特点辨证论治：

1）发际疮：多个疖肿或毛囊炎发于颈后发际处，此愈彼起，反复发作，除清热利湿解毒外佐以活血破瘀散结之剂。并内服梅花点舌丹，大黄䗪虫丸（方见经验方）、小败毒膏（附方21）。外用芫花洗方（方见常用方）、黑布化毒散膏、化毒散软膏，如少数散在的用拔毒膏（附方22）。

2）坐板疮：多因内蕴湿热，外受热毒，湿热下注，或因久坐汗出，湿热不解，或臀部皮肤擦破染毒而致。治疗以清热解毒为主，可配合内服药物。连翘败毒丸、小败毒膏、梅花点舌丹。外用芫花洗方、拔毒膏、黑色拔膏棍（方见拔膏疗法）。

3）须疮：多因肺胃湿热，外受热毒之邪，上冲于口唇而发病。患处灼热痒痛，有小脓点，周围有红色浸润。治以清肺胃毒热为主，可配合内服黄连上清丸（附方23）、牛黄解毒丸（附方24）、牛黄清心丸。外用玉树油（附方26）、化毒散软膏。

4）蝼蛄疖：又名蝼蛄串、俗名蟮拱头。多发生于营养不良或患佝偻病的小儿头皮部。未破的如曲蟮拱头，破后形似蝼蛄串穴，故以形状命名。本病多因胎毒或素来体虚，复感暑湿热邪，或因痹毒失治，以致毒热内侵，深窜皮下而致。有时肿大如梅李，三五枚相连。破溃出脓后不易收口。一处未愈他处又生，日久头皮窜空，甚则腐蚀颅骨。治以清热解毒托脓为主。处方：

穿山甲三钱　皂刺二钱　公英三钱　白芷三钱　土贝母三钱　地丁三钱　天花粉三钱　金莲花[①]三钱

方中山甲、皂刺主要是针对其毒热深入取其活血托毒透脓之功；白芷、花粉、土贝母清热，消肿排脓；公英、地丁、金莲花清热解毒。

若病程日久也可服用活血解毒破瘀托毒的成药，如大黄䗪虫丸，散结灵（附方20）、活血消炎丸（附方27）、秦艽丸（方见经验方）等，气虚时可配合益气扶正的药物如人参养荣丸（附方28）等。外用药可用芫花洗方外洗或湿敷；红血药捻（方见常用成方）蘸紫色疽疮膏（方见经验方）纳入疮口内；或用黑布化毒膏、黑色拔膏棍外贴。

3. 关于“疔”的辨证论治：疔，因其形小而根深，坚硬如钉状，故名。此症疮形虽小，但毒势甚猛，处理不当，往往容易引起“走黄”，是外科险症之一。对于危重病人，如果明确诊断，及早处理，采取中西医结合综合治疗，预后还是比较好的。

疔毒皆由“火毒”而生，从其诱发因素来看，一般为过食膏粱厚味，湿热内蕴，火毒蕴热聚结而发；感受四时不正之气而诱发；皮肤外伤感染或感受疫死牲畜之毒而发。

---

① 金莲花：毛茛科多年生草本植物金莲花，药用其干燥花。

疔，虽然随处可生，但多发生于颜面和手足部。因发病部位不同所以命名也不同，如颜面疔疮常见的有：眉心疔（生于眉心）、眉棱疔（生于两眉棱）、颧骨疔（生于颧部）、颊疔（生于颊车穴处）、人中疔（生于人中穴处）、胡须疔（生于人中穴两旁）、锁口疔（生于口角部）、唇疔（生于唇部）、鼻疔（生于鼻部）、眼胞疔（生于眼胞）等。手足部疔疮，发于手部者总的称为指疔；足部者总称为趾疔，临床上一般指疔多于趾疔。如蛇头疔（生于指尖顶端）、蛇眼疔（生于指甲旁）、蛇背疔（生于指甲后）、蛇腹疔（生于指内侧面）、蛀节疔（生于手指骨节间）、沿爪疔（生于指甲内侧）、足底疔（生于足掌中心）、红丝疔（生于四肢因其有红线一条，向上走窜故名红丝疔）等。

古代医家因其疔毒深重又因经脉与内脏相通，五脏毒火炽盛也可以诱发疔疮。如火焰疔属心经毒火而生，紫燕疔属肝经毒火而生，黄鼓疔属脾经毒火而生，白刃疔属肺经毒火而生，黑靥疔属肾经毒火而生。

综上，疔的分类比较繁杂，据文献的记载，有90余种之多，当然其中也可能混杂一些其他外科病在内。赵老医生认为治疗的大法，还是一致的，在临诊时也要注意各种疔的不同特点。

总的法则，初期以清热解毒为主；溃脓期清热解毒佐以托里排脓。对于“疔毒走黄”，一般应按温病的卫、气、营、血的辨证法则，另外还有一些治疗体会。对于中医所说的紫燕疔，他认为是一种特殊的症象，应当单独加以讨论。

（1）疔毒初期：以清热解毒为主。处方：

金银花一两　野菊花一两　公英一两　地丁三钱　草河

车三钱　赤芍三钱

血热明显，烦躁不安，舌质红者加生地、丹皮以凉血护阴；心慌、心跳、恶心、呕吐者，加竹茹、莲子心以清心热止呕；内热较重，大便干燥，小便黄赤者，加川军、黄芩以清肺胃热；疼痛明显者，加乳香、没药以活血化瘀，通络止痛；高烧、烦渴、口苦、目赤者，加生石膏、花粉或紫雪散；毒热明显者，加川连、连翘、半枝莲以加强清热解毒。病情较轻者可以内服梅花点舌丹或飞龙夺命丹（附方29）或蟾酥丸（附方30）。

（2）溃脓期：治宜清热解毒，托里排脓。处方：

金银花一两　花粉五钱　陈皮三钱　川贝母三钱　生皂刺二钱　公英一两　乳没各三钱　地丁五钱

方中金银花、公英、地丁清热解毒；生皂刺活血破瘀，软坚托脓；川贝母、花粉清热散结，养阴托毒；陈皮理气化滞，和中以助胃气；乳香、没药活血散瘀止痛。本方为仙方活命饮加减，原方中有山甲，赵老医生认为山甲为荤药，在此阶段不宜用。若疔疮已见化脓，但脓出不畅时，宜用皂刺，能加强透托之功效。若疔疮溃后脓汁很少，四周肿硬明显者，加赤芍、白茅根；若疔疮不透头，局部凹陷者表明正不抗邪，应加生芪、党参以补气透脓。

（3）疔毒走黄：关于疔毒走黄的记载，初早见于《疮疡经验全书》："疔疮初生时红软温和，忽然顶陷里，谓之癀走，此症危矣"。所谓"癀走"就是走黄的意思。《外科正宗》中也说"凡见是疮，便加艾灸，殊不知头为诸阳之首，……再加艾灸，火益其势，逼毒内攻，反为倒陷，走黄之症候作矣"。以后多种外科书籍中也都有所记载。关于"走黄"二字究竟应作何解释，诸说不一，有的说“黄即毒也”，走黄即毒走散之意；有的说“黄即横，散也”。从现代医学的观点看来，属于败血症等全身性感染。

关于走黄的辨证，他认为《疡科心得集》中所描述的比较全面而且比较附合临床实际，因为疔毒走黄，毒热内陷，涉及的脏腑也较多流窜的范围比较广泛，书中说:“外症虽有一定之形，而毒气之流行，亦无定位，故毒攻于心则昏迷，入于肝则痉厥，入于脾则腹痛胀，入于肺则喘嗽，入于肾则目暗，手足冷，入于六腑亦皆各有变症”。所以临床上均可以看到五脏六腑的毒热证候，因而在治疗疔毒走黄时一定要注意全身和局部症状全面的观察。凡是疮顶干陷无脓，肿势向周围扩散，有红线，并伴有高烧不退，头痛，心烦急躁，呕恶，肢体拘急等症状者，即为走黄的先兆，应当引起充分的重视。若出现神昏，谵语、谵妄，抽搐，痉厥，即已疔毒走黄。若伴有皮肤发瘀斑或见出血点，或见咳嗽喘粗，黄疸等等都是极危重的征候。开始正气尚盛者，脉多见洪数，舌苔黄糙垢腻，舌质红绛。若正气衰微时，脉多见虚数无力、舌质紫黯，或舌卷，多为危候。

对于疔毒走黄的治疗，要掌握时机在出现先兆时，积极治疗；如到了危重阶段，必须采取中西医结合的综合措施积极抢救。

1）正盛邪实阶段：也就是在走黄的先兆阶段，正气未衰，毒邪炽盛，毒热已入于气营阶段，应以清营解毒，凉血护心为主。方用解毒清营汤（方见经验方与常用方）。

若见神昏谵语者，加莲子心、生玳瑁或安宫牛黄丸（附方 16）或局方至宝丹（附方 15）；大便闭结，苔黄，脉数有力者，加大黄、黄芩；口渴、烦热者，重用生石膏、知母、黄柏；痉厥抽风者，加全蝎、钩藤；咳吐脓血者，加沙参、百合、白茅根；大便溏泄者，加白术、茯苓。热入营血，则可用解毒凉血汤（方见经验方与常用方）。

另外，在病人正气未衰，病情危笃之际，赵老医生曾使用过古方加减七星剑汤方，以救其逆，也有一定的效果。七星剑汤方源于《外科正宗》，治疗疔毒走黄，昏愦寒热，呕吐等。七星剑汤加减：

野菊花一两　麻黄三钱　草河车五钱　地丁草一两　蒲公英一两　豨莶草三钱　苍耳头三钱　半枝莲三钱　莲子心五钱

方中重用大剂之野菊花、地丁、蒲公英、草河车、半枝莲以清热解毒；豨莶草性走而不泄，通经消肿托毒；苍耳头发汗散风托毒；莲子心清心热为治温热病邪陷心包，神昏谵语之主药；麻黄本为辛温之品，能发里中之表，逐邪出散，邪散则毒无所附，血脉得通，汗水时流，毒邪自患处随汗水而泄，毒既解则阳气得复；又因其辛散，故能开皮毛逐邪外出，兼有大剂清热解毒之剂，一透一解，故能托邪于外，解毒于内，对于疔毒内陷实为理想的配伍。本方因不同于一般常规，目前用者较少，赵老医生体会如果用之得当，效果还是比较理想的。

2）正虚邪实阶段：病程日久，毒热耗伤气阴，无力托邪外出，而且毒热仍未解。多见低烧或午后高烧，神昏嗜睡，循衣摸床，自汗出，脉细数，舌干红无苔或见黑苔。治宜益气养阴，清热解毒。方用解毒养阴汤（方见经验方与常用方）。

如果气阴已衰，一定要注意扶正，如若过用苦寒，毒热非但不解，更易耗伤正气。所以在此阶段，以益气养阴为主，佐以解毒，正气得复才能鼓邪外出。临床上一定要密切注意病人整体机能状态，是成败的关键。

外用药：

初期用：六神丸（附方31）、蟾酥丸，或用鲜马齿苋、鲜白菜汁捣烂后，调化毒散、如意金黄散如糊状外敷。或用鲜龙葵、马齿苋、地黄、公英、地丁、绿豆芽适量捣烂外敷。手指疔可用动物胆囊套手指（也可掺合化毒散、如意金黄散）。

溃脓期：外用芙蓉膏、铁箍散软膏各半调合外用。已溃后可用化毒散软膏外贴。

关于紫燕疔：本病的发生与感染疫毒有关。如《证治准绳》中说是“疔疮者……或感疫死牛马猪羊之毒”，因而多见于畜牧场及皮革工厂等有关方面的工作人员。本病初起，形如蚊迹蚤斑，痒多痛少，而后局部不肿，反而向下塌陷，肉肿疮不肿形如脐凹，中央黑陷，疮面周围有绿色浆水，肿势散漫，色紫如紫葡萄，形似紫燕故名紫燕疔（相当于现代医学的炭疽）。多发于头面，项部及手臂下肢。初起时可有微热，可以突然出现壮热神昏，忐忑不安，极易引起走黄。因其病势较急，开始即用七星剑汤加减。取黄酒一斤加水适量煎到一茶碗，顿服。盖被取汗，服后汗出，病情好转后第二煎黄酒对半斤水煎煮后隔 5 ~7 小时顿服。

外用药：白降丹、蟾酥丸各等分，用器皿研极细末，用凉开水调成糊状，敷在疔上薄薄一层，每隔 1 小时用少量水湿润，若见疔疮稍稍隆起则为好转。24 小时后仍未隆起，可再敷上药。周围红肿部位，可用梅花点舌丹研细末水调外敷，隔日换药1次。或用新鲜的菊花（或鲜马齿苋、鲜绿豆芽、鲜龙葵、鲜芦荟，或鲜地黄取其一种）捣烂后，调化毒散、如意金黄散如糊状，外敷，每日换药1～2次。若凹陷之紫燕疔已隆起，周围红肿已见消退，局部疮面可外用化毒散软膏，每日换药1次，换药前用甘草油（方见经验方与常用方）清洁疮面。

关于疔疮的护理是十分重要的，须注意以下事项：

（1）忌食腥荤发物如鱼、虾、肥肉、鸡肉、螃蟹、酒，特别是鸡蛋等。

（2）避免过度思虑、急怒、惊恐，忌房事。

（3）保持病室安静，注意休息。多吃蔬菜多饮水。

痈（10例）

【例一】 吴某，女，37岁，门诊号：316198，初诊日期1963年1月21日。

主诉：颈部生一疙瘩肿痛，发烧已9天。

现病史：9天前，颈部生一疙瘩，肿痛伴有发烧怕冷，周身无力，曾到医务室治疗，注射“青霉素”等，无明显效果。肿痛逐渐加重，夜不能眠，头不能抬起或转动，口干欲饮，食欲不振，大便两日未解，小便黄。

检查：体温38.7℃，面色微红，痛苦病容。后颈正中略偏左有疮口多处，脓栓堵塞，状若蜂窝，凸起红肿，四周漫肿发硬，两侧延至左右耳后，上延发际内、枕骨凸起部，面积为10厘米×14厘米。疮面四周按之灼热，压痛明显。

脉象：弦数。

舌象：苔白厚腻，根微黄。

西医诊断：颈部痈。

中医辨证：毒热壅遏，气血阻隔。

立法：清热解毒，活血消痈。

方药：

金银花一两　连翘四钱　野菊花三钱　赤芍药三钱　黄芩三钱　公英一两　白芷三钱　天花粉三钱　木通二钱　陈皮二钱　生甘草一钱　炒山甲二钱　炒皂刺二钱

外用甲字提毒药捻（附方8），外敷化毒散软膏（方见经验方与常用方）。

1月23日，药后恶寒发热减轻，体温37.5℃，局部疮口渐大，排出黄白色稠脓，脓出不畅，四周漫肿渐消，舌苔白厚略腻，脉弦稍数。继以前法加减：

金银花一两　公英一两　连翘三钱　菊花三钱　地丁五钱　赤芍三钱　黄芩三钱　白芷三钱　花粉三钱　陈皮二钱　生甘草一钱

外用药同前。

1月29日，体温正常，精神食欲如常，二便已调，后颈伤口痛减轻，睡眠较好，舌苔薄白略腻，脉弦稍数，颈部创口5厘米×8厘米大小，排脓畅通，脓色白稠，治法同前。2月22日，疮口缩小，脓已少，四周红肿消退，舌苔薄白，脉弦缓。再以解毒排脓为法：

金银花六钱　连翘四钱　桔梗三钱　生甘草一钱　白芷二钱　公英六钱

3月5日，局部疮口脓少，但疮口内四周皮下空虚，以探针检查，两侧各达4厘米、上下1厘米。至1963年3月26日伤口为3厘米×8厘米，疮周围仍空虚，呈一皮下空腔。在局麻下剪去疮口四周的皮肤，敷以甲字提毒粉，一周后创口愈合。1964年10月27日复查时，创面愈合瘢痕柔软（0.5 厘米 ×6 厘米），无任何后遗症状。

本例颈痈面积较大，患者正气未衰，疮口四周漫肿，中间突起而红焮，脓已成但未溃。首先以清热解毒内托，服药 10 余剂后，毒热得解，局部消肿，疮口用甲字提毒药捻并配合扩大伤口，剪除赘皮消灭潜腔，引流通畅，再以甲字提毒药粉，提净腐肉败絮，最后治愈。患者体质健康，正气未衰，正胜邪实，无其他合并症。内治清热解毒，活血消肿，托毒外出；外则清热解毒化腐提毒。毒热得解，疮自愈。

【例二】 张某，男性，49 岁，门诊号：312013，初诊日期 1963 年 12 月 25 日。

主诉：颈部肿痛已 7 天。

现病史：7 天前颈部生一疙瘩肿痛，诊为颈部痈，注射“青霉素”未效，肿势逐渐扩大，自溃出脓。患者自觉身热口苦，烦躁，不思饮食，小便黄赤，大便燥结。

检查：颈后右上方肿起约 6 厘米 ×4 厘米，周围组织发红，明显肿胀及压痛，疮面有多数小脓点，中心有杏核样大小疮口，有少量脓性分泌物。白细胞计数 22 800/立方毫米，中性粒细胞 85%，淋巴细胞 15%，尿糖阴性。

脉象：洪数有力。

舌象：苔白厚，舌质红。

西医诊断：颈痈。

中医辨证：毒热壅盛，气血阻隔。

立法：清热解毒，消肿排脓。

方药：

金银藤一两　蒲公英六钱　败酱草三钱　连翘四钱　地丁四钱　赤芍四钱　炒山甲三钱　炒皂刺三钱　黄芩三钱　丹皮三钱　白芷一钱　乳香二钱　没药二钱　菊花三钱

疮口处敷京红粉软膏（方见经验方与常用方），四周用化毒散软膏外贴。

12月28日，服上方3剂后，肿势继续扩展至12×8厘米，脓出不畅，剧痛，夜不得寐，心烦易怒。症属毒热炽盛，脓毒已成而不得外泄，法宜排脓托毒，继服前方加瓜蒌一两，蒲公英一两。并于局麻下在原疮口处行井式切开扩创深至2.5厘米，用红粉纱条（附方10）引流，外敷化毒散软膏。12月29日，手术后疼痛大减，肿热渐缩小，脓液黏稠，引流尚通畅，换药时清除脓栓及腐肉。症见胃纳欠佳，口渴思饮，大便燥结，鼻衄，口唇起疱，舌苔白厚，舌质红，脉象弦数。脓毒已泄，热邪未解。继以清热解毒，托毒排脓之剂。内服12月28日方加减，换药同前。

1月8日，疮面脓汁减少，肿消痛减，疮口肉芽新鲜，仍有口干思饮，胃纳欠佳，舌质红，苔微黄，脉沉缓，此为热邪伤阴之象。拟以养阴清热，佐以和胃：

生地四钱　玄参三钱　白芍三钱　金银花三钱　天花粉三钱　焦麦芽三钱　橘皮二钱　炒白术三钱　生甘草钱半　石斛三钱

1月14日，伤口愈合。自觉症状消失。1964年10月随访时未见异常。

本例病情基本与例一相似，身体健康又无其他合并症。开始治法则相同，药后毒热未能控制反而蔓延，说明患者内热重外邪毒热也重。脓已成而引流不畅，遂配合手术切开，脓汁得出，毒邪得泄。脓毒虽泄而邪热未解，已出现热胜伤阴之象。所以后期法以养阴清热，佐以和胃。方中生地、花粉、石斛、白芍、玄参养阴清热和血；炒白术、焦麦芽、陈皮、甘草和胃升脾阳，以助后天之本；金银花清热解余毒。这是赵老医生对于毒热伤阴调理善后的常用法则。

【例三】 王某，男，53岁，住院号：411123，住院日期：1964年4月8日。

主诉：颈部肿痛已7天。

现病史：患者因患湿疹于1964年4月8日入院。在治疗期间全身不断出现潮红粟状丘疹、水疱及出血性皮疹脓疱。至4月22日下午发现颈后偏左方，出现指头大小硬块疼痛。翌晨，肿块散漫达6厘米×5厘米，表面紫暗，麻木疼痛。内服中药及“氯霉素”。24日红肿蔓延直径达10厘米。27日颈部淋巴结肿大，颈部转动不便，木胀隐痛，心烦自汗，恶寒高烧，口渴引饮，疲惫乏力，纳食不香，病情日益恶化。28日剪去中心脓头腐肉。30日兼见胸疼憋气，咳嗽气短，吐出血性黏痰，心慌志乱，病情危笃。

检查：颈后偏左侧隆起肿块约12厘米×10厘米，中心可见4～5个米粒大脓头及指头大疮面。脓腐深潜，触之僵硬无波动感，颈部淋巴结肿大，移动无粘连，有明显触痛。白细胞总数13 900/立方毫米，中性粒细胞89%，嗜酸性粒细胞3%，淋巴细胞7%，单核细胞1%。尿常规：蛋白（++），红细胞偶见，糖定性（++）。

脉象：细数沉取无力。

舌象：舌苔薄黄，舌质红。

西医诊断：颈部痈。

中医辨证：毒热炽盛，气阴两伤。

立法：清热解毒，益气养阴。

方药：

西洋参一钱（另煎兑） 金银花二两 当归三钱 生黄芪二两 蒲公英二两 陈皮三钱 贝母四钱 花粉五钱 石斛五钱 生甘草三钱

另安宫牛黄散（附方16）五分，冲服；犀黄丸（附方9）三钱，分服。

4月9日，病情日益恶化。面色苍白，身热畏寒，自汗心烦，烦躁不安，时现恍惚，口渴引饮，不思纳食，胸闷憋气，咳出血性黏痰，颈痈漫肿串延左侧颜面及左侧眼睑均现浮肿，疼痛麻木僵硬，脓腐未脱。至5月3日，毒热症更显严重，烦渴喜冷饮，时而喃喃自语，精神疲惫，翻身已感困难，大便溏泄不止，小溲频短而赤，舌謇语涩，局部痈肿周围有数个小疖肿出现。舌质红，舌苔黄黑燥裂，脉象洪大无伦。

检查：体温39℃，呼吸困难，37次/分，精神时现恍惚，两肺遍布湿性啰音，肝在肋缘下一指，脾可触及，X线胸部摄片，显示两肺遍布斑片阴影，两肺下部融合大气模糊阴影，间有透明区。白细胞计数15 500～35 600/立方毫米，中性粒细胞80%～90%，其中杆状核细胞5%～7%，并见中毒颗粒。末梢血发现髓母细胞。尿常规：尿蛋白（++～+++），糖（+～++），红细胞偶见。

5月2日血培养及疮面脓培养均为金黄色葡萄球菌，黄疸指数9单位。诊为颈痈合并败血症，金黄色葡萄球菌肺炎。证属毒热炽盛，毒邪不能外透反而陷入营血，上传肺经，热迫下利，急宜解毒清营，养阴扶正：

西洋参四钱（另煎兑） 生石膏三两 黑玄参三两 连翘五钱 鲜生地二两 鲜茅根三两 大生地一两 麦冬一两

羚羊角五分，冲服；局方至宝丹一丸，分 2 次送服。

另以金银花四两，天花粉二两，煎水过滤，煎群药。

另煎服黄芪二两，当归五钱，赤芍四钱。

5 月 3 日，配合使用新生霉素及小量输血。9 天后病情日趋好转，颜面浮肿及颈部疖肿先后消退，神志日清，咳嗽及血性黏痰显著减少。5 月 4 日，血丝痰偶有出现，胸闷憋气逐渐消退，胃气渐复，口渴引饮随之减轻。颈后麻木僵块日见缩小。每日换药清除少量腐肉，疼痛日渐减轻，便溏溲频日趋好转。舌质仍红，舌苔薄黄，脉象弦滑。体温 37.5℃，呼吸平稳；肝脾痛止，触诊阴性；两肺水泡音明显减少。

5 月 9 日胸部 X 线摄片，两肺大片炎症浸润明显吸收，可见大小不等空洞形成。化验检查：5 月 7 日 ~12 日两次血培养均属阴性，白细胞计数 23 800 ~ 11 200/立方毫米，中性粒细胞 89% ~72%。尿常规已正常。

5 月 13 日 ~6 月 1 日，经用上法救治，病情好转，胸疼胸闷已解，面色渐转红润，精神日佳，夜寐已安，语言清楚，大便已成形，小溲清，后颈部肿痛硬块缩小，清除腐肉后，可见新鲜肉芽。夜间尚有干咳，午后低热。5 月 15 日停新生霉素改用红霉素口服。19 日午后低热消退，夜间偶见咳痰，舌质微红，舌苔薄黄，脉缓，左脉稍大。5 月下旬试下床作短暂活动。6 月 26 日颈部肿痛僵块消退，疮口愈合。体温正常，心肺听诊阴性。血、尿化验均已正常。5 月 29 日胸部 X 线摄片，左肺外带及中带有数个囊状密度减低区，两肺炎症浸润较前好转。证属余热未清，毒结于肺。法宜养阴扶正，清热祛痰：

南沙参五钱　北沙参五钱　玄参五钱　大生地一两　鲜茅根二两　丹皮三钱　连翘四钱　麦冬五钱　杭白芍六钱　川贝母五钱　桔梗三钱　陈皮三钱

另用金银花三两，蒲公英二两，花粉一两半，煎水过滤去渣煎群药。

5 月 30 日停用红霉素改用青霉素。

6 月 2 日 ~6 月 9 日，患者每日在室内活动，偶因劳累，外出受风，故见低烧，夜晚烦躁，纳食乏味，咳痰加重，偶见血性痰块，身倦，胸闷气短。舌质淡红，舌苔黄垢腻，脉弦数有力。体温波动在 37 ~38℃之间，呼吸 22 次/分，右肺中下叩诊浊音，可闻水泡音。X 线摄片，右肺第一、二肋间仍有粗糙条索状结构，下野内中带融合，形成 4 ~4. 5 厘米直径之空腔并见液面。法宜利肺祛痰：

南沙参五钱　北沙参五钱　杭白芍四钱　鲜茅根一两　丹皮三钱　橘红五钱　金银花二两　麦冬三钱　川贝母五钱　连翘五钱　桔梗二钱　枇杷叶五钱　玄参五钱　阿胶珠三钱　杏仁三钱　云苓块三钱

上方服 10 余剂，病情继续好转，继以养阴扶正清肺祛痰，调理善后。患者夜晚偶有干咳，食纳日佳，劳后尚感疲倦气短。6 月 19 日 X 线摄片，左肺第一、二肋间与前变化不明显，右肺下野内带病变范围略小，空洞约 2 厘米 ×1 厘米。拟以养阴扶正，清肺化湿：

马兜铃三钱　败酱草三钱　杏仁泥三钱　丹皮六钱　生地一两　银花一两　鲜茅根一两　白鲜皮一两　苡仁米六钱

麦冬五钱　玄参六钱　茯苓三钱　茵陈八钱　黄柏三钱　六一散一两　三七三分（研）　川贝母三分（研面装胶囊送服）

按上法加减服药至7月底，一般情况日渐恢复。7月28日治愈出院。门诊随访，近3个月未见异常。

本例西医诊为颈痈合并败血症，相当于中医学的痈毒内陷。本例患者年逾五旬，素体阴虚湿盛，平时又嗜辛辣炙膊，烟酒厚味，自患湿疹以来，反复出现出血性丘疹及脓疱，因而聚毒成痈。因其邪实正虚，不能化腐成脓，毒随脓解，反陷入营血，毒邪内窜，热入心包，而现恍惚，喃语谵妄。营血受邪传至肺经，故见高热，胸疼憋气，呼吸困难，咳出血性黏稠痰。毒热炽盛来势凶猛，溲频而赤，大便溏泻，脉见洪大无伦而数，病情危笃。当会诊时考虑为邪实正虚，故用清热解毒，养阴扶正。投以银花、连翘、花粉等清热解毒；生地、麦冬、玄参等养阴扶正；羚羊及局方至宝丹以清营开窍；生石膏清气解热以止烦渴；西洋参以固气扶正托毒。另服当归补血汤，扶正以驱邪。患者曾见高烧，便溏日泄2～5次不等，盖因肺与大肠相表里，肺经受邪必传其腑，故热迫不利。待其热邪得泄，而利自止。总之，在近3个月的中西结合治疗过程中，正邪兼顾。初起投以养阴解毒，继则养阴扶正，清肺化湿。

另外本例自7月6日停用一切抗生素，单纯用养阴清肺解毒之中药，重用马兜铃以清肺经余热，再用地黄、三七、茯苓、玄参补益之剂。治疗仅仅14天，肺部炎症性空洞即已闭合，炎症得以控制。

【例四】　张某，男，57岁，住院号：450788，住院日期1964年9月9日。

主诉：背后生疮10天，发烧4天。

现病史：患者10天前背部生一小红疙瘩，大如黄豆，有脓头，因睡觉不慎将疮头碰破，患处红肿增大，5日后肿大如李，疼痛不已，虽服“牛黄清心丸”，病势未减。近4天来发热恶寒，午后增剧，食纳减少，口渴引饮，大便干燥，小溲短赤，夜寐不安，收住院治疗。

检查：发育正常，营养中等，神志清楚，体温39.5℃，脉搏98次/分，血压124/80毫米汞柱，皮肤颜色正常；巩膜无黄染，内部检查未见明显阳性体征。局部所见，背部偏右上侧有11厘米×10厘米，皮肤红肿浸润，触之灼热发硬，中心有3厘米×2.5厘米的皮肤溃破，状如蜂房，浅而未脓，尚无波动。化验检查：血红蛋白12.18克，红细胞计数4 090 000/立方毫米，白细胞计数21 900/立方毫米，中性粒细胞87%，嗜酸性粒细胞1%，淋巴细胞12%。尿蛋白（++），尿糖（-），尿沉渣镜检：白细胞0~1，红细胞0~1，上皮细胞1~2。疮面分泌物及血培养均为金黄色葡萄球菌。

脉象：滑数。

舌象：舌苔薄白，舌质红。

西医诊断：背部痈合并败血症。

中医辨证：毒热壅盛，热入营血。

立法：清热解毒，凉血清营。

方药：

金银花一两半　蒲公英一两　连翘四钱　赤芍四钱　花粉一两　炒皂刺三钱　黄芩三钱　桃仁三钱　生黄芪一两　当归五钱　丹皮三钱　生甘草三钱

外用京红粉药捻、紫色疽疮膏（方见经验方与常用方）、化毒散软膏。

9 月 10 日按上方治疗，配合犀黄丸、土霉素、链霉素，身热不退，但恶寒已解。7 天来，高热弛张，体温波动在 38.4℃ ~39.5℃之间，头晕而疼，精神萎靡，疮痛不已，口渴思饮，时而汗出，便干溲赤。服药后即吐。背痈肿势扩大 14 厘米 ×11 厘米，中心已溃，脓塞深紧，腐肉未脱，并向右下蔓延。两脉弦数有力，舌苔中心黄厚而腻。听诊两下肺可闻及水泡湿啰音。白细胞计数 32 100/立方毫米，中性粒细胞 94% （其中杆状核细胞 32%），嗜酸性粒细胞 1%，淋巴细胞 5%。胸部 X 线摄片，两肺下叶继发性炎症病变。证属毒热炽盛，已有内陷入里之势，重用清热解毒凉血，和胃生津。利湿清热之剂。

蒲公英一两　花粉一两　连翘四钱　川贝母六钱　生薏苡仁八钱　鲜茅根二两半　板蓝根四钱　杏仁四钱　陈皮四钱　赤芍四钱　白蔻仁一钱　生甘草三钱

另以金银花三两，滑石块一两，煎水煮群药。

9 月 17 日服上方 2 剂后，病势好转，身热消退。9 月 18 日停用抗生素，继服上方，脉静身凉，面色黄润，不咳无痰，食纳仍不佳，大便自调，小溲通利。背痈红肿渐退，中心破溃增大，腐肉脓汁渐多，疮缘右下红肿也见收敛。9 月 21 日体温 37.4℃，脉搏 84 次/分，两肺呼吸音粗糙，肺底水泡音减少。血液培养无细菌生长。

9 月 22 日，白细胞计数 18 900/立方毫米，中性粒细胞 85% （其中杆状核细胞 11%），淋巴细胞 12%，单核细胞 3%。X 线摄片：两肺下叶炎症吸收好转。脉弦稍数，黄厚腻苔变薄。上方去白蔻加生谷芽，以鼓动脾胃升发之气。另外，应用西洋参一钱，黄芪四钱，水煎代茶频服。局部脓腐未尽，仍以京红粉纱条、化毒散软膏外用。9月25日病情显著好转，体温正常，食欲好转，夜寐安稳，二便自调，疮口渐平，腐肉已脱，新肉渐生，疮口缩小为9厘米×7厘米，边缘红肿已消，不痛但痒。舌质淡红，黄腻苔退，脉近平缓。毒热之邪已清，正气待复，疮肉待生。拟以调补气血为法：

党参三钱　生黄芪八钱　全当归四钱　生地三钱　杭白芍四钱　炙甘草三钱

10月5日服上方10剂后，外用甘乳膏（附方11），疮口缩小至7厘米×5.5厘米，肉芽新鲜，精神好转，食纳睡眠正常。血红蛋白10.14克，红细胞计数3 060 000/立方毫米，白细胞计数7 100/立方毫米，中性粒细胞67%，淋巴细胞33%。尿蛋白痕迹，其他化验阴性。以八珍丸（附方32）调治15天后，痊愈出院。

本例患者素嗜烟酒辛辣，外感毒热，背后生疮，毒邪内侵，故疮红焮肿如盘，中心小溃而未脓，疼痛不已；伴有身热畏寒，口渴引饮，便干溲赤，舌红苔黄，脉弦数，证属毒热壅盛，内入营血，引发背痈。急投清热解毒，凉血清营之剂。一周后毒热不解，发烧不退，高热弛张，精神倦怠，纳食日少，口干思饮，时而汗出，头晕而痛，已有毒热内陷之势。火邪灼金则肺火清肃，肺是五脏之华盖，肺与大肠相表里，肺气不开则下焦不得通。故第二方重用金银花、连翘、公英、板蓝根、赤芍清热解毒；贝母、杏仁清肺宣肺润肠；滑石、甘草利水清热；花粉、白茅根，清热生津。因患者曾因胃不受纳，药后即吐，故佐以白蔻、陈皮理气安胃，另用生谷芽振奋脾胃生发之气。服2剂后，脉静身凉，胃逆已除，下焦得开，大便调和，小便通利。因为脏腑积热，毒邪凝聚，口干溺赤，热阻下焦，火益炽，毒益盛，若小水得利，热毒之邪亦随之而解。

本病治疗的原则，首先是以清热解毒为主。但因患者年迈，毒热虽盛，切忌过用大剂苦寒，以免折伤正气，反而毒邪不能外达。故当热退肿消之后，中病即止。可于清解余毒之中，佐以补养之品，以西洋参、黄芪养阴益气，扶正祛邪。

外治法，则以聚毒化腐消肿为首要，使毒热之邪化腐成脓，聚于患处而外泄，以防流窜走散。毒既聚，腐亦脱，局部再以生肌长肉为法，促使疮口愈合。

【例五】 刘义详，男，60岁，住院号：874069，住院日期1973年1月11日。

主诉：后颈部肿痛3周余。

现病史：3周前左右颈部起一小疙瘩，不痛不痒，未引起注意。剃头后疙瘩明显增大，红肿、疼痛，伴有发烧。头颈转侧不利，确诊为“颈痈”。近2周来在门诊服用中药及注射“卡那霉素”，肿略见治，目前无自觉发烧，大便二三日一行，小便清长，口渴欲饮，心烦气急，睡眠不安，食纳减少，每日仅能进食2～3两，体重明显减轻。今日门诊时检查，白细胞计数明显增高，尿糖定性阳性，收住院治疗。

检查：体温37.9℃，脉搏116次/分，血压120/60毫米汞柱，除肝在肋下一横指可触及外，共他内科检查无明显异常。外科所见：后颈部明显肿胀，皮肤色红，面积约10厘米×22厘米，上下境界清楚，两侧境界不清，炎症浸润明显，质硬，中心有坏死区及多数脓栓，有较大疮面两个，大者约2厘米×1厘米，小者约1厘米×0.5厘米，脓汁不多，质黏稠，色黄，有臭味。颈部活动受限。白细胞计数35 400/立方毫米，中性粒细胞97%，淋巴细胞3%，尿糖（++++），空腹血糖278毫克%，尿蛋白（+），酮体阳性，二氧化碳结合力60.4容积%，非蛋白氮32毫克%，血钾4.8毫当量/升，血钠132毫当量/升。

脉弦滑数。苔白厚腻，舌质红。

西医诊断：颈部痈，糖尿病并发代谢性酸中毒。

1973年1月11日下午入院，曾经内、外科讨论，因病情重，合并症多，故采用中西医结合治疗。中药方面以清热解毒凉血透托为主，西药用红霉素静脉注射，庆大霉素肌肉注射，并准备做十字形切口以改善局部引流，用胰岛素控制糖尿病、酸中毒。1月12日，体温39℃，脓汁渗出较多，白细胞计数仍高于30 000以上，尿糖（++++），酮体阳性。1月13日，赵老医生看过病人后，称病程日久，气阴有伤，无力托毒外出，毒热炽盛壅阻经络，病情危笃。

脉象：左脉沉缓弱，右脉沉弦。

舌象：苔白厚腻，舌质红。

中医辨证：毒热壅盛，气阴两伤。

立法：活血解毒消痈，益气养阴凉血。

方药：

生芪二两　党参一两　公英一两　生白芍五钱　花粉一两　白芷三钱　陈皮四钱　川贝五钱　炒山甲三钱　炒皂刺三钱　川芎二钱　金银花一两　生地炭五钱

每剂煎3次，每日服3次。

外用甲字提毒药捻（附方8）拈紫色疽疮膏纳入疮口，表面敷盖红粉纱条，周围围箍黑布药膏（方见经验方与常用方）。暂不切开而采用非手术疗法。

10 月 17 日，体温有下降趋势，晨高 38.4℃，白细胞计数 13 200/立方毫米，中性粒细胞 90%，嗜酸性粒细胞 1%，淋巴细胞 10%，空腹尿糖首次出现阴性，局部红肿未再向周围蔓延，脓汁较多，质稠厚，疮面突起，疼痛减轻，病情有转机。方药如下：

生黄芪三两　党参一两半　象贝母四钱　公英一两　陈皮四钱　白芷二钱　炒山甲四钱　炒皂刺四钱　花粉五钱　川芎二钱　赤白芍六钱　生甘草三钱

另用人参一钱，煎水代茶饮。

10 月 18 日，患者入院已 1 周，经中西结合多非手术疗法病情有好转，纳食增加，体力好转，体温逐渐下降，局部引流通畅，脓汁稠厚，量增多，周围炎症浸润局限，白细胞计数已恢复正常。10 月 20 日开始停用抗生素，单纯用中药治疗，患者自汗多，舌质绛、舌苔薄黄，左脉弱，右脉沉滑，拟以托里生肌，养阴补血：

炙黄芪三两　党参二两　冬虫夏草三钱　枸杞子三钱　当归三钱　白芍五钱　黑玄参五钱　南北沙参一两　浮小麦一两　茯苓五钱　炙甘草三钱　金银花一两

上方每煎 3 次，日服 3 次。以后，曾按上方加减使用过薏苡仁、黄柏、泽泻、山药、丹皮、楮实子、白术等消热除湿的药物。

1973 年 1 月 31 日，体温下降到 38℃以下，小便量增多，疮面肿胀大部分消退，有肉芽组织新生。2 月 3 日，热症已消，疮面生长愈合迟缓，已属痈症后期。拟以温阳补气血，扶正以祛邪：

紫油肉桂粉一钱（冲）　鹿角胶三钱　白芥子五钱　炮姜炭二钱　大熟地五钱　黄芪三两　党参二两　川芎三钱　土炒白术五钱　土炒当归三钱　丹参五钱　枸杞子四钱　赤

白芍五线

每剂3煎，日服3次。

外用回阳生肌粉（人参粉一钱，鹿茸粉五分，琥珀粉一钱，象皮粉三钱，乳香粉二钱，锻研珍珠二分，人工麝香四分，共研极细末）加压包扎，以助生皮及疮面愈合。

2月16日，疮面生长良好，口渴已解，出汗减少。血糖180毫克，尿糖已转阴性，仍按前法小其剂加紫河车粉继服。2月24日，患者体温已恢复正常，疮面分泌物较少，质黏稠，腋下其他部分有毛囊炎出现，考虑可能温补太过。改以健脾补气，托里生肌，佐以清热：

佛手参[①]四钱　生芪一两　丹参一两　白蔹三钱　苦参三钱　生白术五钱　猪苓五钱　白扁豆五钱　生黄柏五钱　金银花五钱　花粉三钱　公英一两

外用生肌散（方见经验方与常用方）与回阳生肌粉各半外敷。3月10日，服上方后毛囊炎先后消退，疮面愈合情形尚好。按上方去清热解毒药，加当归、川芎、赤白芍、陈皮、甘草以调补气血。3月20日，近几天来未注射胰岛素，尿糖阴性，肉芽组织充满伤口基本愈合，分泌物较少，出院门诊换药。3周后疮面完全愈合而治愈。

本例是一重症颈痈合并糖尿病（轻度酮中毒）。颈痈的面积较大，病情较重，采用中西医结合非手术疗法。初期配合使用抗生素和胰岛素，后来单纯使用中药进行治疗。根据其发展的不同阶段辨证论治，结果炎症得以控制，伤口愈合。

---

① 佛手参：即老山葱，又名手掌参。为兰科多年生草本植物，药用其块根。

患者年迈，肾阴亏损，夙患消渴症，又因脾气虚，湿热内蕴是其本；外受毒热，壅阻经络，气血阻隔而致颈痈。正气内虚，毒热炽盛，虚实交错，易虚易实，比较复杂。

从整体治疗的情况来看：

第一阶段（初期）：因其气阴两虚，毒热壅盛。所以重用生芪、党参、花粉、生白芍益气养阴扶正；白芷、川芎、炒山甲、炒皂刺、陈皮、川贝理气活血透脓；金银花、生地炭、公英清热解毒消痈。对于合并糖尿病的患者，赵老医生比较习惯重用生白芍、生芪和生甘草以养气阴。方中生地炭入血分凉血解血分之毒热。从其目的来看是扶正祛邪，旨在加强机体整体的防御机能，促进化脓、溃破、出脓。

第二阶段（中期）：毒热渐退，机体阴虚症象明显，所以重用养阴补血、托里生肌，旨在加强整体与局部防御机能，促进组织修复，使疮面及早愈合。方中生芪、当归、白芍补气血；冬虫夏草、南北沙参、玄参、枸杞子益气养阴，补肾；党参、茯苓、炙甘草健脾补气利湿；浮小麦敛汗固表，佐以金银花解余毒。由于病情复杂"易虚易实"，过于养阴又易缠邪，所以又加减使用薏苡仁、丹皮、泽泻、黄柏等清热利湿之剂。

第三阶段（后期）：毒热已清，脓汁清稀，肉芽水肿发白，是因为久病阴阳俱虚，气血不足，阳气衰微不足以温煦肌肤，所以重用温阳生肌之剂、温肾补阳，活血通络。方中肉桂、白芥子、丹参、炮姜温阳通络散结；鹿角胶等大补气血。同样，由于病情复杂，"易虚易实"，毒热之象死灰复燃，以致体表出现多数毛囊炎，所以最后用健脾补气，托里生肌，佐以清热，使之补而不腻，不致变邪，清热利湿而又不伤阴，补清兼施，扶正与祛邪同用。方中佛手参、生芪、白术、白扁豆健脾利气；花粉益阴生津；白蔹、公英、金银花、苦参、黄柏清热解毒燥湿。其中佛手参辛甘平入肺脾，能收敛止血消肿，治瘀血、失血、久泻等症；白蔹苦微寒清热解毒，清痈肿，主要用于疮疡，内服外用均可，赵老医生称本品用于肿毒红肿不出头者，有脓则出头，无脓则消散。

从局部治疗的情况来看：

最根本的原则是与内服药相互配合，相互补充，而且根据疮面的情况辨证论治。

第一阶段：因其炎症浸润明显，局部红肿，脓汁不畅，属于阳证。若治疗不当，易邪毒于内陷，形成“陷证”。外用粗药捻，拈以紫色疽疮膏，化腐排脓，周围用较厚的黑布药膏围箍聚脓，使之肿起外翻，不致内陷。

第二阶段：内服药以扶正为主，而局部以祛邪为主，这样内外兼治直到脓毒腐肉化尽。

第三阶段：局部辨证已有阳转阴的症象，所以外用回阳生肌药粉、化毒散软膏。一方面促使疮面愈合，另方面使周围的炎症消散，清补兼施。最后虑其热性太过，以生肌散与回阳生肌粉各半混合外敷以收功。

【例六】 颜某，女，48岁，住院号：288542，住院日期1963年8月9日。

主诉：背部生疮肿痛已7天。

现病史：患者于7天前背部发现一疙瘩，有轻微的痒痛感，2天后症状加剧。近3天来，伴有发热，寒战，背部肿痛加剧，中央有脓头自溃，患者自觉发热，背部疼痛甚重，精神不佳，食欲不振，口干口苦，大便干燥，小便短赤。1963 年 8 月 9 日住院治疗。

检查：体温 37.4℃，重病容，内科检查无明显异常发现。外科情况：背部脓肿已溃，疮口较小，0.8 厘米×0.5 厘米，引流不畅，有脓栓，周围发红，炎性浸润面积约 12×12 厘米。白细胞计数 16 300/立方毫米，中性粒细胞 80%。脓培养及血培养均为金黄色葡萄球菌。

脉象：脉滑数，重取无力。

舌象：舌苔黄厚腻，舌质红绛。

西医诊断：背痈合并败血症。

中医辨证：毒热壅盛，热入营血。

立法：清热解毒，托里透脓。

方药：

金银花一两　连翘五钱　赤芍四钱　花粉四钱　白芷二钱　当归二钱　山甲二钱　皂刺二钱　浙贝母三钱　生甘草二钱

8 月 11 日，单纯服用上方中药 3 剂后，由于病重药轻，病势加重，体温急剧上升至 40.3℃，高烧口渴，神志恍惚，软弱无力，不欲进食，食后即吐，并伴有胸痛、咳嗽。胸部摄片为并发肺炎。舌质绛，舌苔黄厚、脉滑数，重取无力。此为毒热炽盛，又因患者素质阴虚，正气不足，在此邪实正虚之际，谨防毒邪内陷，当即投以清热解毒，益气养阴之剂。

生芪一两　金银花一两　莲子心三钱　连翘三钱　地丁五钱　南沙参三钱　北沙参三钱　天冬二钱　麦冬二钱　花粉三钱　金钗石斛二钱　浙贝母三钱　干生地五钱　生甘草三钱

另安宫牛黄散五分，分冲；人参面一钱，分冲。

8月15日，持续4天高烧不退，配合输液并加入四环素点滴和青、链霉素。8月16日，中西医结合治疗后，体温39.3℃，已开始有下降趋势，全身症状似未见明显改善，神志恍惚，已见毒热入于血分之危象。原方又加入西洋参二钱，水兑服。同时配合使用新生霉素、红霉素。8月18日，高烧渐退，精神稍好，咳嗽胸疼见轻，已能进食，但汗出较多，体乏无力。舌苔剥脱，舌质淡红，脉缓弱。症属毒热渐退，气血俱伤，治以益气养阴，佐以解毒：

生黄芪四两　金银花二两　连翘心五钱　干生地一两　南沙参一两　北沙参一两　耳环石斛二钱　浙贝母四钱　杏仁二钱　花粉五钱　公英一两　生甘草三钱

西洋参二钱，另煎兑服。

8月22日，体温已恢复正常，精神饮食均见好转，咳嗽已止。脉滑缓，背部疮面腐肉已净，肉芽新鲜。胸透肺部炎症已吸收。白细胞计数10 200/立方毫米，连续两次血培养阴性，病情稳定。继拟养阴益气，佐以清热解毒：

黄芪四两　金银花二两　南沙参五钱　北沙参五钱　白术五钱　浙贝母四钱　杏仁泥三钱　连翘心五钱　干生地一两　川石斛五钱　白芍四钱　花粉四钱　炙甘草三钱

人参面二钱，分冲。

8月24日，上方连服2剂后，病情稳定，只因病后体弱，精神稍差，用药调理。后一阶段因为在使用红霉素、新生霉素过程中，出现药疹，停药后仍持续时间较长，服用中药后逐渐消退。6月29日药疹治愈出院。

本例为背痈合并败血症的重型病例。初治时病重药轻，未能控制，后经采取中西医结合治疗最后治愈。赵老医生临证时主要是抓住患者素体阴虚，毒热入于营血，高烧，神疲，神志恍惚，食入即吐等胃气大伤，正虚邪实，气阴两伤的见症，并已见痈毒内陷之征兆，故急以生芪、南北沙参、二冬、花粉、石斛、生地、人参大补气阴，扶正托毒；莲子心、连翘心清心热以护心阴；浙贝母清热化痰；金银花、地丁清热解毒。另加入安宫牛黄散清热解毒，开窍安神。这样，正气得复，才能鼓邪外出。毒热渐退，清热毒的药物也随之减少，从而增加了白术、杏仁以宣肺开气，健脾和中，以助后天脾胃升发之气，使之邪去而正安。在复习本例时，赵老医生曾提到，不要被局部疮面较小的表面现象所迷惑，应当看到毒热伤正的征象。同时他常说："痈症往往表面小而内部根底较大"。临床上应当引起足够的重视。

【例七】 张某，女，12 岁，门诊号：480395，门诊日期 1972 年 4 月 8 日。

主诉：左后颈部红肿疼痛、发烧 4 天。

现病史：4 天前开始左耳后肿胀疼痛，发热至 40℃，精神不振。4 月 4 日曾诊为"颈淋巴结炎"，口服"四环素"及退热药，3 日后发热不退，局部肿胀疼痛反而加重。4 月 6 日曾用过"青霉素"及中药，3 日后热仍未解。发烧在 39℃ ~40℃ 之间，颈部肿胀明显，尿黄赤，大便干，2 日未解，食纳不佳，由于疼痛张口有些困难。4 月 8 日来我院门诊。

检查：体温 38.7℃，耳后淋巴结肿大，周围组织红肿约 5 厘米 ×5 厘米，有明显压痛。白细胞计数 25 800/立方毫米，中性粒细胞 91%，淋巴细胞 8%。

脉象：滑数。

舌象：舌苔黄腻，舌质红。

西医诊断：左耳后急性淋巴结炎合并蜂窝组织炎。

中医辨证：毒热壅滞已发为颈痈，阳明热盛。

立法：清热解毒，佐以芳化导滞。

方药：

金银花一两　连翘五钱　生石膏一两　知母三钱　黄柏三钱　花粉五钱　柴胡三钱　黄芩三钱　酒军一钱　赤芍三钱　藿香三钱

4月11日，服上方1剂后，体温渐退，3剂后体温正常。左侧颈部肿胀已基本消失，疼痛已减，张口自如，食纳转佳，但耳后及颌下淋巴结仍可扪及，稍有压痛。复查白细胞计数8 100/立方毫米。脉弦稍数，舌苔黄腻。拟以清热解毒，活血散结为法：

金银花一两　连翘五钱　夏枯草三钱　生牡蛎一两　柴胡三钱　黄芩三钱　胆草三钱　赤芍三钱　黄柏三钱　白术三钱

4月15日，上方服2剂后，耳后淋巴结已缩小，无压痛，食纳二便正常。服连翘败毒丸（附方3）、栀子金花丸（附方33）以收功。

本例颈部红肿、灼热，毒热壅阻经络；又因内蕴湿热，见苔黄厚腻，大便于两日未解。所以于清热解毒之中加藿香、酒军，以芳香化湿，清热导滞。因其已见气分热症，所以加用白虎汤中的生石膏、知母以清气；柴胡、黄芩，清热舒肝引诸药达病所；花粉、赤芍养阴护阴，凉血活血。二方乘势猛攻，并佐以夏枯草、生牡蛎以清热软坚散结，痈症内消。

【例八】　王某，女，59岁，门诊号：482885，初诊日期1972年6月2日。

主诉：右侧颈部红肿12天。

现病史：12 天前，右侧颈部近锁骨上凹处开始感到发紧，有蚕豆大硬结，无疼痛。继而肿大，发展很快。五六天后增大至鸡蛋样大小，皮肤发紫、伴有发烧，疼痛明显，曾疑为“结核”、“肿瘤”。经用“青、链霉素”1 周后未效，口鼻干燥，纳食不香。来我院门诊。

检查：体温 39.7℃，痛苦外貌，头偏向右侧，右侧颈部红肿蔓延至胸骨上凹，有明显压疼，界限不清楚，局部中等硬度，表面组织明显水肿。白细胞计数 18 000/立方毫米，中性粒细胞 84%，淋巴细胞 13%，嗜酸性粒细胞 3%，尿糖阴性，血沉 109 毫米/1 小时。

脉象：滑数。

舌象：舌苔薄黄，舌质嫩红。

西医诊断：颈部蜂窝组织炎。

中医辨证：毒热壅盛发为缺盆痈。

立法：清热解毒，养阴透脓。

方药：

金银花一两　公英一两　地丁一两　酒军三钱　生地五钱　赤芍三钱　当归三钱　黄芩三钱　马尾连三钱　生皂刺三钱　花粉五钱

外用铁箍散膏（方见经验方与常用方）。

6 月 5 日，上方服 3 剂后，红肿部集中于锁骨上缘，6 月 4 日晚自行破溃，流出大量黄色稀脓水，周围肿胀渐消，表皮已出现皱纹，体温恢复正常。复查白细胞计数 7 200/立方毫米，中性粒细胞 53%，淋巴细胞 47%。至 6 月 10 日以前，均按上方加减，局部红肿消失，疮口愈合良好。

6 月 12 日，颈后部又肿起 2.5 厘米 ×2.5 厘米大小，灼热疼痛，表面有脓头。舌苔薄黄有裂纹，脉弦滑。白细胞计数 14 000/立方毫米，中性粒细胞 75%，淋巴细胞 25%，余毒未清，仍按前法加减，使用清热养阴透脓之剂。2 天后肿势未进展，但自觉全身无力，午后低热，舌苔燥裂、脉细滑无力，已见热盛伤阴之象。拟以养阴解毒，活血透脓，扶正祛邪：

生地一两　石斛五钱　花粉一两　当归三钱　赤芍三钱　桔梗三钱　皂刺三钱　白芷三钱　金银花一两　公英一两　连翘五钱

6 月 23 日，锁骨上凹部炎症完全消退，后颈部红肿逐渐消退，缩小至 1.5 厘米 ×1.5 厘米，白细胞计数 11 200/立方毫米，中性粒细胞 66%，淋巴细胞 33%，胃纳仍不佳，全身乏力，脉沉细，舌苔薄白，症属气阴两伤，余毒未清。治以益气养阴，清解余毒：

生芪六钱　当归三钱　生地五钱　玄参三钱　公英一两　地丁五钱　皂刺炭三钱　赤芍三钱　白术三钱　花粉一两

6 月 30 日复查时颈部及锁骨上部红肿消失，食纳好转，服丸药巩固疗效。6 月 21 日查血沉 65 毫米/1 小时，以后曾投以凉血清热之剂，加减使用生地、白芍、丹皮、玄参等药十天后，血沉降至 24 毫米/1 小时。继服 10 剂后，血沉 17 毫米/1 小时，自觉症状完全消失，化验检查全部恢复正常，临床治愈。

本例年迈体衰，症情险恶。开始清热解毒，佐以生津护阴，并用生皂刺以透脓，促其脓聚。若消之不应，则促使其自溃脓出毒泄，以祛邪为主，扶正为辅。毒泄脓出之后，急以养阴扶正为主，兼解余毒，以防死灰复燃。最后益气养阴佐以清解而收功。方中用皂刺炭一药赵老医生指出其功能防止收口太早，透脓而不伤正，托毒而不留寇。

【例九】 尹某，男，32岁，门诊号：480187，初诊日期1968年2月13日。

主诉：臀部肿痛发烧已8天。

现病史：臀部初起一小红疙瘩，轻微痒痛，逐渐加重，伴有发冷发热，注射“青霉素”数日不效。来院就诊时仍发烧，口干，不思饮食，大便干，小便黄赤。因局部肿痛影响走路。

检查：体温38.8℃，左侧臀部红肿范围约8厘米×5厘米，灼热明显，有压痛拒按，触之稍软，但波动不明显。左侧下肢活动受限，左腹股沟淋巴结肿大，有压痛。化验检查白细胞计数30 100/立方毫米。

脉象：弦数。

舌象：舌苔黄厚，舌质红。

西医诊断：左臀部蜂窝组织炎。

中医辨证：毒热壅滞，发为臀痈。

立法：清热解毒，活血内托。

方药：

金银花五钱　公英五钱　连翘四线　赤芍三钱　白芷三钱　青陈皮四钱　炒山甲三钱　炒皂刺三钱

外用铁箍散软膏围贴。

2月15日，体温38.6℃，服药后，臀部红肿渐退，疼痛仍剧烈，尤以夜间为甚。局部波动明显，局麻下切开一小口，流出脓汁约100毫升，用红粉纱条填塞，继以解毒内托之剂：

金银花五钱　公英一两　连翘五钱　花粉四钱　地丁五钱　当归三钱　败酱草五钱　黄芩四钱　青陈皮四钱

局部每日换红粉纱条1次。

2月17日，局部周围红肿已消，疼痛已止，有时局部有痒感如虫行，疮面肉芽组织红润，有少许脓液外溢，体温恢复正常，白细胞计数13 600/立方毫米，脓汁细菌培养结果为大肠杆菌。拟以理气活血，清热解毒为法：

当归四钱　青陈皮五钱　全瓜蒌五钱　红花三钱　金银花五钱　公英五钱　连翘五钱　生甘草三钱

局部换药同前。

按上方加减3剂后，疮口日渐变浅，疮面清洁，6天后疮口愈合，痊愈出院。

本例患者发病已8日，虽经抗生素等治疗，未能控制病情发展。局部脓已成而欲溃，内消之机已失。先用清热解毒，活血内托为法。方用金银花、连翘、公英，清热解毒；败酱草消痈排脓，破血行瘀；全瓜蒌解毒消肿而散结，赤芍；青陈皮理气活血化滞；白芷清热消肿，活血排脓；炒山甲、炒皂刺消肿软坚透脓。外用铁箍散软膏以箍围聚毒。待其局部波动明显，因其仍无头，所以配合小切口排脓。本例虽然应用治痈症的大法，因其无头，初起时皮色不变或皮色微红，也不能当成疽症治疗，而是以清热解毒，活血透脓为主要法则。待其脓已成，已有波动时，在适当的位置小切口引流，使之脓毒有出路，以防毒邪流窜。至于脓汁培养为大肠杆菌，或是金黄色葡萄球菌，还是其他细菌混合感染，赵老医生是针对全身和局部的情况来治疗，并未根据菌株的差异而选用药物。

【例十】　孙某，男，59岁，住院号：870945，住院日期1973年3月29日。

主诉：两侧小腿红肿热痛伴有发烧20多天。

现病史：20多天前，患者因患扁桃腺炎后，发现左下肢内侧出现红肿约14厘米×10厘米，局部发热，当时尚未注意。3月13日右侧小腿内侧也同样有两块红肿，而且连合成片，曾疑诊为“丹毒”，给予“青、链霉素”治疗，配合理疗及口服“穿心莲片剂”治疗10余天，效果不明显，红肿面积反而逐渐扩大。现仍发烧，自感活动后症状加剧，入院前1日，体温突然增高到39.6℃，双下肢红肿疼痛剧烈，尿黄，痰多，恶心、口渴欲饮。

检查：体温38.2℃，脉搏74次/分，血压120/70毫米汞柱，急性痛苦面容，皮肤黏膜未见出血点。内科检查未见明显异常。外科检查：双足背及两侧小腿自膝关节以下，高度红肿，局部灼热，小腿胫前部皮肤潮红较明显，边缘部分色暗红，与正常皮肤境界不清，无波动。两侧膝关节周径为41厘米；髌下15厘米处小腿周径左侧为40厘米，右侧39厘米；髌下30厘米处左侧为27厘米，右侧为28厘米。双侧腹股沟淋巴结无明显肿大。双足趾间皮肤色白，有轻度糜烂渗出。化验检查：白细胞计数21 100/立方毫米，中性粒细胞88%，淋巴细胞12%，尿糖阴性，尿常规阴性，大便化验阴性。

脉象：弦滑。

舌象：舌苔黄厚腻，舌质红。

西医诊断：双小腿蜂窝组织炎。

中医辨证：毒热壅盛，湿热下注。

立法：清热解毒，活血利湿。

方药：

金银花一两　公英一两　野菊花五钱　赤芍三钱　丹皮

四钱　丹参五钱　泽泻四钱　败酱草五钱　连翘一两　车前子四钱（包）　木瓜四钱　牛膝三钱　生地五钱　白茅根五钱　生甘草二钱

外用如意金黄散（附方6）水调敷。

3月29日至4月3日，均按上方加减并配合红霉素静点，庆大霉素肌肉注射。体温已基本控制，白细胞计数11 400/立方毫米，中性粒细胞79%，淋巴细胞20%，单核细胞1%。双下肢红肿明显消退，左侧胫前部皮肤色接近正常，右膝关节周径40厘米，左膝关节周径37厘米。髌下15厘米处小腿周径左侧为36厘米，右侧为36厘米；髌下30厘米处左侧为24厘米，右侧为24.5厘米。4月4日停用西药，脉见弦滑，舌苔黄厚腻，食纳不佳，大便仍干燥，拟清热解余毒，兼化湿导滞为法：

金银花五钱　野菊花五钱　槐花五钱　川军三钱　赤芍五钱　干生地五钱　焦槟榔二钱　丹皮四钱　陈皮三钱　生薏苡仁五钱　丹参五钱　木瓜三钱　木通三钱　车前草一两　川黄连二钱

4月8日，服用上方后，大便已不干燥，舌苔已退呈薄白略黄，纳食好，双下肢浮肿明显消退，右侧足背可见静脉充盈，双足背动脉搏动良好。测量膝关节周径左侧为28厘米，右侧为39厘米；髌下15厘米处小腿周径左侧为34厘米，右侧为35厘米；髌下30厘米处左侧为24厘米，右侧为24厘米。因患者兼见腹胀、腹满等证，加减使用一些理气除湿药物。至4月17日，白细胞计数7 800/立方毫米，中性粒细胞59%，嗜酸性粒细胞2%，淋巴细胞34%，单核细胞5%。嘱病人下床锻炼活动。

4月21日，双小腿下1/2处皮肤暗红，微肿，无压痛，无局限性脓肿。自觉有腹胀，矢气多。拟以通经活络，除湿消肿，佐以理气为法：

鬼箭羽[①]一两　三棵针三钱　丹皮四钱　丹参五钱　防己五钱　木瓜三钱　木通三钱　生薏苡仁一两　黄柏五钱　厚朴四钱　仙人头[②]三钱　木香一钱半　桑白皮五钱

小腿下段用铁箍散软膏加20%如意金黄散外敷。

4月29日，上方服3剂后，小腿下端红肿已消失，整个小腿红肿均消失，活动自如。有时因活动过多小腿有可凹陷性浮肿，脉缓中兼滑，舌象正常。处方以调理善后，5月5日痊愈出院。

盘龙参[③]三钱　佛手参三钱　丹参三钱　大腹皮三钱　丹皮四钱　防己五钱　茯苓五钱　泽泻四钱　白术五钱　木瓜三钱　车前子四钱　茵陈四钱

本例为重症双下肢蜂窝组织炎，两侧小腿从膝以下高度肿胀，发红，体温增高，证属毒热壅盛，湿热下注。赵老医生接治后，热象已渐退，停西药而单纯中药治疗。因毒热与湿热交炽下注为患，大便仍干燥，食纳不佳，舌苔黄厚腻，所以重用金银花、野菊花、川连、槐花、丹皮清热解毒凉血；川军、焦槟榔清热破瘀导滞；赤芍、生地、丹参凉血活血通络；陈皮、生薏苡仁、木通、通草、车前草清热利湿；木瓜引药下行以达病所。药后大便通畅，舌苔已退，纳食好转，下肢肿胀明显消退。继而通经活络，除湿消肿，佐以理气，使之气行血行，经脉得通。并用鬼箭羽、三棵针活血破瘀，

① 鬼箭羽：卫矛科植物卫矛，药用其干燥的具有翅状物的枝条或仅用翅状附属物。
② 仙人头：又名枯萝卜。为十字花科植物萝卜，药用其干燥的老根。
③ 盘龙参：为兰科多年生草本植物，药用其带根全草。

解毒清热；仙人头、桑白皮利气泻肺、舒郁利水和中。后期用健脾利湿、益气养阴以收功。方中佛手参活血消瘀血止肿痛；盘龙参性甘平，入脾肺，益气凉血，滋阴生津，补而不腻，润而不燥。

〔**按语**〕 以上10例，包括西医所谓之痈、蜂窝组织炎和痈所引起的全身性感染。属于中医的痈和“痈毒内陷”。痈（外痈）症发病迅速，易浓、易溃、易敛，一般不会损伤筋骨，很少形成陷症。因其发病部位不同，命名也不同，如颈痈（对口疮、偏口疮）、背痈（发背、搭背）、肘痈、脐痈、子痈等。治疗的原则大体上是一致的。

痈的发病，赵老医生很强调内因。如说“没有急气怒恼不生痈”，“急气怒恼、肝火暴动以致荣卫失和，营气不从，逆于肉理，乃生痈肿”。再加上外感六淫毒火或过食膏粱厚味，邪热壅聚，气血凝结，经络壅遏不通而成。“营卫稽留于经脉之中，则血泣而不行，不行则卫气从之而不通；壅遏不得行，故热。大热不止，热盛则肉腐，肉腐则为脓……”（《灵枢·痈疽》）。不但说明了痈的发生而且也说明了“热盛肉腐”成脓的病理过程。老年性重症的痈症患者，则多由于肾阴虚亏，阴虚火旺，水火不济；再加上外因引动，内外合邪而发病。其表现的毒热病象，是一种“阴极似阳”虚中夹实的外在表现，与一般单纯的“阳毒”有所不同，治疗时应注意养阴扶正，否则可以形成陷症。

痈的临床治疗基本经验如下：

1. 毒热壅盛期：痈症初起，畏寒壮热，口渴，烦躁，便秘溲赤，局部红肿坚硬。治宜清热解毒，活血内托。

药用消痈汤（方见经验方与常用方）。

消痈汤以清热解毒为主，兼有活血内托之功。对于痈肿而未溃脓者，能促使其消散；有脓者，能促使其溃破。伴有高烧毒热炽盛者，可加局方至宝丹（附方15）、紫雪散（附方4）或加生玳瑁三钱。合并消渴症者，加生白芍、生甘草。

外用药，以围箍为主，用黑布化毒膏，促其消散，如消之不应则促其化脓。敷药的范围一定要超过局部红肿的范围，而且药膏要摊的厚一些，要紧贴患部使之与病灶紧密贴合。

2. 脓肿期：局部溃脓，有波动，全身热象未减。治宜托里透脓，清热解毒。处方：

当归尾三钱　生黄芪三~五钱　生山甲三钱　生皂刺三钱　川芎三钱　银花五钱　乳香一钱　没药一钱　赤白芍三钱　公英一两　白芷三钱　桔梗三钱

毒热盛者加黄连、连翘；大便干燥者加大黄；气血虚者重用生芪，以托里固表，可以用到二两至四两，或加党参、白术；阴虚者加南北沙参、耳环石斛、玄参、二冬。病情较重者，服药次数可以相应增加，每日服药3~4次。若出现高热神昏，热入营血等全身性感染的病象时，就应按照温病卫、气、营、血的辨证法则进行治疗。若因患者体质素弱，而毒邪内陷，出现面色晦暗，大汗出，循衣摸床，手脚发凉，鼻出冷气，脉细微等症时，应当回阳救逆，益气回阳，阳和汤加减（方中的肉桂要用紫油肉桂一钱至三钱；黑附片二至三钱，或用红人参一钱），扶正固脱。

外用药，疮口处可用甲字提毒药捻或红肉药捻（方见经验方与常用方）纳入疮口，外敷黑布化毒膏。

如疮口小，脓肿深引流不畅，可用甲字提毒药捻以扩大创口。如腐肉不脱，可用京红粉（方见经验方与常用方）撒在坏死组织处以化腐生新，或用剪刀剪除腐组织。蜂窝状的脓眼也可纳入药捻，使之引流通畅。

3. 溃破期：脓毒已排出，疮面较大，久不收口，肉芽组织生长迟缓，阴血耗伤，精神疲乏，自汗盗汗，食纳不佳，脉见沉细或细数无力，舌质淡。治宜健脾和胃，补托生肌。处方：

炙黄芪五钱　党参三钱　当归三钱　炒白术三钱　陈皮三钱　花粉五钱　山药五钱　石斛一两　炙甘草三钱

若毒热未尽者可加银花、公英以解余毒。

外用甘乳膏、化毒散软膏混合外敷。若疮面清洁，毒热已尽，则可单用甘乳膏加生肌散以生肌长肉，促进愈合。

治疗痈症时，要保护肾阴，忌房事。而且注意保护脾胃，以增强体质。既使合并糖尿病，除极重的患者也不太过分地强调控制饮食。

〔附〕　痈与疽的鉴别

痈者，强盛、壅盛、过多、过盛的意思。犹如洪水暴发，汹涌奔腾，壅塞滞留一样；毒热壅滞气血不通的意思。可分为外痈和内痈两类（达里主要说的是外痈）。属于阳证、实证，发于肌肉之间。从其体表部位来看，多发生于多气多血、肌肉丰满和明显外露宽阔的部位。起病迅速，局部红肿热痛，浸润面积较广。开始可以无头，但内部根盘较大。赵老医生经常形象地描述其“外大如豆，里大如拳；外大如拳，里大如盘；外大如盘，里大如船”，用以说明病势和浸润根底的范围。诸如豆、拳、盘、船都是一些通俗而含意很深的形容词，豆和拳还是有一定的范围的，而盘和船不但形容其范围之大，而且还具有动态的概念。用以提示本病往往会引起全身性感染和转移性脓肿。

痈之为病，轻者可以无全身症状，重者可有恶寒发热，头痛纳呆等全身热病征象。若经治疗，热退痛减，肿硬软化，可以消散；若消之不应，溃脓周期也要比一般疖、疔为长，大致 7 日左右（有的还要长一些）成脓。溃后先出脓头，甚至呈蜂窝状脓栓，腐肉组织附着较紧，先流黄白样脓汁，以后出现桃红色花脓和腐肉；最后为淡黄色脓，如排脓通畅，则能肿退痛止，腐去新生收口愈合。故其症状相对地说易消易脓，易溃易敛，既不损伤筋骨，又很少发生“陷症”。

若患者素体阴亏，局部可见麻木肿胀，色泽紫暗不鲜，消溃迟缓，病程迁延日久，更加灼耗阴血，同样可以引起“陷症”。赵老医生提出，痈症之毒热，有的与一般“阳毒”不同的看法，有可能是“阴极似阳”的外在表现。特别是重症患者，多因体质阴虚火盛，再加上外受毒火内外合邪，壅滞蕴热而生，所以在治疗时很重视养阴扶正这一环节。

疽者，阻也，气血阻隔，经络郁滞，气血不旺盛；犹如河水干旱，水流迟缓涩慢，滞垢搁浅，闭阻河道一般。属于阴证、虚证。发于筋骨深在之处，从其体表部位来看，多发生于少气少血（如肘窝、腘窝）阴暗狭窄之部位。初期，皮色不变，不红不热，漫肿不高，如豆、如李、如桃、如盘，局部胀痛，隐痛或无痛，阴血凝滞，缠绵不消，发展较慢难以溃破；若蕴郁日久，可出现微热，外透隐红，内则蚀筋伤骨，破溃后脓汁清稀腥秽，夹杂腐肉败絮，久不收口，甚而形成窦道瘘管，更加耗伤阴血。

疽症，多见全身虚弱症状，神疲，面色萎黄，食少纳呆，午后低热，四肢乏力，睡眠不安等。疽症在溃脓期，由于周期较长，或因体质减弱，或因溃破染毒以致焮发，局部红肿，流稠厚脓汁，全身发热及一般热病性反应，这仅仅是暂时的标象而不是疽症的根本(参见下表)。

痈与疽的鉴别表

鉴　别	痈	疽
全身症状	急性热病征象，病势急骤，病情（相对来说）较轻	全身虚寒性病象，病势缓慢，病情较重
病　位	多发生在多气多血、肌肉丰厚而宽阔的阳侧面	多发生于少气少血、肌肉较少的阴侧面（如腋窝、腘窝、皱折等阴暗处），贴筋附骨而生
皮　色	发红，或紫红，有脓头	皮色正常，无脓头
疼　痛	局部灼热，开始麻胀而后剧痛，局部喜凉，拒按	局部不热，木胀隐痛或不痛，局部喜暖，不拒按
波　动	浸润范围较广，基底附着较紧推之不动，溃脓期波动不明显	浸润范围局限，推之微动，溃脓期波动明显
病　程	较短，肿溃较速，溃脓期1～2周左右	较长，溃脓期2～3周以上
疮　面	溃后疮面容易愈合，肉芽组织红嫩翕起有时呈蜂窝状、有多头脓栓，周围有红色浸润	溃后疮面不易愈合、往往形成瘘管或窦道，肉芽组织暗淡，疮面向内塌陷
脓　汁	脓汁稠厚兼见桃红色花脓，腐肉恶臭	脓汁清稀，味腥臭混有干酪败絮

丹毒（3例）

【例一】 王某，男，18岁，门诊号：482833，初诊日期1972年4月17日。

主诉：右侧足背部红肿疼痛、发烧1天。

现病史：前天晚上开始右侧脚面靠外侧疼痛，未介意。昨天突然开始发冷发烧38℃以上，头疼，局部红肿，疼痛，食纳不佳，大便不干，尿黄。过去无类似病史。

检查：体温38.7℃，右侧足背靠外踝处有8厘米×6厘米皮肤鲜红色，边界清楚，中央有少量水疱，有明显触痛。白细胞计数17 500/立方毫米，中性粒细胞84%，淋巴细胞16%。

脉象：弦数。

舌象：苔薄白。

西医诊断：足背部丹毒。

中医辨证：湿热下注。

立法：凉血解毒，利湿清热。

方药：

金银花一两　公英八钱　地丁一两　赤芍三钱　生地五钱　大青叶一两　黄柏三钱　牛膝三钱　生石膏一两

外用如意金黄散（附方6）水调敷。

4月20日，服上方后第2天体温恢复正常，局部红肿消退，疼痛已止，局部皮色已转暗，压痛减轻。白细胞计数5 300/立方毫米。症系余热未清，拟以凉血活血，佐以清热解余毒：

金银花五钱　地丁五钱　黄柏四钱　赤芍三钱　紫草三钱　茜草三钱　生地五钱　牛膝三钱

继服上方3剂后，症状消失而治愈。

【例二】 王某，男，64岁，门诊号：327506，初诊日期1965年3月11日。

主诉：面部、前额、两眼睑红肿，发烧10余天。

现病史：患者于10余天前开始发冷发烧。前额部及两侧眼皮红肿，鼻梁部肿胀，中央起水疱，有少量渗出液。胸闷恶心，咽疼不欲进食，大便两天未解，小便短赤。诊为颜面丹毒。吃药打针，体温稍降，但面部红肿未消。

检查：体温38℃，颜面前额部两侧眼睑及鼻梁部皮肤红肿，边界清楚，颜面鲜红有灼热感，鼻梁中央部有多数小水疱，有些水疱破裂，糜烂结痂。白细胞计数14 600/立方毫米，中性粒细胞87%，淋巴细胞13%。

脉象：洪数有力。

舌象：舌质红绛，舌苔黄腻。

西医诊断：颜面部丹毒。

中医辨证：毒热炽盛，阴虚血热（抱头火丹）。

立法：清热解毒，佐以凉血护阴。

方药：

金银花八钱 公英五钱 地丁五钱 大青叶四钱 板蓝根六钱 赤芍三钱 鲜茅根一两 焦山栀三钱 桔梗一钱半 大黄三钱 黄芩三钱 竹茹三钱 滑石块三钱

外用祛毒药粉（马齿苋一两，薄荷一钱，草红花一钱，大黄一钱，地丁一两，雄黄一钱，败酱草一两，赤芍八钱，生石膏八钱，绿豆粉一两五钱，白及二钱，血竭二钱，冰片一钱）二两，加冰片一钱研匀温水调敷。

3月12日，服上方一剂后，大便已通，胸闷已解。体温38.8℃，白细胞计数16 000/立方毫米。前方去大黄、滑石块，加玄参六钱，川连二钱。3 月 13 日体温 37.7℃，心烦、恶心已止，食欲好转，面部红肿已见消退，水疱干燥、结痂。3 月 16 日颜面部红肿全部消退，唯有两耳前后部位作痛，口渴思饮水，舌苔白黄，舌质红，脉弦滑。再以清热解毒、佐以养阴理血为法：

连翘三钱　菊花三钱　公英三钱　焦栀子三钱　金银花三钱　胆草一钱半　紫草三钱　生地一两　地丁三钱　黄芩二钱　赤芍三钱　丹皮三钱

3 月 20 日，服上方后症状皆除。白细胞计数恢复正常，临床治愈。

【例三】 饶某，女，65 岁，外院会诊病例（住院号：30611），入院日期 1962 年 10 月 1 日，出院日期 1962 年 10 月 28 日。

主诉：左小腿前侧红肿疼痛，发冷发烧，反复发作 1 年余，今天又复发。

现病史：患者自 1961 年 7 月开始左侧小腿胫前出现红肿热痛，发冷发烧（体温在 39℃～40℃），头疼恶心，右侧大腿根部淋巴结肿大疼痛。一年来复发 5 次，曾多次住院，每次服用大量抗生素仅能取得短期效果，但是仍难免复发。现又复发作，恶寒发热，左小腿胫前红肿疼痛，急诊入院。

检查，体温 39.5℃，脉搏 82 次/分，血压 114/80 毫米汞柱。急性病容，烦躁不安，左侧小腿胫前红肿范围 7 厘米 ×10 厘米，边界清楚，无水疱，左侧腹股沟淋巴结蚕豆样肿大，活动受限，有压痛。

化验检查：白细胞计数 12600/立方毫米，中性粒细胞 84%，淋巴细胞 12%，嗜酸性粒细胞 1%，嗜碱性粒细胞 2%，单核细胞 1%。尿、便常规阴性。

脉象：沉细稍数。

舌象：舌苔薄白，舌质淡红。

西医诊断：慢性丹毒急性发作。

中医辨证：湿毒热邪阻遏经络（丹毒）。

立法：清热凉血解毒，佐以活血通络。

方药：

金银花四钱　连翘三钱　黄芩三钱　栀子二钱半　丝瓜络三钱　路路通三钱　红花一钱　大小蓟各五钱　牛膝二钱

入院后曾用青、链霉素肌肉注射，体温已正常，白细胞计数恢复正常，局部红肿未消。10 月 11 日请赵老医生会诊，处方如前，共服 7 付，红肿渐消。10 月 17 日开始外用脱色拔膏（方见经验方与常用方），贴于左侧小腿皮损处，敷药后，局部剧痒，中心有小创面，分泌物较多，且有红肿。10 月 26 日停用敷药后，红肿消失，渗出停止，创面愈合。经随访 5 年以上，未再复发。

〔**按语**〕　丹毒的名称首先见于祖国医学，因其发病时皮肤突然发红，如染丹脂，伴有发冷发烧，而且又为火毒所诱发，故名为丹毒。本病发无定处上白头面，下至足跗都可以发生。因其部位不同，因而命名也不同。发于头面者称为抱头火丹；发于躯干者称为丹毒；发于两腿者称为腿游风；发于胫踝者称为流火。

赵老医生认为，血分有伏火（血热）是其内因根据，而火毒温热为其外因条件，多由于皮肤黏膜破损邪毒乘隙侵入而诱发。内有血热、外受毒热，内外合邪，两热相搏，故发病较急，突然发冷发烧，皮肤红肿。湿热较重者熏蒸肌肤故见有水疱、渗液；毒热较重者则见高烧不退，或毒热入里而见神昏、谵语等证。发于头面者多兼有风热或毒热较盛；发于胁下腰胯者多兼挟肝火；发于下肢者多夹有湿热。临床上又可分为急性与慢性两种，急性发病者以毒热盛为特点；慢性者往往是因为湿热兼夹而致，因为湿性黏腻而且又为重浊有质之邪，故缠绵不愈，反复发作。

在治疗上，急性期以清热解毒为主凉血为辅。常用的药物有金银花、连翘、大青叶、野菊花、地丁、黄芩、黄连、黄柏、栀子，丹皮、赤芍；伴有高烧者可加生石膏、生玳瑁。发于颜面者加菊花；发于胸胁者加柴胡、胆草；发于下肢者加牛膝、黄柏、防己。水疱明显者加车前草；若见高烧烦躁、神昏谵语等热入营血的症状，就应当按照温病的辨证法则清热解毒，凉血清营，常用的药物有广角、黄连、生地、金银花、连翘、麦冬、丹皮、栀子等。

关于慢性经常复发的丹毒（尤以下肢多见），主要是因为湿热之毒蕴于肌肤，缠绵不愈，致使下肢肿硬。根据赵老医生的经验，急性发作期间还是要重用清热解毒的药物，急性期过后则应当加用一些活血透托的药物如山甲炭、皂刺炭、没药、乳香、紫草根、贝母、白芷、天花粉、当归等。湿重的加生薏苡仁、猪苓。

关于外用药物：急性期可用金黄散（市售）水调敷，或用新鲜的白菜帮、马齿苋、绿豆芽菜洗净后捣烂调药外敷效果更好。或用去毒药粉调敷。慢性期者可用铁箍散膏（方见经验方与常用方）加 20% 的如意金黄散外用。

例一为初发的急性丹毒，发生的部位在脚面，伴有发烧。因此重用金银花、公英、地丁、大青叶，以清热解毒；赤芍、生地凉血；黄柏苦寒燥湿偏于下焦；牛膝引诸药下行，生石膏清气分热。故药后热解，局部红肿见退。再诊时用紫草、茜草、赤芍凉血活血，兼解余毒，以收功。例二患者年龄较大，机体抵抗力较差，湿热毒邪较重，故病后十余天体温未降，面部红肿起水疱，舌苔黄腻。因其年迈，肾水亏虚，毒热化火，更加灼伤阴液，故见咽干、舌质红绛。内热较重故大便干燥2日未解。所以阴虚内热为病之本，湿毒热邪炽盛为病之标。就诊时症见高烧不退，急则治其标，重用清热解毒之金银花、公英、地丁、大青叶、板蓝根为主；黄芩、栀子，大黄清里热以釜底抽薪，佐以赤芍、鲜茅根凉血活血养阴生津；竹茹、滑石块清热利湿；桔梗清宣利咽而又载药上行。第一方服后，大便已解，里热见退，但体温未降，白细胞计数未降，说明毒热未解。故前方去大黄、滑石块加黄连（取黄连解毒汤中的黄连、黄芩、栀子）以解中、上二焦之毒热；玄参养阴扶正。服药后体温渐退，邪热已被控制。但病人口渴，舌质红，阴虚血热征象仍在，以后重用生地、丹皮凉血养阴；赤芍、紫草凉血活血；公英、连翘、地丁清热解余毒；菊花、胆草清肝胆热。从整个治疗过程来看，完全是根据中医对丹毒实质的基本看法，更重要的是按照病人的具体情况辨证论治。例三为慢性复发性丹毒，急性发作。开始用青、链霉素，病情已有所控制，但是红肿未消。经赵老医生会诊后认为，其所以反复发作，主要是湿毒热邪阻遏经络，以致下肢红肿，缠绵日久，反复使用抗生素治疗后，虽然能暂时控制症状，但湿热未解，经络未能疏通，故多次复发。所以拟以清热凉血解毒、活血通络为法。方中金银花、连翘、黄芩、栀子清热解毒；大小蓟凉血解毒；丝瓜络、红花、路路通活血通络。外用脱色拔膏拔毒提毒、破瘀软坚，以求治其本。药后，拔出浓汁较多，湿毒热邪得以解除，肿消痊愈。随访 5 年以上未再复发。

关于如何防止复发的问题，也是要从丹毒的发病因素上去考虑。首先要注意忌食辛辣等燥热的食物以减少湿热之内生，另外要注意皮肤的卫生，积极治疗一些慢性皮肤病如脚癣等。如果已患过丹毒为防止其再复发，可以用生薏苡仁一两水煎服每日 1 剂，连续服用一阶段，取其健脾利湿之功效，还是有一定作用的。

淋巴腺结核（4 例）

【例一】 何某，女，63 岁，初诊日期 1970 年 11 月 2 日。

主诉：右侧腋窝下有一肿块 1 年余。

现病史：1 年前开始于右侧腋下生一如黄豆大小之硬结，逐渐增大如桃核样，边缘整齐、坚硬，有轻度疼痛，确诊为“淋巴腺结核”，经治疗无效，肿块仍逐渐增大。遂于 1970 年 11 月 3 日来我院就诊。

检查：患者健康情况良好，在腋下肿物 2 厘米 ×3 厘米大小，与周围组织稍有粘连，表面皮色正常，推之尚可活动，按之有压痛。

脉象：沉弦。

舌象：舌苔薄白。

西医诊断：右腋下淋巴腺结核。

中医辨证：肝郁气滞，痰湿凝聚。

立法：舒肝解郁，软坚内消。

方药：

鬼箭羽五钱　橘核三钱　云苓四钱　橘皮络各二钱　赤芍四钱　莪术四钱　三棱四钱　厚朴三钱　贝母三钱

麝香回阳膏（附方34）外敷。

上方内服5剂后，肿物即见缩小，疼痛减轻；上方加当归三钱，僵蚕三钱，以加强活血软坚之功，继服7剂，症状好转，肿物已缩小如杏核；随以理气、软坚、内消之法，配合平安丸（附方35）、小金丹（附方36）、醒消丸（附方37）内服，外贴麝香回阳膏（附方34），并用玉树油（附方26）外擦。依上法汤剂、丸剂交替服用5个月后，肿物已缩至黄豆大小，1971年4月29日复诊，腋下肿物已消失。

【例二】 祝某，女，24岁，初诊日期1971年6月24日。

主诉：右颈部生一肿物1个月。

现病史：1个多月以前，于右侧颈部生一肿物，开始如黄豆大，逐渐增大如杏核，疼痛。经检查确诊为“颈淋巴腺结核”，曾使用抗结核治疗无效。来我院门诊。

检查：局部颌下淋巴结肿大3厘米×5厘米，坚硬，与周围组织粘连不明显，推之可动，按压时有轻度胀痛，表面颜色不变。

脉象：沉缓。

舌象：舌苔薄白，舌质正常。

西医诊断：右侧颌下淋巴腺结核。

中医辨证：气滞郁结，痰湿凝聚。

治法：理气解郁，软坚散结。

方药：

姜厚朴三钱　橘皮络各三钱　三棱三钱　莪术三钱　伸筋草一两　丝瓜络三钱　赤芍三钱　白芍三钱　鸡血藤四钱　法半夏三钱　白芥子四钱

外用紫色消肿膏、铁箍散膏（方见经验方与常用方）各半，混匀外敷。

上方服12剂后，局部肿胀已明显缩小，中央皮色微红，压之有轻度波动感，拟以活血消肿托里为法：

夏枯草三钱　益母草三钱　鸡血藤三钱　当归三钱　赤白芍四钱　炒山甲三钱　炒皂刺三钱　川芎三钱　厚朴二钱　陈皮三钱　贝母三钱

服上方5剂后，局部波动明显，配合穿刺抽出少量干酪样脓汁，内服夏枯草膏（附方38）、人参养荣丸（附方28）、内消连翘丸（附方39）。5日后，疮面为红色，已有阴证转阳之征象。脉沉细稍滑。拟以调理气血为法：

鸡血藤五钱　生黄芪五钱　党参四钱　紫河车三钱　川芎二钱　大熟地五钱　白芍三钱　炒当归四钱　白术三钱　甘草二钱

上方服7剂后，疼痛已减，疮面肉芽淡红，四周仍有肿胀。再以助气养血内托之剂：

黄芪五钱　党参五钱　川芎三钱　冬虫夏草二钱　鸡血藤五钱　枸杞子二钱　云苓三钱　白术三钱　白芍三钱　炒山甲二钱　炒皂刺二钱

上方与阳和丸（附方40）、人参养荣丸交替内服，外用癣症熏药（方见三种独特疗法）熏后，外上甘乳膏（附方11）。两个月后痊愈。

【例三】　马某，女，24岁，初诊日期1972年3月13日。

主诉：右侧锁骨上肿硬有疙瘩，疼痛，已半年。

现病史：右锁骨上开始发现有绿豆样大小之肿物，逐渐肿大如杏核，疼痛，皮色不变，按之不动，诊断为

"淋巴腺结核"，使用抗结核药物无效，遂来我院门诊治疗。

检查：右侧锁骨上肿物，中度硬，范围有2厘米×2.5厘米大小，有明显压痛，右上肢活动时有不适感。

脉象：沉缓稍滑。

舌象：舌苔薄白根白腻，舌质微红，周围有齿痕。

西医诊断：右锁骨上淋巴腺结核。

中医辨证：肝气郁结，痰湿凝聚。

立法：舒肝理气，软坚内消。

方药：

厚朴三钱　鬼箭羽一两　三棱三钱　半夏三钱　川贝三钱　莪术三钱　橘红三钱　橘络核各二钱　当归五钱　白芥子八钱　鸡血藤一两

外用铁箍散膏。

服上方7剂后，疼痛减轻，局部肿块皮色微红，出现皱折，按之略有波动感，有欲溃之势。拟以益气解毒，消肿内托：

生芪一两　炒山甲二钱　炒皂刺一钱　陈皮二钱　公英五钱　川贝二钱　夏枯草三钱　白芷二钱　花粉五钱

外用药同上。

上方内服5剂后，局部已见破头，轻轻用刀划开皮面，即有干酪样脓性分泌物流出。此时脉见沉缓，舌苔薄白。继以养阴托里生肌之法：

南北沙参一两　玄参五钱　石斛三钱　生芪五钱　陈皮二钱　炒皂刺三钱　党参五钱　云苓四钱　花粉五钱　炒山甲三钱

上方服7剂后，分泌物已呈黄色黏稠样脓汁，因久病伤阴，患者自觉午后低热。脉象沉细稍数。前方去党参、云苓，加地骨皮三钱，丹皮三钱，以养阴清热。

继服5剂后，低烧已退，脉沉缓，舌苔白。因疮面肉芽暗淡，投以温补气血之剂。

黄芪一两　党参一两　上肉桂一钱　白芥子五钱　大熟地五钱　川芎三钱　阿胶珠三钱　鹿角胶三钱　炮姜三钱

局部用癣症熏药熏后，外上甘乳膏。

上方服7剂后，疮面肉芽生长很好，颜色鲜红，再投阳和丸、全鹿丸（附方41），10日后疮面愈合，临床痊愈。

【例四】　翟某，男，31岁，初诊日期1972年6月19日。

主诉：左颈部生一疙瘩，疼痛，2个多月。

现病史：2个月以前，开始于左侧颈下部生一肿物如杏核大小，有轻微疼痛。血沉快，确诊为“淋巴腺结核”。注射“链霉素”，口服“雷米封”等药物，肿块未消，反而逐渐增大，疼痛加剧。于6月19日来我院门诊就诊。

检查：左颈部有一肿物2厘米×2厘米，表面皮色不变，不活动，边界清楚，按之有压痛。

脉象：沉细。

舌象：舌苔薄白，舌质正常。

西医诊断：左颈部淋巴腺结核。

中医辨证：肝郁气滞，痰湿凝聚。

立法：舒肝理气，软坚散结。

方药：

夏枯草五钱　贝母三钱　牡蛎五钱　鬼箭羽八钱　当归五钱　云苓四钱　三棱三钱　莪术三钱　赤芍三钱

外用麝香回阳膏（附方34）。

上方服7剂后，疼痛减轻，局部肿物逐渐缩小。1972年6月30日患者曾做活体组织检查，结果报告为结核性肉芽组织。术后切口不愈合，并有脓性干酪样分泌物。7月24日复诊时，拟以内托软坚为法：

香附三钱　贝母三钱　当归三钱　二芍各三钱　炒山甲三钱　白术三钱　甘草三钱　云苓三钱　生芪一两　炒皂刺三钱

外用京红粉（方见经验方与常用方）、珍珠散（附方42），隔日换药一次。

服上方后先见有清稀样分泌物，逐渐出现脓性黏稠分泌物。肿物日渐缩小，1周后疮面基本愈合，肿核也消失。

〔**按语**〕　上述4例，基本上反映了赵老医生对于淋巴腺结核的治疗经验。4例的发病部位，包括颌下、锁骨上、腋下等好发部位；发病阶段，包括了硬结、脓肿、破溃三期。

淋巴腺结核，中医称之谓瘰疬，大者为瘰，小者为疬，合称为瘰疬。一般认为多因忧思恚怒，肝经郁火，煎熬成痰，阻滞经络以致筋缩生核；或因痰湿凝结集聚而生。赵老医生对于本病很重视机体的整体状况。他认为气阴双亏、肾阴不足为其内因根据；肝郁气滞、忧思恚虑为其诱发因素。治疗强调“以消为贵”，早发现早治疗。同时很强调局部与整体相结合的辩证观点。根据局部病变的特点归纳为硬结期、脓肿期、破溃期。

1．硬结期：发病初期局部肿硬无波动。治疗原则以补气养血、软坚内消为主；气血不足为其本，故以补益气血。而痰核凝结是由于气滞。疏其气，通其络，气行则郁结得解，痰湿得化；佐以通经活络，以加强软坚散结之功效。常用内服方药以八珍汤（附方32）为主方，常用理气药有：厚朴、乌药、郁金；常用软坚药有：三棱、莪术、僵蚕、鬼箭羽、透骨草。常用通经活络药有：橘络、丝瓜络。

若痰湿盛者加橘红、橘核、荔枝核；若气郁胸闷，食欲不振者加丁香，而不去郁金。若寒湿重者可加白芥子、肉桂。

八珍汤补气血扶正为主。厚朴苦辛温，能化湿导滞行气，取其性温行散能除胃中之滞气而燥脾湿，因为脾为生痰之源，脾湿得除以断其生痰之源，实为治本之妙；乌药辛温，顺气散寒，上能入肺脾，下通肾与膀胱，以疏通胸腹邪逆之气；郁金行气解郁，凉血破瘀，《十九畏》中曾有“丁香莫与郁金见”的说法，但赵老医生认为对于气郁胸闷、食欲不振的患者与丁香同伍，反而能加强其温通理气的功能，并没有不良的反应；三棱、莪术、鬼箭羽、僵蚕活血软坚散结，其中僵蚕又为消痰治瘰疬之要药，《外台秘要》中曾有用僵蚕单味研末治瘰疬的记载（缺药时可用僵蛹代替）；透骨草破血软坚补髓；橘红、橘核、荔枝核温化寒痰；白芥子、肉桂等辛温药，赵老医生认为必须有舌质淡、四肢不温、怕冷、妇女白带较多等明显寒湿的症状时始能加用。

外用药：消化膏（附方43），温热后外贴，必要时加麝香少许。或用阳和解凝膏。或用麝香回阳膏，每周换药一次。凝结见化，局部明显缩小时，可用紫色消肿膏。

2. 脓肿期：局部皮色微红，中软有波动，欲溃而未溃阶段。治疗原则以解毒托里、消肿溃坚为主。痰湿凝结日久，蕴热酿脓，虚热煎熬、正气日衰，正不抗邪，聚毒有蔓延之势。托里聚毒，使之收敛、局限，力争内消一线之机。如内消不应，则宜托里溃坚，聚箍脓毒，使之范围缩小，或促使其破溃，毒随脓解，以防耗伤阴血过多。常用方药如下：

炒山甲三钱　炒皂刺三钱　花粉三钱　白芷三钱　赤芍三钱　贝母三钱　归尾三钱　陈皮三钱　金银花五钱　乳香一钱半　没药一钱半

气虚明显者，加党参、生黄芪。血虚明显者，加鸡血藤、白芍。寒湿重者，酌加白芥子、肉桂。毒热盛者，去山甲、皂刺，加银花（重用），白茅根、大青叶、败酱草、公英。

方中金银花、花粉、贝母、白芷清热解毒散结；归尾、赤芍活血通络、消肿；乳香、没药活血消肿止痛；陈皮理气化滞，助脾胃生发之气；山甲、皂刺一定要炒而不能生用，以防克伐太过，耗伤正气。

外用药：铁箍散软膏。若阴寒症象盛，液化明显，可于铁箍散软膏中加 10% 的抑阴散（方见经验方与常用方），调合外敷。

3. 破溃期：局部破溃，流出清稀粉浆样脓汁，夹杂有干酪样败絮物，伤口久不愈合。治疗原则以补阴血、托里生肌为主。脓毒已泄，但因久不收口，耗伤阴血，正气不复，则疮面无法愈合。所以，首当补益气血，继续托里，使之脓毒排尽，瘀去新生。

常用内服方药，可用上方进行加减，但重点应放在补益阴血上。托里透脓溃坚之山甲、皂刺应用山甲炭、皂刺炭，取其透托之力，去其克伐之性，使之在脓毒未尽时，不致收口过早，而形成假愈合反而事倍功半。另外可配合服人参养荣丸、八珍丸；阴寒盛则可配合阳和丸、全鹿丸内服。

外用药：若为破溃初期，毒热未尽者可用红血药捻、蘸化毒散软膏（方见经验方与常用方）、紫色疽疮膏（方见经验方与常用方）各半纳入疮口，以化腐解毒；若破溃日久，疮面发白者，可用红肉药捻蘸紫色疽疮膏纳入疮口，表面加盖芙蓉膏（方见经验方与常用方），若分泌物多，则每天换药一次，若分泌物不多，隔日换药一次。

若脓汁已尽，肉芽组织开始生长，则可用回阳生肌药捻（方见经验方与常用方）蘸甘乳膏或玉红膏（附方45）或紫草膏（附方46）纳入疮面，表面加盖芙蓉膏以促进愈合；若表面肿胀红晕已消，可加盖甘乳膏以拔干长肉收口；若肉芽组织水肿颜色不鲜者，可用银粉散（方见经验方与常用方）少许撒布；若肉芽组织晦暗呈现湿寒之象，可撒布肉桂粉或干姜粉少许，以促其回阳，加速愈合。

换药时注意用甘草油清洁疮面。用药捻时一定要蘸药膏后再往疮口内纳入，其优点是一方面容易纳入，对周围组织刺激较小。而且药捻形成“蛇尾”（尾部卷屈），有利于引流，促进愈合。

胸壁结核（1例）

连某，女，52岁，门诊号；800657，初诊日期1971年3月19日。

主诉：右侧前胸部有一肿块，疼痛2个多月。

现病史：2个多月以前，发现右上前胸部有一肿块，表面不红，轻微疼痛，逐渐增大，形似一扁桃，自觉下午有低烧，乏力，食纳不佳。确诊为胸壁结核，动员手术，患者有顾虑，要求服中药治疗。

过去史：1952年曾患肺结核，1961年因患胸壁结核，曾切除左侧第2、3肋骨而治愈。

检查：相当于右侧2至3肋骨近胸骨柄处有一包块凸起，范围4厘米×5厘米，表面不红，无明显波动，有轻度压痛，对侧有手术瘢痕长约6厘米。

脉象：沉细。

舌象：舌苔薄白。

西医诊断：胸壁结核。

中医辨证：气血瘀滞，经络阻隔（胸前疽）。

立法：理气软坚，散结回阳，佐以益气补血。

方药：

上肉桂一钱　生芪五钱　川芎二钱　鸡血藤五钱　云苓四钱　熟地四钱　白芥子四钱　陈皮三钱　橘核三钱　当归四钱

外用铁箍散膏（方见经验方与常用方）。

3月29日，服上方10剂后，局部肿胀渐消。仍按前法加强软坚破瘀之品：

肉桂一钱半　白芥子四钱　三棱三钱　莪术三钱　鬼箭羽三钱　陈皮三钱　桔梗三钱　荔枝核三钱　厚朴三钱　全当归四钱

外用铁箍散膏。

4月7日，服上方7剂后，胸壁肿胀明显缩小至2厘米×15厘米（杏核样大），而且变软，拟以气血双补，软坚散结为法：

党参五钱　炒白术四钱　当归三钱　云苓块四钱　白芥子四钱　伸筋草四钱　炒黄柏四钱　肉桂一钱半　桔梗三钱　橘络二钱　三棱三钱　莪术三钱

外用药同前。

4 月 20 日，局部肿胀已基本消失，疼痛已消失，服用人参养荣丸（附方 28）、内消瘰疬丸（附方 47）、夏枯草膏（附方 38），以巩固疗效。外用药同前。9 月 1 日，局部肿硬完全消失，其他无不适。

〔**按语**〕 胸壁结核相当于中医所说的肋疽，赵老医生习惯称之谓胸前疽。因其初起不红不热皮色如常，漫肿而硬，隐隐胀痛，故纯属阴证。因其根深贴附筋骨，推之不动，缠绵不消，难以溃腐，所以病程较长。有时此消彼起，本例即如此。1961 年时曾手术治愈左上胸一处，而在 10 年后右上胸部又肿起。此症多因气血不足，荣卫失和，久病气阴两伤，劳倦过度，体质内虚，外受阴寒之邪，或因跌仆闪挫，损筋伤脉，致使气血凝滞，经络阻隔，积聚漫肿而发。如若失治或误治，蕴郁日久，寒邪化热，内部溃腐残坏，可见外透隐红，甚致破溃，流清稀腥臭脓汁，和干酪样败絮物，久不收口。

本例，不失时机地在其未溃未腐的阶段益气补血以扶其正，温阳活血以化阴寒痰凝。方中生芪、当归、茯苓、熟地大补气血；川芎、鸡血藤活血通络；橘核、白芥子、陈皮理气化痰散结；肉桂入营，温通血脉。组方简明力专，所以进 10 剂后，正气渐复，病有转机，局部肿胀渐消。从立法上看是补消兼施，但是以补为主。复诊时因机体状况好转，局部也见消肿，乃因势利导，故加软坚破瘀的鬼箭羽、三棱、莪术，以期速效，是补消中以消为主，所以局部肿块，明显缩小而且变软。当向愈趋势既定时，补消兼施，以巩固疗效。最后以丸药收功。本例以正虚为主，伤于阴寒之邪，痰凝阻络。所以用“温补”法贯穿整个治疗过程，是治本的关键；对于痰凝阻络的标象，则以温通、活络、化瘀、软坚为法。赵老医生也经常提到在这些法则的实施过程中，开始如克伐太过，正气大伤，正不抗邪，不但“欲速则不达”，反而事倍功半。所以补消之中以补为主；若正气渐复，病势转机、则应因势利导，乘胜攻邪，所以补消之中以消为王；若正复邪衰，向愈趋势既定，则应扶正祛邪，补消兼施，以巩固疗效。

急性乳腺脓肿合并中毒性休克（1例）

关某，女，29岁，工人，外院会诊病例（住院号：119117），入院日期1972年6月3日，会诊日期1972年6月10日。

主诉：产后12天，高烧5天，昏迷2小时。

现病史：患者（由患者家属代述）于1972年5月17日破水见红，5月20日生一男孩，产后双乳胀痛，以左侧为重，当时未加注意。22日出院后，左乳仍疼痛，未予治疗。28日感觉全身不适，发烧不发冷，食欲欠佳，至30日上午9时发冷发烧，下午体温41℃，左乳疼痛加剧，曾注射“卡那霉素”，次日体温下降至38.3℃。6月2日开始高烧寒战，头晕，不嗜饮食，晚8时曾来院诊治，今晨6时30分昏迷，于7时30分急诊入院。

检查：体温41.5℃，脉搏120次/分，呼吸26次/分，血压100/40毫米汞柱。发育营养中等，神昏，全身皮肤未见黄染，浅淋巴结未扪及肿大，牙关紧闭，眼球活动自如，双侧瞳孔等大，对光反射正常，颈部稍硬，胸部肺底部（双侧）可闻及湿性啰音，心尖区可闻及收缩期Ⅲ级吹风样杂音，肺动脉瓣第二音大于主动脉瓣第二音，左侧乳腺较右侧明显增大，皮肤稍红，外上象限明显压痛，无波动但有结节样硬块，肝在肋缘下2厘米，脾（－），脊柱、四肢未见异常。

化验检查：血红蛋白9.4克，白细胞计数8300/立方毫米，分叶核细胞70%，杆状核细胞6%，淋巴细胞22%，大单核细胞1%，其他有异性淋巴细胞1%，部分中性粒细胞胞浆内有中毒颗粒。尿化验：蛋白微量，尿胆元弱阳性，尿胆素弱阳性，尿胆红质可疑阳性，镜检有红、白细胞2～3个，颗粒管型偶见。血非蛋白氮44毫克%，二氧化碳结合力27容积%，血清钾3.0、钠150、氯108毫当量/升。

西医诊断：急性乳腺脓肿伴有中毒性休克。

6月3日入院后持续给氧，输液纠正酸碱失衡，四肢、头部放冰袋物理降温，持续导尿，用多黏菌素150万单位，每8小时肌肉注射一次。红霉素0.9克、甘露醇750毫升、氢化考地松500毫克、先锋2号6克等抗休克抗感染急救措施。下午2时开始清醒，血压维持在100～110/50～40毫米汞柱。

6月4日神志清醒，体温38.6℃，除维持上述治疗外，输血浆400毫升。6月5日血压100/60毫米汞柱。大便次数较多，日解6次，稀便。大便化验检查球杆菌比例，杆∶球＝3∶1比例失调，停用多黏菌素，下午体温仍在39℃左右，持续用冰袋物理降温，上午停用抗生素，阴道分泌物较多。6月6日精神较差，下肢仍肿，小便量少，体温38.5℃左右，仍用物理降温，继续输液及用脱水剂、利尿剂，根据乳腺抽出的脓汁培养结果，选用卡那霉素及先锋2号，其他疗法均同前。

6月8日两天来病情日趋严重，体温持续39℃左右，不能离开物理降温，脉搏100次/分，化验检查白细胞计数逐渐升高，15 900/立方毫米~23 900/立方毫米~29 500/立方毫米，中性分叶达90%，杆状核4.5%，中幼核0.5%，晚幼核1%（中性白细胞内有轻度中毒性颗粒，少数中性白细胞内有空泡变性）白细胞都是非常衰老的细胞。

血清钾2.5、钠135、氯67毫当量/升均偏低。下肢仍肿，双肺啰音仍有，精神萎靡不振，不思饮食，肝在肋下两指，质较硬，有明显压痛，肝功能正常。小便不利，必须用高渗葡萄糖、甘露醇、双氢克尿塞后才能利出小便。经补充白蛋白、血浆和钾，并仍用抗生素先锋2号6克/日；卡那霉素1~2克/日。但未能有效控制全身严重感染。

6月9日换用红霉素1.8克/日，肌注多黏菌素E 450万/日，在用冰袋物理降温下体温在38.5℃左右，血红蛋白8.7克%，白细胞计数23 800/立方毫米，中性分叶粒细胞84%，杆状核细胞4%，淋巴细胞11%，晚幼粒细胞1%，部分中性白细胞有轻度中毒性颗粒，感染仍很严重，患者精神较差，不欲饮食，休息不好，四肢发胀，尿检查白细胞偶见，霉菌较多。

6月10日请赵老医生会诊，当时体温38.6℃在用冰袋物理降温下，输血400毫升，时有心慌，憋气感。

患者高烧已12天，曾有昏迷，经抢救，抗感染、脱水、支持疗法后，神志已清，但精神萎靡，食纳不佳，体温不降，不能离开物理降温，小便不畅，大便尚可。

脉象：洪大虚数。

舌象：无苔，舌质红。

中医辨证：毒热炽盛，气阴两伤。

立法：清热解毒、益气养阴。

方药：

耳环石斛三钱　南北沙参一两　紫丹参五钱　白人参一钱　莲子心三钱　石莲子三钱　地骨皮三钱　茵陈四钱　双花炭五钱　花粉一两　生地炭五钱

另嘱多吃西瓜及吃绿豆水饭。

6 月 11 日中西药配合治疗后，病人精神好转，体温最高达 38.6℃，但大部分时间体温不高，后半夜体温又上升，用冰袋后维持在 38℃左右，白细胞计数下降至 17 700/立方毫米，中性分叶核 81%，杆状核 3%，淋巴 16%，拔除导尿管后病人可以自行排尿。6 月 12 日停用冰袋，体温最高达 38.3℃，精神、食欲好转，能吃粥三两和枣饼一两。左乳晕内上方有波动感，穿刺抽脓后，行切开排脓共 80 毫升。6 月 13 日精神、食欲均好转，肝已回缩，上午体温 37.3℃，晚间 38.4℃，自觉无不适，白细胞计数 16 900/立方毫米，中性分叶粒细胞 76%。6 月 13 日～16 日白细胞计数 8 300/立方毫米，有下降趋势。中性分叶粒细胞 60%，杆状核细胞 4%，血红蛋白上升至 12.5 克。但体温控制不理想，因长期使用抗生素曾考虑是否为药物热，停用红霉素，多黏菌素 E 也减量，改为 150 万每日 2 次。

6 月 17 日赵老医生第二次会诊：体温 37.4℃，精神、食纳尚好，脉细数，舌质红。症属气阴两伤，余热未清。处方如下：

耳环石斛三钱　南北沙参一两　黑玄参五钱　二冬五钱　花粉一两　干生地一两　金银花五钱　滁菊花三钱　生芪五钱　玉竹五钱　丹皮四钱　川连一钱半

6月18日停用西药，仅服中药，体温在37℃以下，停止输液，在家属扶持下可在房间内轻微活动，食纳尚好。化验白细胞计数正常。乳房部脓汁培养结果为金黄色葡萄球菌，凝固酶试验阳性，（对青、链、金、土霉素均不敏感，对红霉素、四环素、卡那霉素、氯霉素轻度敏感），其他化验检查均恢复正常。6月19日病情继续好转，体温未超过37℃，饮食、二便正常，下地活动自如，乳房部创面干净，按上方继服中药。6月25日伤口肉芽新鲜，脓腔已缩小，仅能充填一块盐水纱条，经同意出院继续换药，8月3日伤口愈合，临床治愈。

〔**按语**〕 本例系产后严重感染合并中毒性休克的重症患者，从乳房脓肿细菌培养结果来看，是在产褥期获得的耐药较强的菌株（金黄色葡萄球菌感染）所致。患者因产后机体防御机能降低，出现寒战高烧，以致昏迷，电解质紊乱，休克。入院后经抗感染、抗休克等急救措施，休克现象得以扭转。但感染现象未能控制，反而出现肠道菌群比例失调的菌群交替症象。体温在不离开物理降温的情况下仍持续在38.5℃左右，白细胞计数23 800/立方毫米。持续导尿，小便不畅，病势危笃。在这种情况下，赵老医生认为患者产后仅12天阴血多虚，毒热外侵，正虚而邪实，毒热炽盛，燔灼营血，毒热攻心，故见高烧神昏，舌红无苔，脉洪大而虚数等症。在治疗上若仅用抗邪解毒之剂，正气不支，无力鼓邪外出；若仅用扶正补益之剂，则有“闭门留寇”之害，毒热更加猖厥。所以详细权衡邪正之虚实，扶正祛邪同时并举。方中白人参、石斛、南北沙参、丹参，花粉补血生津、益气养阴，功在扶正。在养阴药中赵老医生善用耳环石斛，他体会本品味甘养阴的作用大于清热，在气阴两亏而有高烧时用之最为相宜。莲子心、石莲子清心热，涤除毒热，镇心安神，常用于邪陷心包、神昏谵语等症；地骨皮清热凉血；茵陈除有清利肝胆湿热的功能外，《本草正义》中曾记载“茵陈味淡利水……治足胫跗肿”。所以赵老医生往往在小便不利下肢浮肿的情况下，使用茵陈效果较好。生地炭、银花炭是赵老医生惯用的凉血解毒药组，因其炒炭存性色黑入血分，能引药深入而解入于血分的毒热，如果用之得当，能起到羚羊角、犀角之功效。用药的同时还嘱患者多吃西瓜和绿豆水饭。因为西瓜清热解暑，止渴除烦，用于温热病热盛伤阴，心烦口渴，小便不利，所以《食物本草》中称“西瓜性寒解热，有天生白虎汤之号……”；绿豆甘寒清热解毒，用于暑热烦渴及温毒伤津或痈肿疮毒。所以《随息居饮食谱》中说：“绿豆甘凉，煮食清胆养胃，解暑止渴，利小便……”。

经过中西医综合治疗，服中药一剂后，病人精神好转，体温逐渐下降，白细胞计数下降至17 700/立方毫米，而且能自行排尿，遂拔除持续导尿管。2剂药后即停止使用物理降温，体温最高达38.3℃，食欲好转。3剂药后体温已降到接近正常，肝大已回缩，自觉症状基本消失。1周后白细胞计数恢复正常，贫血得到矫正。以后停用红霉素，多粘菌素E也减量，在原方的基础上，加强补益气阴，稍佐清热之剂以解余毒。方中石斛、沙参、玄参、二冬、花粉、生芪、玉竹补益气阴；丹皮、川连、金银花、菊花、生地凉血解毒。金银花与生地不用炒炭的理由是，病势已有转机，毒热之邪已得控制，用药上不能引邪入里，而用金银花、菊花相伍，取其清解扬散，透营转气，使邪毒得以外解。

从整个治疗过程来看，病人为严重细菌感染，多种抗生素未能控制，正气有伤，赵老医生往往从整体考虑，抓住正虚邪实的特点，扶正祛邪同时并用，并不是大剂量使用苦寒清热解毒的药物，仅仅使用银花炭、生地炭、和金银花、菊花、川连等，而把重点放在养阴益气扶正方面，取得了比较好的效果，这是值得认真注意的。在整理这个病例的过程中，也使我们体会到中医所谓之益气养阴，是否可以理解为具有调整机体的水盐代谢、电解质紊乱，增强机体防御机能，相应地使抗生素增效，最后控制了细菌感染，为中西医结合治疗严重细菌感染提供了线索。同时设想，如果在治疗的初期就开始中西医结合治疗，是否会使疗效更加提高，这将是我们认真在实践中逐步加以证实的课题。

结节性脉管炎（1 例）

何某，男，36 岁，外院会诊病例，住院号：29477，入院日期 1964 年 5 月 30 日，出院日期 1964 年 8 月 20 日。

主诉：双下肢反复起小红疙瘩 4 年余。

现病史：4 年来曾因双下肢反复起小红疙瘩，从踝关节起沿小腿向上蔓延，入院 8 次。近几天来又发作，由于反复发作，小腿部浅层静脉已成索条状，小腿肿胀，踝关节也肿胀，活动时疼痛加重，明显跛行，部分静脉变粗，高度曲张，小腿皮肤发紫暗色。曾经红外线、浅部 X 线、碘离子透入，行低位大隐静脉结扎术以及抗风湿治疗（服用“保泰松”），仅能取得暂时效果。1962 年曾服中药一度见效，中断治疗后未能彻底治愈。

检查：内科检查无异常发现。双足趾端无坏死，双足背动脉搏动良好。双小腿伸侧面有暗红色结节 2 ~3 处，散在，直径约1厘米。1962年7月经病理检查称：真皮下之小血管壁有炎性细胞浸润，管腔缩小，血管周围有淋巴细胞浸润。病理诊断为结节性脉管炎。血、尿、便常规均属正常。血沉、抗“O”正常，肝功能正常，心电图正常。

西医诊断：结节性脉管炎。

入院后仍按前法单纯西医治疗。6月6日请赵老医生会诊。

脉象：沉细。

舌象：正常。

中医辨证：气血凝滞，阴血不足。

立法：养阴补气，活血通络。

方药：

红人参一钱半（打） 生芪一两半 酒当归六钱 赤白芍三钱 白芥子五钱 丝瓜络三钱 路路通三钱 伸筋草五钱 川牛膝五钱 丹皮四钱 山萸肉三钱 怀山药三钱

每煎加黄酒一两。

外用紫色消肿膏（方见经验方与常用方）加5%樟脑粉。

6月20日，服上方1周后，结节已明显缩小如绿豆大，触之仍痛，精神食欲好转，未见新发者。脉缓，舌尖红，症见阴虚之象。拟以养阴为主，佐以凉血通络：

南北沙参各四钱 干生地五钱 大熟地三钱 酒全归五钱 路路通四钱 怀山药五钱 怀牛膝五钱 玄参五钱 石斛四钱 山萸肉二钱 炙甘草三钱 赤白芍五钱

外用药同前。

6月27日，共服中药27剂。双下肢结节完全消失，可以参加剧烈活动，周身无不适。8月20日出院，随访7年，未见复发现象。

〔**按语**〕 本例经病理证实为结节性脉管炎，反复发作4年之久，曾8次入院。1962年也曾请赵老医生会诊，当时辨证为气血瘀滞、寒湿凝聚，处以温经散寒、活血通络的阳和汤加减，外用黑色拔膏。曾一度见效，因故中断治疗。1964年6月继续复诊，由于病程日久，脉沉细，已见气阴双虚之象。故内服方药以养阴补气为主，佐以活血通络。方中红人参、生芪、当归、赤白芍、山萸肉、怀山药补气养阴；白芥子辛温，豁痰利气散结；丝瓜络、路路通、伸筋草通经活络；牛膝引诸药下行；丹皮凉血活血，清血中之虚热。外用药以活血通络为主，另加樟脑粉以温散止痛。药后，结节显著缩小，疼痛明显减轻，局部症状虽见好转，但见脉缓，舌尖红赤，乃虚火上炎之象，故再诊时以养阴为主，佐以凉血活血通络。从整个病情的发展来看，患者素体阴亏，虚热伏于血中为其本，外受寒湿之邪为其标。以致寒湿凝滞经络，气滞血瘀。所以在开始阶段（1962年）用温通散寒治其标；中期补益气阴，活血通络稍佐辛温，标本兼治；后期则以养阴为主，佐以凉血活血通络，以治其本。

双下肢游走性小腿静脉炎并发左小腿溃疡、右下肢早期闭塞性脉管炎（1例）

史某，男，42岁，外院会诊病例，住院号：25318，入院日期1968年2月3日，会诊日期1968年3月7日。

现病史：自1962年初，左小腿出现红肿、疼痛，不能走路。1964年右小腿出现类似情况。6年来反复发作，多次住院，越来越重，每次发作均有红斑、疼痛、肿胀，部位不定，为游走性病变，步行困难，但无间歇跛行。平时无发冷发烧，但1964年一度曾有过发烧史。先后请多处医院会诊曾有过不同的诊断如“淋巴管炎”、“蜂窝组织炎”等。经长期观察，最后趋向一致，诊为“游走性静脉炎”比较肯定；对于闭塞性脉管炎尚有不同看法，但右腘动脉及足背动脉搏动弱，布格征检查曾出现过阳性，动脉描划右下肢波峰低于左侧，诊为属“右下肢闭塞性脉管炎”早期。先经抗感染治疗无效，又经中医治疗曾一度明显好转。出院后双小腿仍有肿痛，坐久后加重，天冷阴雨天更为显著。左小腿内侧发现溃疡。治疗月余未愈合。

检查：浅淋巴不肿大，五官、心肺、肝脾无特殊所见。双小腿布满色素沉着，散在出血点，静脉怒张，双小腿肿胀，右下肢较为明显，髋下15厘米处，左侧周径39.3厘米，右侧周径40.6厘米，踝部周径右侧为22.4厘米，左侧为20.1厘米，左小腿内踝溃疡面为3厘米×4厘米，右足背动脉弱于对侧，温度无明显差异。心电图检查正常，血、尿、便常规正常，肝功化验正常。

脉象：沉弦。

舌象：舌苔薄白，舌质正常。

西医诊断：①游走性小腿静脉炎合并左小腿顽固性溃疡。②右下肢早期闭塞性脉管炎。

中医辨证：寒湿凝滞，气血阻隔。

立法：温经通络，活血破瘀。

方药：

藏红花一钱（另煎兑服）　苏木三钱　酒全归五钱　赤芍药五钱　木通三钱　伸筋草五钱　透骨草四钱　土鳖虫二钱

蜈蚣三条　鸡血藤五钱　白僵蚕三钱　京三棱四钱

加黄酒五钱。

外用甘草油（方见经验方与常用方）加温涂擦后用弹性绷带包扎。

3 月 8 日自赵老医生会诊后，西药仅服用维生素 E10 毫克、维生素 C100 毫克、维生素 B_1 20 毫克、烟草酸 50 毫克每日各 3 次，连续服用上方。3 月 24 日服 12 剂后，双侧小腿已消肿，疼痛已消失。稍事加减继续服用。至 4 月 9 日服药半个月后，肿痛完全消失，1 个月后溃疡愈合。经体检无异常，恢复本职重体力工作，随访 5 年以上，未见复发。

〔**按语**〕　本例患者，双下肢游走性小腿静脉炎，左小腿并发顽固性溃疡，右下肢早期闭塞性脉管炎。下肢动脉、静脉均有不同程度的病变。由于寒湿凝滞，经络气血阻隔而致，所以赵老医生称之谓隔血症。治疗用藏红花、苏木、当归、鸡血藤温经通络；木通、伸筋草、透骨草、土鳖虫、蜈蚣、僵蚕、三棱活血破瘀，通经活络。而且另加黄酒兑服以加强温通之功。藏红花活血力强，另煎兑服使之功效益彰；同时用土鳖虫，蜈蚣、僵蚕等动物药，以破沉痼之凝滞。组方集中药力以通为主，气血得行，经脉得通，血脉流畅，则溃疡自愈。同时，愈后尚能耐受重体力劳动，随访 5 年未见复发，远期效果，也较满意。

血栓闭塞性脉管炎（脱疽）Ⅲ期（1 例）

郭某，男，43 岁，住院号：295016，住院日期 1962 年 11 月 7 日。

主诉：右足踇趾溃烂，剧痛 3 个月。

现病史：患者于18年前在战争中左足大趾及右小趾远端外伤，在担架途中受冻伤，2月后，患趾部分坏死脱落。11年前发现，左手3、4、5指畏冷抽痛，未明原因。继而发黑溃破坏死，先后将左手3、4指远端截除。5年前左手大指内侧皮肤颜色逐渐暗黑伴有剧烈疼痛，经服汤药4个多月，病情逐渐好转。以后右下肢疼痛逐渐加重，静止时也有疼痛，夜间疼痛剧烈，间歇跛行，日见恶化。今年8月因洗澡修脚后，局部疼痛加剧，趾端溃烂，并有少量脓性分泌物。经门诊治疗1个多月后，未见明显好转，患趾坏死继续发展。近50天来病情恶化，患足红肿，踇趾腐烂日益扩大，终日剧痛抱膝呻吟，每日只能坐睡1～2小时，收住院治疗。

过去史：患者既往健康，19岁参军，多次遭受风雪冰霜侵袭，吸烟史20余年，每天吸烟15～20支。

检查：发育良好，营养欠佳，面色萎黄，全身皮肤枯槁，体形瘦长，神志清醒，表情痛苦，扶足抱膝，坐卧不安。全身淋巴结无肿大，胸腹未见阳性体征，胸部透视右上肺硬结期肺结核。左小腿周径30厘米，右侧小腿周径28.5厘米，小腿肌肉松弛，全足皮肤枯燥，粗糙不润，毳毛消失，各趾甲肥厚不平，右足跖足背肿胀，右踇趾自第一趾节表皮红肿光亮，近跖部有环形青紫斑，足趾远端湿性坏死，疮面3.5厘米×2.5厘米，外露肌腱，趾甲松动，右小趾缺损断端表面结有肥厚鳞屑性瘢痕，双足发凉。心电图检查正常。化验检查：血、尿、便常规未见异常，血小板计数142 000/立方毫米，出血时间2分，凝血时间2分半，疮面细菌培养为金黄色葡萄球菌、大肠杆菌。

西医诊断：血栓闭塞性脉管炎Ⅲ期，右踇趾湿性坏死，截指，趾畸形，合并右上肺结核硬结期。

舌象：舌苔黑而厚，舌质红。

脉象：沉细，左足趺阳脉沉细，右足趺阳脉、太溪脉未扪及。

中医辨证：屡受风寒阳气受损，血涩气滞，郁久化热，耗灼阴津而致脱疽。

立法：养阴解毒，佐以通络。

第一阶段（1962年11月7日至1962年11月26日共19天）：经脉久闭，郁久化热毒邪炽盛，串腐坏死，治以清热解毒，益气养阴托毒。

当归三钱　金银花五钱　玄参三钱　地丁五钱　野菊花五钱　石斛五钱　丹皮三钱　黄芪三钱　党参三钱　牛膝五钱　生甘草三钱

外用1%链霉素水溶液纱条外敷。

经过治疗，10天后每日可入睡5至6小时，疼痛显著减轻，胃纳日渐好转，患足红肿消退大半，腐筋烂肉大部脱落，疮面分泌物减少。

第二阶段（1962年11月26日至1963年2月6日共73天）：毒邪已解，腐肉大部已除，但腐骨未脱，再以养阴扶正佐以温通活血托毒为法：

石斛五钱　赤芍三钱　金银花五钱　炒皂刺三钱　白芷二钱　甘草三钱　川牛膝五钱　白芥子二钱　人参面（分冲）一钱

外治法同前。

经服上方加减，1个月后（12月底）太溪脉隐可触及，病足转温，夜间疼痛减轻，入睡如常。疮面嫩肉新鲜，死骨暴露趾端约1.5厘米，疮缘形成角化瘢痕，每日换药随时清除残存坏死组织。11月29日趾甲脱落，至1963年1月14日开始加服象牙面每次1钱，每日2次，冲服。1月24日，暴露在蹈趾远端死骨松动，自然分离脱落，断端基底已见薄层肉芽组织，活体镜检为角化上皮及扁平上皮。

第三阶段（1963年2月6日至1963年3月8日）：毒秽已除，久病气血两伤。法以双补气血，温经回阳：

黄芪三钱　大熟地五钱　赤白芍各三钱　党参三钱　白术五钱　当归三钱　牛膝五钱　白芥子三钱　茯苓三钱　甘草三钱

外用药同前。

2月23日经服上方17天后，疮面完全愈合，疼痛消除，患足皮肤润泽，并见毳毛新生，残存甲根逐渐生长厚甲，太溪脉沉伏。至3月初，精神日佳，胃纳好，二便调，已能下地活动。X线摄片右蹈趾第二节趾骨骨质正常，断端边缘不锐利，继续观察到1963年3月8日，临床治愈出院。追踪1年半，局部愈合良好，趾甲覆盖，病变稳定未见复发。

〔**按语**〕　血栓闭塞性脉管炎，特别是对Ⅲ期坏死的病变，现代医学多采取高位截肢。本例患者未作手术，用中药治疗，使暴露右拇趾的死骨脱落，坏死疮面愈合，效果比较满意。

赵老医生认为本病多由于肾虚外受寒湿而致。因为“肾主骨”，肾阴虚则髓空骨质失养，肾阳不足则阴寒湿邪乘虚而入，以致气滞血凝，经络阻隔，又因病久元气损伤，阴血亏耗，体质日衰。阴寒湿邪郁久化为毒热，致使患足焮肿，肉腐筋败，朽骨暴露，气阴被耗。所以在第一阶段用养阴解毒为主。方中金银花、地丁、野菊花、生甘草清热解毒；当归、牛膝补血活血；石斛、丹皮、玄参养阴凉血；黄芪、党参补气托毒。服药10剂后毒热渐减，正气有所恢复，疼痛减轻能以入睡。然本病的实质是由于阴寒凝滞脉络而致，所以第二阶段佐以白芥子、炒皂刺、白芷温通托毒，并配合服用象牙面。10天后朽骨松动，自然分离而后脱落。最后第三阶段，以双补气血、温经回阳为主，方中未用大温大热之剂，而以补气血扶正为主。

在朽骨暴露的第二阶段，是否需要做低位截趾是有争论的。而赵老医生坚持尽量不要截趾，使用象牙面脱骨称之谓“脱骨疗法”。他曾回忆在早年行医时，遇一缺盆疽的患者，腐肉塌陷，朽骨暴露，久治未愈，在查阅《本草纲目》时，他发现象牙有“诸铁及杂物入肉，刮牙屑和水敷之立出”，“诸物刺咽中磨水服之亦出”的记载，若有所悟。因其甘寒无毒，且有拔毒生肌之功，所以在补气托毒的基础上加服象牙面，结果朽骨脱落疮面愈合而愈。另外，服用象牙面后，不但朽骨可以脱落，而且往往是与具有生机的骨质自然脱离，健侧端表面还有自然修复的趋势。“脱骨疗法”不但适用于“脱疽”，而且适用慢性骨髓炎有死骨形成，使之死骨脱出骨质修复。这一点是值得重视的。

小腿皮肤坏死（1例）

李某，男，38岁，外院会诊病历，会诊日期1960年11月4日。

主诉：左侧小腿皮肤坏死半个月。

现病史：半个月来，左小腿皮肤焦黑坏死。源于半个月前，因患“急性中毒性痢疾”，住院急救时在左小腿内侧静脉输液，滴入5%“葡萄糖”加“去甲肾上腺素”，输液持续26小时之久，病情始得好转。因为输液外漏，发现左小腿红肿疼痛，颜色暗紫，小腿皮肤坏死，曾在患处进行封闭疗法，外敷“按抚消肿膏”。5天后“痢疾”治愈，惟小腿皮肤坏死有所发展，遂请赵老医生会诊。

检查：发育正常，营养良好，神志清楚，体温37℃，脉搏84次/分，内科检查未见明显异常。外科所见：左小腿内侧下端有20厘米×7厘米皮肤坏死，颜色焦黑，与正常皮肤分界明显，周围皮肤潮红微肿，尚无脓性分泌物，局部略有压痛，踝关节活动时，患处疼痛明显。化验检查：血红蛋白90%，红细胞计数5 280 000/立方毫米，白细胞计数12 600/立方毫米，中性粒细胞62%，淋巴细胞29%，嗜酸性粒细胞2%，单核粒细胞7%，尿、便常规正常，白蛋白3.6克%，球蛋白3.2克%。

脉象：弦滑。

舌象：舌苔薄白，舌质正常。

西医诊断：药物性小腿皮肤坏死。

中医诊断：毒热壅聚，气血阻隔，肌肤失荣。

立法：活血解毒，化毒内托。

方药：

金银花一两　丹皮二钱　天花粉三钱　香白芷一钱半　酒全归四钱　炒山甲二钱　厚朴二钱　生黄芪四钱　木瓜二钱　炒皂刺二钱　陈皮三钱　生甘草二钱

外用化毒散软膏（方见经验方与常用方）、紫色疽疮膏（方见经验方与常用方）各半混匀，厚敷于坏死皮肤上，绷带包扎，每日换药1次。

治疗经过：

第一阶段（1960年11月4日至11月14日），上方连服4剂后，胃脘隐痛，食纳较差，小腿患处潮红消退，焮肿已消，疮面边缘有黄色黏稠脓汁，坏死区域上下两端焦黑死皮脱落，中心死皮亦有游离欲脱之势。汤剂原方中加入砂仁、蔻仁，以和胃理气。再进3剂，胃脘隐痛解除，纳食香，患处中心黑皮完全游离，予以剪除，暴露创面，秽脓满疮。患处腐肉已脱，不宜继续化腐；疮面脓毒未净，不宜过早生肌。外用黄连甘乳膏（附方48）调匀外敷，以保护嫩肉新生。

第二阶段（自1960年11月15日至1961年1月20日），疮面嫩肉水肿，新皮未生，脓汁较多，浸湿敷料，脓汁久渗，气血有伤，血虚则肉芽水肿，气虚则疮口不敛。脉来沉缓，舌苔薄白。综合脉证，拟养血益气，生肌固皮为法：

白芍四钱　金钗石斛五钱　生黄芪三钱　怀山药三钱　炒白术四钱　桂圆肉二钱　川牛膝三钱　当归四钱　天冬二钱　麦冬二钱

外用花椒油（方见经验方与常用方）清拭疮面，敷以甘草归蜡膏（附方49）以调和气血，荣养肌肉，每日换药。依上法调治后，疮面脓汁略少，边缘肉芽新生，中心亦有点状皮岛，疮面缩小，故在肉芽面上撒布珠香散（方见经验方与常用方），外敷甘草归蜡膏。连续换药8天，疮面边缘嫩皮向内快速移行，疮面显著缩小，上部基本被新生皮肤敷盖，中心皮岛亦向四周伸展扩大，肉芽鲜嫩，脓汁较少。3周后，患处痛减而有痒感，小腿下半部近内踝处已被新皮充满，颜色粉红。惟疮面出现锁口硬皮，肉芽水肿突起，小腿周围又见粟米样小红丘疹，群簇出现。舌苔白腻，脉滑。脉证所见乃湿冲腠理之象，故以健脾除湿兼补气血之法：

炒白术五钱　大豆卷五钱　炒扁豆四钱　炒枳实四钱　盐黄柏四钱　云茯苓四钱　全当归四钱　川牛膝三钱　宣木瓜二钱　炒薏苡仁四钱　赤石脂三钱

局部清除疮面四周的坏死皮肤，残余疮面外用珠香散和广丹白及膏（方见经验方与常用方）。

上方服10剂后，疮缘红色皮疹退净，肉芽水肿消失，脓汁减少，已近干燥，疮面中心皮岛伸展较快（直径已达4厘米），疮面边缘新皮向内移行，双方几乎相连，小腿疮面已近愈合。患者胃纳香，二便自调。停汤剂，改服八珍丸（附方32）调治，外治法同上。观察1周后，残余疮面收敛干燥，被有薄痂，全部新生皮肤生长牢固，色粉红，光滑平坦，瘢痕较小，停止内外用药，继续观察1周，疮面愈合良好，左踝关节活动，下肢步履均如常，痊愈出院。

〔按语〕 患者因输液时药液外溢渗于肌肤之间，壅聚而成毒热，灼烁肌肤，以致患处气血阻隔，肌肤失于荣养，焦黑串腐，干燥未脓，疮面边缘潮红作肿，坏肉已成，急须脱腐。故赵老医生开始拟以活血解毒内托为法，连进3剂腐脱一半，焮肿全消。方中金银花、当归、丹皮、生甘草清热解毒，活血消肿，黄芪、白芷、山甲、皂刺益气托毒，排脓外出。原方服至10剂，腐肉脱净，脓出毒解，毒热方除，嫩肉初生，脓水外渗不减。因脓汁为气血所化生，脓汁久渗，势必耗伤气血，遂以养血益气、生肌长肉为法治之。药用当归、杭白芍、二冬、石斛益阴养血，血足则嫩肉鲜红；人参、黄芪、白术、山药以补中益气，气足则疮口速敛。后因湿冲腠理而见肉芽水肿，疮边皮疹簇生，再进健脾除湿之剂，嫩肉健，皮疹消，疮口近愈。

赵老医生在治疗本病过程中，非常重视患者胃纳饮食情况，故调理脾胃，贯彻始终。第一方就用陈皮、厚朴和胃理气。二诊时症见胃隐痛，纳食减，投以砂仁、蔻仁，理气开胃，药后胃健食增。疮面渗脓日多，随即更方投以参、芪、苓、术等药，补中益气，脾胃健运，则气血俱生。患者创面较大，经治2个半月而疮敛皮固，始终未离开调理脾胃的法则。

另外，也根据局部特点进行辨证论治。初诊时坏皮焦黑串腐，疮缘潮红作肿，此时腐肉不脱新肉无以生，红肿不消，毒邪无以退，故外用紫色疽疮膏、化毒散软膏混匀合用，以化腐煨脓，清热解毒，消肿止痛。10日后疮面稠脓虽多，但腐肉全脱，红肿消退，从而也验证了“毒随脓解”和“煨脓长肉”的传统看法。

疮面腐肉始脱，脓毒初退，过早生肌固皮，欲速则不达，故用一边提毒一边长肉的黄连甘乳膏后，疮现红活鲜润。在生肌固皮方面，主要以甘草归蜡膏、珠香散、广丹白及膏取效。二者交替外用，治疗50天后，嫩肉生长鲜红，新皮快速增生，疮口逐日缩小最后愈合。临证所见，此药确实发挥了和血长肉、生肌固皮的效能。

深部脓肿（2例）

【例一】 王某，男，34岁，门诊号：872054，初诊日期1971年11月30日。

主诉：右侧臀部肿痛20多天。

现病史：20多天以前因感冒发烧，注射退烧针后体温已降，第2天开始臀部打针部位疼痛、肿胀，体温又升高至38℃以上，压痛明显，食纳不佳，乏力，口干思饮水，大便干燥，小便黄少。

检查：右侧臀部外上方限局性肿起，稍高出皮面，范围为 8 厘米 ×9 厘米，皮肤微热，微红，压痛明显，未见明显波动，右上方近骶骨处亦有压痛。

脉象：细数。

舌象：苔白厚而燥。

西医诊断：臀部深部感染。

中医辨证：毒热壅滞。

立法：清热解毒，活血消肿。

方药：

金银花五钱　地丁五钱　连翘四钱　当归三钱　赤芍三钱　鬼箭羽三钱　牛膝三钱　公英一两　人工牛黄散（附方 1）五分（冲服）

外用铁箍散膏（方见经验方与常用方）。

12 月 10 日，服上方 2 剂后，体温逐渐下降至正常，局部疼痛也减轻，近 3 天来停药后，体温又升高至 38℃，但肿块明显缩小至 2 ×3 厘米，仍有轻度压痛。又按前方加花粉、芦根、藿香、佩兰及人工牛黄。服药 3 剂后，体温恢复正常。12 月 13 日体温 37.2℃，局部仍有疼痛，食纳好转，按前法重用活血透达之品：

金银花一两　连翘一两　公英一两　赤芍三钱　鬼箭羽五钱　酒军三钱　生皂刺三钱　白芷三钱

外用药同前。

12 月 15 日合并上呼吸道感染，体温升高至 38.2℃，咳嗽，胸痛，恶心纳差，脉浮数，舌苔白腻、舌质红。胸透证实为急性气管炎，本着急则治其标的原则，拟以宣肺解表、清热解毒为法：

金银花一两　连翘五钱　薄荷二钱　杏仁三钱　桔梗二

钱　赤芍三钱　桑叶三钱　菊花三钱　生石膏一两

人工牛黄五分，冲服。

12 月 21 日，服药 3 剂后，昨日起烧退，局部仍有轻度压痛，皮肤颜色已恢复正常，肿胀已消失。经查白细胞计数 14 100/立方毫米，仍用清热解毒、活血散结之剂：

赤芍药四钱　归尾三钱　鬼箭羽五钱　酒军二钱　皂刺五钱　公英一两　金银花五钱　鸡血藤五钱

外用药同前。

12 月 24 日，局部扪之稍硬，疼痛已消失。复查白细胞计数 7 500/立方毫米，髋部活动良好，临床痊愈。

【例二】　程某，女，10 岁，学生，门诊号，482807，初诊日期 1972 年 2 月 4 日。

主诉：右侧肩背部肿块疼痛，发烧 20 余天。

现病史：患儿于 20 余天以前开始发烧，逐渐发现右侧肩背部肿起一包块，长圆形，硬有压疼，包块逐渐增大如鸭蛋样，发烧持续不退，上午 38.5℃左右，下午可达 39℃以上，食欲不振，口干喜冷饮，疲倦无力，夜间睡眠不安，易出汗，二便尚正常，曾多处（包括头、胸、四肢骨骼）X 线摄片，均未见骨质异常，曾疑诊为“多发性转移性脓肿”或“急性多发性骨髓炎”。1972 年 2 月 4 日来我院门诊。

检查：神清，体温 38.5℃，患儿面色皖白，重病容，营养发育一般。心、肺未见异常，肝脾未触及，皮肤、巩膜未见黄染，未见皮肤出血点，右侧背部肩胛骨与胸椎间有 8 厘米 ×6 厘米肿块，边缘整齐，长轴与脊柱平行，表皮不红，局部温度较周围为高，触之较硬，无明显波动，有明显压疼，白细胞计数 24 700/立方毫米，中性粒细胞 85%，淋巴细胞 15%。

脉象：弦滑稍数。

舌象：舌苔薄黄，舌质红。

中医辨证：毒热炽盛，气血壅滞。

立法：清热解毒，活血透脓。

方药：

金银花一两　公英一两　地丁五钱　大青叶一两　赤芍三钱　丹皮三钱　皂刺三钱　生地四钱　酒军二钱　花粉三钱　生石膏一两　野菊花一两

另服犀黄丸（附方 9）五钱，每次服 15 粒，早、晚各 1 次。

外用铁箍散软膏。

2 月 7 日服上方 3 剂后，体温已降，仅有低烧，最高不超过 38℃。口仍干，局部疼痛稍减，复查白细胞计数已降至 15 300/立方毫米。上方去生石膏加桃仁三钱，鲜石斛一两，继服 3 剂。2 月 12 日，体温已恢复正常，白细胞计数 8200/立方毫米，中性粒细胞 58%，肿块已见明显缩小，继服 7 剂。2 月 21 日背部肿块已渐明显缩小，约 6 厘米 ×3 厘米，稍可推动，压痛不明显，质地较硬。毒热已减，气血壅滞亦见疏通，故重用活血破瘀软坚，佐以清热以解余毒：

金银花一两　公英一两　大青叶一两　野菊花一两　丹皮三钱　三棱三钱　莪术三钱　花粉四钱　石斛五钱　陈皮三钱

另服犀黄丸（附方 9），每次 15 粒及散结灵（附方 20），早、晚各 4 片。

2 月 25 日，服上方后，全身症状已消失，体温稳定在 37℃ 以下，食纳好，停服上方，服用内消连翘丸

（附方39），早、晚各1丸，散结灵早、晚各4片。3月7日复诊时，无任何自觉症状，局部肿块1.5厘米×2.0厘米，椭圆形，软硬适中，无压痛，仅投以散结灵，早晚各4片。3月27日复查时，局部仅后遗黄豆粒样大硬结，临床痊愈，停药观察。随访1年余，未再复发。

〔**按语**〕 深部脓肿系深部组织化脓性感染所致。一般多由血源感染，药物注射，感染或表浅组织感染后向深部蔓延而致。前者往往表面无头，皮色不变，但是伴有发烧、白细胞增高和全身中毒症状。若脓肿逐步扩散可以穿破皮肤脓出而愈。有时也可以引起败血症。赵老医生认为本病虽然局部肿痛不明显，皮色不变，病程也较长，但与一般所谓之疽截然不同，应当属于阳症范围，因而称之为“瘟毒流注”。所谓“瘟”者有蕴藏深处的意思；“毒”者热毒、火毒，因而说明深部脓肿是由于毒热之邪，蕴藏流注于肌肤的深处，腐蚀筋肉而成脓。所以在治疗上主张用解毒活血散结的药物。一般常用方为：金银花一两，连翘五钱，赤芍三钱，丹皮三钱，公英一两，白芷三钱，土贝母三钱。红肿明显者加草河车；高烧者加生石膏、大青叶、鲜茅根或生玳瑁。因其漫肿而深，所以应当重用活血散结的药物，以促使其或散或破，如生山甲、生皂刺等。另外赵老医生对于深部脓肿的溃脓阶段，如欲使其穿破出头，曾用过代蛹的蚕茧用阴阳瓦敷盖后文火焙干压成面，温开水冲服，也能取效。

上述2例，例一为注射后深部感染，伴有发烧，开始除用活血解毒的药物外，还配合人工牛黄起到了一定的清热解毒作用，烧退后即加强活血透托之品如生皂刺、白芷；大黄取其清热活血破瘀的功能；赤芍、归尾、鸡血藤活血通络，使脓肿得以消散。例二为血源性感染所致，全身性毒热征象较显著，在治法上以整体为主，重用解毒之剂，并配合使用犀黄丸以加强活血清热散结之功，毒热缓解后，阴分受伤，局部肿胀坚硬，继以清热解毒，佐以花粉、石斛养阴软坚散结；三棱、莪术软坚破瘀；陈皮和胃气、助中焦，不但避免过用苦寒，又能理气升阳，气行则血行，气血调和正气乃复。从而看出赵老医生在处理局部与整体的辩证关系上用药是很严谨的。

两侧输卵管炎症包块（1例）

杜某，女，32岁，外院会诊病例（住院号：96762），入院日期1961年6月12日，会诊日期1961年6月20日。

主诉：两侧小腹部肿块、坠痛已月余，近1周来发烧。

现病史：患者过去有慢性盆腔炎、输卵管不通、继发不孕病史，近五六年来月经前期腰酸，小腹部胀痛，今年5月初自觉左侧下腹部有拳头大样肿块，有明显压痛。近1个月来阴道出血3次，量少，腹痛明显，1周来发烧，体温在38℃以上，不恶寒，无汗，口渴思冷饮，胃纳不佳，小便黄，尿时灼热。6月12日住院治疗。入院后曾用“青、链霉素”，3日后发烧未退，腹痛未减，又给予“合霉素”，药后出现过敏性皮疹，停用西药遂请赵老医生会诊。

月经史：14岁初潮，周期为20～30天，一般带经3日，血量中等色暗，有瘀血块。

婚姻、生育史：17岁结婚，爱人体健，婚后曾妊娠二次，一胎流产，一胎出生后抽风而死，13 年来未生育。

检查：发育正常，营养中等，神清，体温 38℃，脉搏 104 次/分。腹部检查左侧下腹部可触及 8 厘米 × 8 厘米大小的肿块，推之不活动，有明显的压痛。妇科检查：外阴经产型，宫颈轻度糜烂，子宫水平位，大小正常，穹隆左侧有一 10 厘米 ×8 厘米 ×4 厘米的肿块，右侧有一6 厘米 ×6 厘米 ×4 厘米的肿块，质地较硬，压痛明显，肿块与子宫粘连，活动度很小。

化验检查：血红蛋白 12.9 克，红细胞计数3 890 000/立方毫米，白细胞计数 14 000/立方毫米，中性粒细胞 79%，淋巴细胞 19%，嗜酸性粒细胞 2%，其他均属正常。

脉象：沉滑略数。

舌象：舌苔白厚，舌质黯红。

西医诊断：双侧输卵管炎症性包块。

中医辨证：毒热内蕴，气滞血郁结成癥块。

立法：清热解毒，理气活血。

方药：

金银花五钱　连翘四钱　公英五钱　败酱草五钱　生石膏四钱　鲜生地四钱　归尾三钱　赤芍三钱　丹参三钱　丹皮三钱　生薏苡仁三钱　川楝子三钱　生甘草一钱

6 月 24 日，上方服 3 剂后，发烧已退，腹痛稍减轻，继服 6 剂后精神好转，胃纳好，腹部肿块压痛减轻，大小未见变化，白细胞已恢复正常。脉沉涩，舌质仍黯，毒热已减而血瘀症块仍在，拟以破血化瘀、软坚消症为主，佐以清热以解余毒：

京三棱三钱　蓬莪术三钱　赤芍药三钱　丹参三钱　桃仁三钱　生薏苡仁五钱　金银花四钱　公英五钱　败酱草三

钱　地丁三钱　香附三钱

6月30日，上方服6剂后，腹痛消失，体力已复，腹部包块逐渐缩小，于7月1日出院，而后来我院门诊治疗。继服第二方30余剂，无不适，7月中旬恢复工作，继续门诊观察，月经分别于7月22日、8月22日先后按期来潮，血量较多，色紫黯，仍有血块，经期腹痛已减。7月份经期后，在原医院进行妇科检查，右侧穹隆部包块已消失，左侧尚有如核桃大（4厘米×4厘米×3厘米）包块，质软、无压痛。8月26日经期后又复查一次，两侧穹隆部包块完全消失。随访3年未见复发。

〔**按语**〕　本病属于癥瘕范围，从其病机来看，主要是由于毒热内蕴，气血瘀滞。瘀血不行聚结成块，气滞不行则少腹作痛，气滞则血瘀，瘀血不化，蕴久更生毒热，故见身热不退，口渴思冷饮，溲黄。所以在治疗上急则治其标、缓则治其本，先以清热解毒以治其标，稍佐理气活血之品。第一方中金银花、连翘、公英、赤芍、生甘草清热解毒；生石膏、生地、丹皮清热凉血；败酱、薏苡仁解毒热、消痈肿；归尾、丹参活血化瘀，川楝行气止痛。服药后发热退，腹痛减，标证得解。

妇人为病多数以血病为主，少腹癥块多属于血瘀，如《医学汇海》中说“血癥者，妇人经行及产后伤于风寒，或伤饮食，以致内瘀血搏，凝滞不散，久则成块而作痛也”。患者服第一方后，热虽退而癥块仍在，病属血癥，气血凝聚，非重用破瘀软坚、行气活血之品不足以奏效。所以继以破瘀软坚、活血消症以治其本，稍佐清热之剂以解余毒。方中三棱、莪术破瘀软坚、活血消癥，三棱能破血中之气，莪术能破气中之血，再加上赤芍、丹参、桃仁、香附以增强理气活血化瘀的作用，而丹参功同四物，活血之中又能补血，瘀去新生。所以在治疗过程中，月经逐渐恢复正常，炎症性包块也逐渐消失。说明在治疗时要抓住病机，效不更方，善于守方，对于顽固的病症方能奏效。

阑尾周围脓肿（1 例）

刘某，男，51 岁，住院号：480423，入院日期 1972 年 3 月 19 日。

主诉：转移性右下腹痛一周，发烧 3 天。

现病史：1 周前，晚上开始突然发生脐周疼痛，恶心，呕吐 10 余次，呕吐物为苦绿水，量较多，伴有腹泻。曾诊断为“急性胃炎”。次日下午转为右下腹痛，第 3 天复诊时诊断为急性阑尾炎，注射“青、链霉素”及口服“土霉素”。近 3 日来发烧 38～39℃，恶心，不欲进食，今日大便 1 次，经检查诊断为“阑尾脓肿”转来我院。入院时右下腹痛持续存在，喜凉，拒按，隐隐作痛，伴有畏寒发热，自汗出，口渴，思冷饮，不欲进食，尿黄赤，大便成形，平时大便 1～3 日解 1 次。

检查：入院时体温 37.2℃，脉率 84 次/分，血压 120/80 毫米汞柱，神志清楚，内科检查未见明显异常。外科情况：腹部膨隆，腹壁脂肪较厚，呼吸运动存在，未见蠕动波及肠型，肠鸣音正常，右下腹肌肉明显紧张，有压痛及反跳痛，并可扪及 6 厘米×9 厘米大小的包块，中等硬度，有明显触痛，无波动，推之不活动。化验检查：白细胞计数 14 100/立方毫米，中性粒细胞 84%，淋巴细胞 16%。

脉象：弦滑数。

舌象：舌苔薄黄，舌质淡红，舌胖大。

西医诊断：阑尾周围脓肿。

中医辨证：湿热蕴结，血瘀成脓。

立法：清热解毒，通里攻下。

方药：

金银花一两　公英一两　败酱草一两　生薏苡仁一两　延胡索三钱　川楝三钱　丹皮四钱　桃仁三钱　生石膏一两

入院后，内服中药，局部外用芙蓉散（见经验方与常用方芙蓉膏方），静脉点滴四环素 1 克。3 月 21 日加用犀黄丸（附方 9），每次 1 钱，1 日 2 次。3 月 22 日加用庆大霉素 8 万单位，每日 2 次肌肉注射。3 月 24 日，近 3 天来体温在 38℃上下，腹痛减轻，但仍持续存在。突然自觉心悸，心乱，心率 108 次/分，期前收缩每分钟 20 次左右，心电图显示频发性窦性期前收缩，偶见三联律，加用 15% 氯化钾口服，中药仍按上方加减。3 月 25 日，右下腹包块张力较大，局麻下穿刺抽出 10 毫升黄稠脓，下午体温突然升高到 39.8℃，静点红霉素。3 月 27 日，体温仍在 38℃上下，右下腹痛减轻，口渴，思饮，右下腹肿物 5 厘米 ×7 厘米，较以前缩小，舌苔黄厚中黑，脉滑数。3 月 30 日，停服犀黄丸。4 月 1 日抗生素改为卡那霉素，中药加减使用炒山甲、炒皂刺以活血透脓，但体温仍维持在 38℃上下。

4 月 17 日，请赵老医生会诊，当时患者体温 38.3℃，白细胞计数 14 100/立方毫米，中性粒细胞 80%，淋巴细胞 20%，倦怠，纳差，不思饮，脉沉细数，舌质黯，舌苔白厚腻。赵老医生辨证为脾胃湿热兼见气虚，改变以前治法，拟以理气和胃，清热利湿，并停用西药。方药如下：

厚朴三钱　路路通三钱　木通二钱　生薏苡仁一两　生

芡实五钱　生扁豆五钱　白僵蚕三钱　枳椇子二钱　红豆蔻一钱半　生白术五钱　陈皮丝三钱　宣木瓜三钱

局部外用铁箍散膏（方见经验方与常用方）、玉枢丹一钱（附方50），加压包扎。

4月20日，上方服3剂后体温有下降趋势，最高体温为37.3℃。复诊时，舌苔薄白，舌质黯，脉见沉细缓。患者气阴有伤，上方加减：

生黄芪一两　丹参三钱　南北沙参各五钱　生白术五钱　生扁豆五钱　生芡实四钱　厚朴三钱　竹茹四钱　白僵蚕三钱　红豆蔻二钱　车前子四钱

4月24日，病情好转，体温在37℃上下，精神食欲好转，复查白血球计数正常。上方去竹茹，加周氏回生丹（附方51），早晚各7粒。4月27日，体温已恢复正常，局部包块已见缩小，病人自感右下腹抽痛，左脉缓，右脉迟，为湿滞之象，拟以除湿化痰，理气，佐以温化：

炒薏苡仁五钱　炒白术五钱　炒扁豆五钱　炒芡实五钱　小茴香二钱　胡芦巴二钱　红豆蔻二钱　厚朴三钱　丁香一钱　白僵蚕三钱

局部外用铁箍散膏、玉枢丹一钱，加压包扎。

5月13日，服上方后病情稳定，腹痛消失，局部包块基本消失，深压时尚可触及如梭条状。改服犀黄丸和醒方丸（附方37）。5月17日，基本痊愈出院。

6月9日，因高烧体温38.4℃，白细胞计数26 700/立方毫米，右下腹部肿块10厘米×10厘米×5厘米，压痛明显，二次入院。内服清热解毒、活血化瘀汤药，1天后体温恢复正常，白细胞恢复正常，以后改用犀黄丸、散结灵（附方20），外用铁箍散膏，局部硬结基本消失，痊愈出院。

〔**按语**〕 本例入院开始时，中西医结合治疗取得一定疗效。在中医治疗上，按常规清热解毒通里攻下的法则，局部穿刺抽脓，脓肿较前缩小，但体温不降，白细胞仍偏高。赵老医生会诊后，他同意湿热蕴结、血瘀成脓的辨证。但经服清热解毒、通里攻下的药物后，热象已解而湿象未除。故病人仍见倦怠，纳差，不思饮，脉沉细数，舌苔白厚腻，午后低热。状若阴虚，实乃湿邪郁遏，不得伸发，气血蕴结凝滞不化。所以停用西药和苦寒之剂，改用理气和胃，清热除湿。方中白术、陈皮、厚朴理气健脾而除湿；芡实、生薏苡仁、生扁豆健脾和胃而去湿；路路通、木通、白僵蚕、木瓜通络软坚，清热除湿；枳椇子功能清热利湿，醒脾助运化，而又能生津。腑热得清，腹痛得解，二便得通，又反佐以辛温祛湿化痰的红豆蔻温化郁结凝滞，并做为下一步治疗引线。3剂后，体温已见下降趋势，因其脉细缓，舌质黯，乃气阴有伤，故加减使用生黄芪、南北沙参以补益气阴。药后体温恢复正常，精神食欲好转，化验检查恢复正常。最后阶段局部包块已缩小而且坚硬，病人自感有抽痛。赵老医生认为，因其痰湿凝聚成核，非温不得化，所以又加用小茴香、胡芦巴、丁香等辛温的药物，以温化痰凝，理气开郁。小茴香其味辛能行气，温能散寒，理气止痛；胡芦巴其味苦大温，壮肾阳，温而不燥，能逐寒湿；丁香暖胃散寒。这些药物的使用与开始的苦寒清热之剂确有很大差别，但是根据疾病的发展和病机的转化，当寒则寒，当温则温。关键在于辨证和是否抓住了疾病的实质。

骨髓炎（4例）

【例一】 孟某，女，46岁，初诊日期1972年11月18日。

主诉：右手中指红肿流脓已3周。

现病史：右手中指被机器碰伤已3周余，伤后即经缝合。2日后，红肿疼痛，流脓，拆掉缝线，经用抗生素，效果不明显，疮口久不愈合，脓汁较多。饮食尚可，二便如常。经X线摄片确诊为“急性骨髓炎”，并有可疑死骨形成。

检查：右手中指上端疮口，周围皮肤暗红色，脓汁外渗，并有恶臭。

西医诊断：急性化脓性右手中指指骨骨髓炎。

中医辨证：外伤染毒，阻于经络，蚀筋腐骨。

立法：清热解毒，消肿托毒。

方药：

金银花三钱 公英三钱 地丁三钱 生甘草三钱 玄参五钱 赤芍三钱 丹参三钱 陈皮三钱 象牙粉一钱 每日2次。

外用化毒散软膏（方见经验方与常用方）。

1971年11月24日服上方6剂后，换药时脱出死骨一块，少许脓汁外渗，局部肿胀渐消，内服及外用药物同前。11月29日又服上方5剂，疮口肿胀已消，新生肉芽红润，脓汁较少，停服汤药，改服八珍丸（附方32），早晚各1丸。12月10日，换药时又脱出死骨一块。疮口缩小，内服丸药同前，外用甘乳膏（附方11）。1周后疮口愈合。

【例二】 刘某，女，28岁，初诊日期1972年10

月26日。

主诉：右手中指被机器扎伤后，局部肿痛已2个多月。

现病史：右手中指被机器扎伤已2个多月，伤后即在厂医务室治疗，2天后局部红肿疼痛，曾服“抗生素”及烤电、扩创等治疗，肿痛日益加剧。目前创口经常流脓，手指不能活动。饮食尚可，二便如常。

检查：右手中指第一、二节红肿，指端有疮口呈翻花状，脓汁外渗，有臭味。疮口周围皮肤呈紫暗色，屈伸不利。X线摄片报告称：右手中指末节可见骨质缺损，边缘不整齐，轻度骨质疏松，软组织肿胀。

脉象：沉细。

舌象：舌苔薄白，舌质淡。

西医诊断：慢性右手中指指骨骨髓炎。

中医辨证：外伤染毒，蚀筋腐骨，日久气血双亏，经络瘀阻。

立法：补益气血，温经通络。

方药：

党参三钱　赤白芍四钱　甘草三钱　陈皮三钱　桂枝四钱　全当归五钱　玄参五钱　鸡血藤五钱　石斛四钱

外用紫色疽疮膏（方见经验方与常用方）。

1972年11月4日，服上方8剂后，局部红肿渐消，疮口渐趋愈合，脓汁较少，疼痛减轻。前方去赤白芍、陈皮、甘草加黄芪五钱，白芷三钱，外用甘乳膏。另服象牙粉，每次1钱，每日2次。11月11日，服7剂后，皮肤颜色正常，药后第6天脱出死骨一块，肉芽生长良好。停服汤药改服八珍丸、养血荣筋丸（附方52），外用甘乳膏。11月21日，疮口已愈合，患指功能已逐渐有所恢复。嘱加强手指功能锻炼。

【例三】 王某，男，49岁，门诊号，894955，初诊日期1970年7月16日。

主诉：右小腿下端被枪弹伤后，溃破，有时假愈合，缠绵30多年。近1个月来又溃破。

现病史：30多年前右小腿下端被枪伤，经手术取出弹片，伤口和深部感染。当时伤口一直未愈合，曾有小量死骨脱出。30多年来，时破时愈。今年6月局部创口又破溃，曾经治疗未愈，动员患者截肢未同意。局部脓汁不多，质清稀，疮面暗红。食纳差，倦怠无力，睡眠欠佳。来我院门诊治疗。

检查：右小腿外侧膝下20厘米处至外踝破溃肉芽组织不新鲜，形成慢性溃疡，中心色暗红，周围皮肤暗褐色，有少许稀薄分泌物，疮口深约3厘米、长约8厘米。

脉象：沉细。

舌象：舌苔薄白，舌质红。

西医诊断：慢性骨髓炎。

中医辨证：外伤疮口久不愈合，耗灼阴津，气滞血瘀。

立法：补益气血，利湿托毒。

方药：

生黄芪一两　土炒白术五钱　土炒当归五钱　川牛膝三钱　茯苓五钱　泽泻三钱　木瓜四钱　党参五钱　玄参一两

外用紫色疽疮膏。

7月31日，经治疗后疮口表面有少量脓性分泌物，肉芽组织较以前新鲜，继续服用前方。8月21日，疮面腐肉脱掉，疮面缩小，分泌物减少，肉芽新鲜。内服垒鹿丸（附方41）、苍术膏（方见经验方与常用方）、白术膏（方见经验方与常用方），外用紫色疽疮膏及甘乳膏混匀外用，珍珠散（附方42）及琥珀粉外扑。9月26日，服前药后疮面新鲜、缩小，脱出死骨三块。法宜生肌固皮，内服药同前，外用甘乳膏（附方11）、琥珀粉、甘草油（方见经验方与常用方）。10月27日，疮口已愈合，唯自感周围皮肤有痒感，拟以除湿润肤为法：

生白术五钱　生薏苡仁一两　生枳壳三钱　泽泻三钱　汉防己三钱　木瓜三钱　木通二钱　黄柏二钱　白鲜皮一两　地肤子一两

1971年3月24日，近四五个月来一般情况良好，原疮面愈合处未见复发，周围皮肤呈现色素沉着，嘱用弹力绷带包扎加强护理。

【例四】　李某，女，37岁，病历号：416212，初诊日期1964年4月30日。

主诉：左手食指外伤后化脓20多天。

现病史：外伤后左手食指感染，肿痛溃烂，疼痛难忍，味恶臭。神倦懒言，食欲不振，便干溲赤，诊为“指骨骨髓炎”。经手术治疗后未见好转，建议截指，未同意，来我院治疗。

检查：左手食指前端疮口呈翻花状，指骨外露，流脓，肤色紫暗，屈伸不利。经X线摄片，左手食指末节指骨掌侧可见骨质缺损，边缘不整，并呈轻度骨质疏松，软组织稍肿胀。

脉象：沉细。

舌象：苔薄白。

西医诊断：化脓性指头炎，左手食指骨髓炎。

中医辨证：疔毒入里，腐筋蚀骨。

立法：解毒托骨。

方药：内服象牙面，每次1钱，每日2次，外用紫色疽疮膏。

5月7日，疮口血水较多，微痛，患指前端仍肿，换药时从疮口内脱出腐骨一块，治法同前。5月11日，病情逐渐好转，肿渐消退，疮口已无脓汁渗出，肉芽增生良好，停用内服药。外用甘乳膏，以收干敛口。X线摄片复查：左手食指末节指骨远端掌侧边缘模糊，未见明显骨质残损，各节指骨均呈骨质稀疏现象。6月18日八诊，疮口已愈合，瘢痕形成，稍向下凹陷，嘱加强功能锻炼，以促进左手食指的功能恢复。

〔**按语**〕 化脓性骨髓炎包括一切化脓性细菌所引起的骨髓、骨和骨膜组织的炎症性病变。赵老医生在临床实践中观察到，此类病在古医书中虽有类似的记载，但都比较分散，很难用一种病名来概括。同时又看到骨髓炎从急性一直到慢性的过程中，毒热感染是重要的外因，因而称其为“伏骨结毒”。他认为本病多因疔、疖、痈肿毒热未解，或因跌仆损伤直接染毒未能控制，毒邪深窜入里，伏骨而生，结毒壅聚，阻隔经络，毒热蔓延迅速，蕴脓腐骨，蚀筋伤肉而致。有的甚至可以穿破皮肤而出脓。因为毒热深窜伏骨，所以初期兼见全身毒热的症象，若治疗及时，毒热解除，经络流通，或毒随脓解而治愈；若骨败脱落可以随脓排出；若余毒潜伏，虽然疮面已收口，但往往反复发作。因其毒热窜伏较深，浸润蔓延，所以病程较长。在慢性阶段往往是因为毒热耗伤气血，或脓汁津水长期外流，阴血大伤，以致气血双亏，无力与毒热相搏，以致迁延日久，或出现正虚而余毒未解的病象。临床治疗经验如下：

1. 急性骨髓炎：发病急，高烧寒战，患肢剧痛肿胀，功能受限，局部红、肿、热、痛，甚则穿破流脓。治宜清热解毒，活血内托。处方：

金银花一两　连翘四钱　公英一两　紫草三钱　草河车五钱　当归三钱　红花三钱　丹参三钱　鸡血藤一两　陈皮三钱　赤芍三钱　土贝母五钱

方中以金银花、连翘、公英、草河车清热解毒。其中草河车苦微寒有毒，主要用于疮疡痈毒，有较强的清热解毒作用。紫草、当归、鸡血藤、红花活血通络；丹参功同四物补血而又活血；陈皮和胃气助后天；土贝母利痰行滞，除风湿化脓毒，性燥而不润，功专化脓，为解痈毒破结之专药。因其毒邪深窜伏骨，赵老医生惯用丹参、陈皮、土贝母以助脾胃，补血活血而化脓毒；取其能解、能散，又能托毒。故称之谓“稳托”。使毒邪一方面能散，一方面能被托出。而不用皂刺、山甲力猛透托之剂，是其独特之处。

若见高热，烦渴者加大青叶、板蓝根、白茅根、花粉；疼痛明显者加乳香、没药；局部肿胀者可加伸筋草、透骨草，以加强通经破瘀之功。

2. 慢性骨髓炎：多因急性迁延而来，局部肿痛不明显，常常溃后流脓久不收口，以致形成窦道，长期不愈或反复破溃。法宜补益气血，通络解毒。处方：

川芎一钱　当归三钱　熟地四钱　赤白芍各三钱　鸡血藤一两　党参三钱　焦白术三钱　茯苓三钱　双花炭四钱　生地炭四钱

慢性骨髓炎，气血双亏，为其本，余毒未尽为其标。故以八珍汤为主方加减补益气血。因其毒蕴血分，故用生地炭、双花炭，解血分之余毒，而又凉血。

对于急、慢性骨髓炎若有死骨形成，都可以服用象牙面以托骨，并能促进骨质修复。

外治法：对于急性期的患者，外用鲜荷叶煮水后调紫色消肿粉（方见经验方与常用方）成糊状外敷，盖以鲜荷叶进行包扎。荷叶，有通气活血、清热解毒的功能。

对于慢性期的患者，未破者用鲜百合洗净捣成糊状，掺合紫色消肿粉外敷。如无鲜百合可用干百合洗净用温水泡后再捣成糊状。百合甘平无毒，除止嗽清热润肺作用外，尚能疗疮肿，杀蛊毒气。局部破溃者，急、慢性期的治法相同，毒热盛者可用化毒散软膏；腐败组织多者可用紫色消肿膏；脓毒已尽者可用甘乳膏以生肌长肉。

上述4例，例一、例四属于急性阶段，但例一毒热较重，故内服清热解毒、消肿托毒之剂，外用化毒散软膏，经X线摄片称有可疑死骨形成，所以内服方中配合象牙面，死骨脱出，脓毒出尽而治愈。例四病程虽短，但是毒热不重，所以单独服用象牙面，外用化腐排脓的紫色疽疮膏，内托外解，同样死骨脱出，脓毒出尽而愈。例二、例三病程日久，属于慢性骨髓炎，气血耗伤，所以整体以补益为法，局部化腐生肌，均告治愈。

创伤性膝关节滑膜、滑囊炎（2例）

【例一】 傅某，男，7岁，门诊号：482811，初诊日期1972年2月13日。

主诉：右侧膝关节肿胀疼痛20多天。

现病史：患儿在20多天前，摔倒在台阶上，右侧膝部着地，当时疼痛较重，逐渐右侧膝关节肿胀，运动障碍。曾服中西药，肿胀未效，遂来我院门诊。

检查：右侧膝关节肿胀，有明显波动，浮髌试验阳性，扪之灼热，有压痛，被动活动膝关节时有明显的疼痛。抗链“O”正常，血沉正常。X线摄片报告称：右膝关节腔间隙增大，周围软组织肿胀，显示关节腔积液。

脉象：弦滑数。

舌象：舌苔薄白。

西医诊断：急性创伤性关节炎。

中医辨证：外伤而致经络阻隔，气血凝滞，郁而化热。

立法：清热消肿，活血通络。

方药：

金银花一两　连翘三钱　赤小豆一两　当归三钱　防己五钱　鸡血藤一两　赤芍三钱　牛膝三钱　车前子（包）一两

活血止痛散（附方53）¼瓶、云南白药一瓶兑服。

局部制动，卧床休息。

2月18日，服上方5天后，关节肿胀明显消退。右膝关节已能弯曲及下地行走。检查时浮髌试验阴性，按上方继服3剂，停外用药。临床治愈。

【例二】　孙某，女，28岁，门诊号：872655，初诊日期1971年11月24日。

主诉：右侧膝部肿痛已8个多月。

现病史：今年3月份摔伤后，右侧膝部着地，当时疼痛较重，曾做过封闭和服中药，疼痛稍缓解。5月份开始右膝部肿胀，疑诊为“风湿性关节炎”。血沉、抗链“O”均属正常。曾继服中药及西药“保太松”，而且穿刺抽出液体约80毫升，5天后局部肿胀更加明显。

6月份曾在该院服中药略有效果，持续3个月，肿胀见消。活动后则酸痛，夜间较重，两腿无力，天气寒冷后则症状加重，膝关节活动不利。

检查：右侧膝关节较对侧明显肿胀，扪之有囊样波动，浮髌试验阴性。活动轻度受限，而且有明显压痛。

脉象：沉弦。

舌象：舌苔薄白。

西医诊断：膝关节创伤性滑囊炎。

中医辨证：外伤而致经络阻隔，气血瘀滞，复感寒湿之邪。

立法：温经通络，除湿散寒。

方药：

熟地五钱　鹿角胶三钱　白芥子五钱　上肉桂（包）一钱　炮姜三钱　麻黄二钱　附片二钱　炙甘草二钱　黄芪一两　泽泻三钱　牛膝三钱

外用铁箍散膏（方见经验方与常用方）。

12月10日，服上方7剂后，局部肿见消，右膝活动较以前灵活。改服阳和丸（附方40）。外用药同前。1月5日检查时，膝关节肿胀已消。按前法方药如下：

上肉桂一钱五分　麻黄三钱　熟地一两　炮姜三钱　白芥子一两　附子三钱　黄芪一两　牛膝五钱　泽泻三钱　陈皮三钱　茯苓四钱　炒白术五钱

每煎兑服黄酒五钱。

1973年1月24日，右侧膝关节肿胀已完全消失，屈伸活动正常。继服阳和丸、全鹿丸（附方41）。8月8日随访时，半年多来未再肿胀，已恢复本职工作，基本上能够坚持，唯走路过多后，患肢有些发沉。

〔**按语**〕　以上两例是由于创伤所引起的膝关节部

滑膜和滑囊炎。膝关节是全身关节中滑膜最多的关节之一。除髌上滑膜囊外，尚有髌前滑囊和髌腱下滑囊等。滑膜细胞分泌滑液，可以滑润和滋养关节软骨，关节或肌腱来回运动时，产生大量的热，全靠滑膜内丰富的血液循环，得以散发。膝关节的滑膜或滑囊常常因为受打击或跌倒、扭伤、过度运动，关节内游离体和关节附近手术或骨折而发生充血，大量渗出甚或出血。赵老医生认为本病从症状上看似中医的鹤膝风，但又与其不尽相同。例一病程较短，由于直接暴力所致，膝关节滑膜炎症渗出，表面灼热，功能障碍。证属外伤阻络，气血凝滞，郁而化热。方中金银花、连翘清热解毒；赤小豆、当归、鸡血藤、车前子行水消肿，活血通络；赤芍凉血活血；防己利水消肿，祛风止痛；牛膝引药下行，配合活血止痛散、云南白药，加强活血通络，解毒消肿止痛的功能。例二膝部损伤为时已久，局部不灼热，肿胀、酸痛，过冷则症状加重，证属寒湿阻络，所以法从温经通络，除湿散寒。用阳和汤为主方进行加减。虽为同病，由于病程、病情不同而治异。

化脓性睾丸炎（2 例）

【例一】 王某，男，15 岁，门诊号：461307，初诊日期 1972 年 9 月 23 日。

主诉：右侧睾丸肿痛已 1 周。

现病史：1 周前右侧睾丸肿胀疼痛，开始伴有发烧，曾诊为“化脓性睾丸炎”，经西药治疗，体温已降，但局部肿痛仍在，行动困难，来我院门诊。

检查：痛苦外貌，行动困难，右侧阴囊肿大，表面皮肤水肿、光亮，触痛明显，左侧睾丸大小正常，无压痛。右侧睾丸明显肿大约 8×8 厘米，右侧腹股沟淋巴结肿大有压痛。化验检查：白细胞计数 38 000/立方毫米，中性粒细胞 95%，淋巴细胞 5%。

西医诊断：右侧急性化脓性睾丸炎。

中医辨证：毒热壅滞，气隔血聚而致子痈。

立法：清热解毒，活血消肿。

方药：

金银花一两　赤芍五钱　公英一两　牛膝三钱　马尾连二钱　黄柏三钱

犀黄丸（附方 9）每日 3 次，每次 1 钱。

9 月 26 日，上方服 3 剂后症状未减，白细胞计数 23 600/方立毫米，中性粒细胞 87%，淋巴细胞 13%，内服药同前，外用铁箍散膏（方见经验方与常用方）与化毒散软膏（方见经验方与常用方）混合敷阴囊部。9 月 29 日，局部肿痛已减，白细胞计数 13 800/立方毫米，中性粒细胞 79%，淋巴细胞 21%。上方加活血透托之剂：

金银花一两　公英一两　赤芍三钱　牛膝三钱　马尾连三钱　黄柏三钱　酒军三钱　炒皂刺三钱

继服犀黄丸，服法同前。

10 月 4 日，局部肿痛已见消，行动自如，阴囊表面皮肤已有皱纹，右侧睾丸约 6 厘米×6 厘米。上方加红花、归尾以加强活血通络，其他均同前。10 月 9 日，停用犀黄丸及外用药膏，内服方同前，外用马齿苋、败酱草水煎洗。12 月 12 日，局部肿胀逐渐缩小，右侧睾丸 5 厘米×3 厘米，疼痛已减，但质地较硬。白细胞计数11 000/立方毫米，中性粒细胞 56%，淋巴细胞 41%，单核粒细胞 3%。拟以清热解毒，破瘀软坚为法。

公英一两　马尾连三钱　黄柏三钱　三棱三钱　莪术三

钱　红花三钱　白术三钱　牛膝三钱　当归三钱　生甘草二钱

10 月 23 日，局部肿痛已消，右侧睾丸约 2 厘米×3 厘米，较正常侧稍大，压痛已消失，重压时有不适感，白细胞化验已恢复正常，服用散结灵（附方 20）、茴香橘核丸（附方 55）以收功。随访半年未见复发及其他不适。

【例二】 辛某，男，48 岁，门诊号：383069，初诊日期 1963 年 11 月 15 日。

主诉：左侧睾丸肿大疼痛 20 多天。

现病史：20 多天前，左侧睾丸肿硬，阵阵抽痛，阴囊逐渐肿大漫及两侧，且伴有全身不适感。发病后两周就诊时，诊为“化脓性睾丸炎”而收住院治疗。经西药治疗 10 余天，局部肿痛不减，遂到我院门诊治疗。

就诊时，身无寒热，口干不思饮，阴囊坠痛连及小腹部，腰膝酸软无力，行路困难，饮食尚可，大便干燥。

检查：面色皖白，痛苦表情，阴囊肿大如两拳大小，向左侧明显偏坠，皮肤微红，扪之灼热，双侧腹股沟淋巴结肿大，明显压痛，步履艰难，必须双手下托阴囊，白细胞计数 17 600/立方毫米，中性粒细胞 81%，淋巴细胞 19%。

脉象：沉细稍数。

舌象：舌苔薄白，舌质淡。

西医诊断：化脓性睾丸炎。

中医辨证：湿热下注，气血壅滞（子痈）。

立法：解毒软坚，活血消痈。

方药：

夏枯草三钱　紫草三钱　丹皮三钱　草红花三钱　桃仁三钱　赤白芍四钱　泽兰叶三钱　木通二钱　三棱三钱　莪术三钱　小茴香四钱

外用紫色消肿膏（方见经验方与常用方）。

11月18日，左侧阴囊肿痛稍减，局部皮肤微红。原方去三棱、莪术，加党参二钱，熟地三钱，石斛三钱，以补气养阴。11月21日，服上方3剂后，阴囊肿块微痛，皮肤色红，按之局部变软，有成脓欲溃趋势，故于上方加生山甲三钱，以助其溃破。11月28日，左侧阴囊下方于2天前自行破溃，疮口约1厘米，流稀脓水较多，肿胀明显消退，疼痛减轻，改服犀黄丸（附方9）一两，分12次服，日服3次。12月10日，经用药后，局部有痒感，阴囊疮口已无脓水，肿块软化，肿胀渐消，疼痛已止，继服上药，并嘱注意饮食起居，经调理数日后痊愈。1964年10月随访，1年余未复发。

〔**按语**〕　化脓性睾丸炎，赵老医生认为属于中医子痈范围。多因肝肾阴亏，兼有湿热下注而致。单侧或双侧均可发生。例一毒热壅盛，所以开始重用清热解毒，佐以活血消肿。热象逐渐消退，进而加强活血透托之力，使用炒皂刺、红花、归尾，旨在促使其或溃或散。结果未溃，消到一定程度后就比较坚硬，扪之如石。所以用三棱、莪术化瘀、软坚、散结；因其多为湿热下注而诱发，故用黄柏、白术以清热健脾利湿。例二病程稍长，热象不明显，气血壅塞、经络阻滞的征象较为突出。所以开始就以活血消肿、软坚散结为主，佐以解毒；待其气血流通，肿痛稍减，而见气阴有伤之象，加用党参、熟地、石斛补益气阴以扶正。因其正不抗邪，肿势欲溃，因势利导，加生山甲以求速溃。结果药后破溃脓出，肿势得减，毒随脓解。两例患者均配合使用过活血行瘀、解毒消痈的犀黄丸，从治疗结果看，还是起了一定的作用。赵老医生称例一毒热虽重，但抓得紧，治得早，突出清热解毒，所以病势虽猛，由于患者年轻，体质较好，犀黄丸配合使用的及时而量足，所以未溃而内消。例二虽因病程较长、年龄大，体质较差，是不利的因素，但在用药上开始没有突出解毒清热，犀黄丸配合得晚了一些，所以病势虽缓，而自溃治愈。医家治痈肿“以消为贵”，可以说是值得注意的一个很重要的临床体验。

腹壁、臀部窦道（4 例）

【例一】 杜某，女，32 岁，外院会诊病例。会诊日期 1971 年 7 月 7 日。

主诉：腹部手术后，伤口感染未愈合已 1 个多月。

现病史：患者于 5 月 12 日行子宫切除术，术后伤口感染，久不愈合，形成窦道。曾使用抗生素、紫外线照射等治疗未愈合。其后两次行扩创术，长期换药，均未愈合，持续 1 个多月，脓性分泌物较多，请赵老医生会诊。

检查：下腹部有一手术疤痕，居中处有一创面，肉芽组织发白，有脓性分泌物，用探针探时，有 6 公分深的窦道，窦道口周围组织较硬。

脉象：沉缓。

舌象：舌苔薄白，舌质淡。

西医诊断：腹部手术后切口感染形成窦道。

中医辨证：气血不足，毒热未清，以致伤口未愈。

立法：补气托脓，生肌长肉。

方药：

党参五钱　山甲炭三钱　皂刺炭三钱　白芍三钱　陈皮三钱　泽泻四钱　山药一两　生芪五钱　白术五钱　云苓块五钱

外用：甲字提毒药捻（附方8）纳入窦道，外敷化毒散软膏（方见经验方与常用方）。

7月16日已服上方7剂；隔日换药1次，外用药甲字药捻、化毒散膏后，开始2天分泌物较多，以后逐渐减少，窦道变浅，依前法改服全鹿丸（附方41）、人参养荣丸（附方28），三天后窦道消失，疮面愈合而治愈。

患者术后气血双亏，切口感染，曾经抗炎及两次扩创仍未愈合，因气血不足，肌肤失养，方用补气血中又加山甲炭，皂刺炭托毒透脓而不伤正。根据赵老医生的经验，用其炭透托之力较缓和，目的是能够保持创口不致过早的愈合，待其余毒出尽时再封口；否则余毒未尽，愈合过早，出毒不畅，循经流串，则功亏一篑。

【例二】　孙某，女，37岁，住院号：880352，住院日期1971年5月25日。

现病史：患者于2个半月前在腰麻下行妇科腹部手术（横切口），术后有低烧，10天后出院。次日高烧39.8℃又住院。因穿刺腹腔有脓，于1971年3月31日又剖腹（纵切口）探查。术后高烧，腰痛，恶心，呕吐，不欲进食，曾输血800毫升。经用多种抗生素静点，高烧渐退，症情渐缓，但腹壁切口未愈，于1971年5月25日来我院门诊治疗，当时腹部伤口较深，流脓，疼痛。入院治疗。

检查：神清合作，发育正常，营养中等，心肺无异常，肝脾未触及。下腹正中手术疤痕，中段有一约1厘米直径肉芽增生，中央有一创口，深5厘米，有脓性分泌物，外口直径约1厘米。

脉象：沉细。

舌象：舌苔薄白，舌质淡。

西医诊断：术后切口感染，腹壁窦道。

中医辨证：术后气血两伤，毒热未清，以致伤口久不愈合。

立法：益气养血，化腐生肌。

方药：

生芪五钱　党参三钱　茯苓三钱　白术三钱　生草二钱　花粉三钱　当归三钱　二芍各三钱　丹参三钱　益母草三钱　沙参三钱

外用京红粉药捻（方见经验方与常用方），纳入窦道，外敷紫色疽疮膏（方见经验方与常用方）。

经服上方及隔日换药后，6月30日伤口有明显好转，窦道已浅，深约2厘米，分泌物显著减少，并在窦道内发现约2厘米的线头，未剪除，继用京红粉药捻化腐生肌，入院10天后线头自行脱落长约4厘米。线头脱落后，伤口脓液更加减少，愈合较快，15天后伤口完全愈合。

患者系因术后感染以及切口异物线头存留而未愈合。术后一般多见气阴两伤，再加上感染以致高烧持续不退，更加灼伤阴津，正气日衰，所以伤口实难愈合。治疗以益气养血的八珍汤加减，佐以花粉、沙参，养阴生津；丹参、坤草活血理血；生芪、当归益气养血，以治其本。局部纳入化腐生肌的京红粉药捻，外敷紫色疽疮膏，使之毒随脓解，内外兼治，2周后得以痊愈。

【例三】 刘某，女，26 岁，住院号：870832，住院日期 1973 年 2 月 13 日，出院日期 1973 年 4 月 19 日。

主诉：右下腹肿物近 2 年余。

现病史：患者于 5 年前，因转移性右下腹痛，诊断“急性阑尾炎”，当天行阑尾切除术，术后 3 天拆线，伤口愈合良好，痊愈出院。术后三四个月切口处持续性疼痛，常伴有恶心，但不呕吐，经检查考虑为“肠粘连”，服药后缓解。1971 年 4 月因咳嗽牵扯切口疼痛，自己用手摸到切口深处有枣样大小的肿块，轻压痛，不活动。曾疑为切口疝、手术瘢痕。给予“强的松”、“普鲁卡因”封闭，疼痛未能缓解。又疑为“纤维瘤”，经治疗一直未愈。近 5 个月来，服用中药未能缓解，要求切除，入院治疗。

过去史：过去有消化不良及胃下垂史。

检查：一般内科检查无明显异常发现。外科情况：腹部外形正常，未见皮疹及腹壁静脉怒张，右下腹麦氏点可见阑尾术后切口疤痕，长约 5 厘米，切口周围红肿，可触及一肿物 5 厘米 ×3 厘米大小，与周围组织粘连，有轻压痛，无波动感。血色素 10. 1 克，白细胞计数4 550/立方毫米。

西医诊断：术后切口炎性肿物。

入院 2 天后，在局麻下，于切口瘢痕周围作梭形切口，将 2 厘米 ×2 厘米的炎性瘢痕与切口瘢痕一并切除，见腹壁肌层有 3 厘米 ×3 厘米肿物，切开后有脓汁约一毫升，用刮匙搔爬后，凡士林纱条填塞。脓汁培养为金黄色葡萄球菌。术后内服补气养血温阳之剂：

生芪五钱　党参三钱　白芥子二钱　肉桂一钱　延胡索

三钱　陈皮三钱　当归三钱　二地各三钱　赤芍三钱　川芎二钱

2月19日，伤口清洁，分泌物不多，血色素9.3克%，依上方加减，佐连翘以清解，重用当归、生地以补血。至3月2日之间伤口愈合较快，外口已近长平，内口有小指尖大小肉芽组织水肿，有少量脓性分泌物。3月12日又搔爬一次，创口肉芽组织生长较慢，已形成窦道。4月4日嘱用熏药疗法，处方如下：

次肉桂三钱　白芥子五钱　白蔹一两　祁艾五钱　党参一两　黄芪一两　松香三钱　猪苓五钱　乳没各五钱

以上诸药串碎后用纸卷好，点燃用烟熏。每次5～10分钟，每日1次，熏后，用甘乳药捻（附方14）蘸紫色疽疮膏纳入创口，加盖敷料，用腹带加压包扎。内服方药仍用补益养血之剂。4天后，窦道外口水肿肉芽有些塌陷，而且变浅。4月13日用熏药7天后，窦道已无分泌物，外口有一痂皮，除去痂皮后，可见新鲜肉芽，用琥珀粉、冰片鸡蛋油（方见经验方与常用方）外上，腹带包扎。内服方药如下：

生芪五钱　党参五钱土炒　白术三钱土炒　当归三钱　白蔹三钱　茯苓四钱　炒扁豆四钱　鸡血藤五钱　熟地四钱　炙甘草三钱　怀山药五钱

4月19日，3天前窦道已愈合，经观察情况良好，痊愈出院。出院后观察2个多月，创口愈合良好，未见其他变化。

本例患者系阑尾术后，切口深部慢性感染形成炎症性包块，伴有轻度贫血。局部经扩创后，肉芽组织生长迟缓，形成窦道。从整体治疗来看，是用补气养血温阳之剂，但是创面生长情况仍不理想，经赵老医生看过后，局部嘱用熏药疗法，熏后用甘乳药捻、紫色疽疮膏，以回阳生肌。为期1周，水肿肉芽组织塌陷，分泌物减少，生长良好，表面敷被痂皮，最后用琥珀粉、冰片鸡蛋油外上，迅速愈合。通过此例，反映了赵老医生治疗窦道整体治疗与局部治疗并重。

【例四】 傅某，男，18岁，初诊日期1971年10月12日。

主诉：右侧臀部注射后感染破溃流脓已2个多月。

现病史：患者于8月4日夜间，下颌部跌伤，缝合伤口之后，误将“卡介苗”当成“破伤风抗毒素（TAT.）”肌肉注射。3天后右侧臀部于原注射部位，红肿疼痛，伴有发烧，体温在38℃以上。逐渐破溃流脓，8月17日经会诊后注射“青、链霉素”，外用“PAS. 软膏”，疮面分泌物较多，因其注射部位较深，破溃后已形成窦道。10月12日来我院门诊。

检查：体温38.9℃，患者一般情况尚好。右侧臀部疮面发红，破溃，直径3厘米×4厘米，疮口中央有肉芽组织增生，用探针垂直探入窦道深达7厘米，分泌物较多，均为稀薄样脓水。

脉象：细滑稍数。

舌象：舌苔薄白，中心剥脱，舌质红。

西医诊断：臀部结核性瘘管。

中医辨证：臀部染毒，溃而成瘘，日久气阴耗伤。

立法：益气养阴，托里生肌。

方药：

生黄芪一两　白芥子五钱　土炒白术四钱　土炒当归五钱　山甲炭三钱　皂刺炭三钱　茯苓五钱　山药五钱　党参五钱　南北沙参一两　地骨皮四钱　炙甘草二钱

外用紫色疽疮膏、甲字药捻纳入。

10 月 29 日发烧已退，疮面新鲜肉芽生长良好，疮面直径缩小到 1 厘米 ×1 厘米，窦道仅能探入 2 厘米深，分泌物减少，唯疮口向下凹陷，前方去地骨皮加肉桂一钱，冬虫夏草三钱，外用紫色疽疮膏及甘乳药捻、继续治疗半月余，疮面完全愈合。1972 年 1 月已参加劳动生产。随访 2 个月未复发。

本例为结核性窦道，故见阴虚发烧；脓汁清稀，引流不畅，故局部肿痛。为期已 2 月余。开始于益气养阴血之中佐以山甲炭、皂刺炭，托毒透脓而不伤正，配合白芥子辛散温通散结以兴阳。药后烧退，肉芽生长尚好，窦道变浅，唯疮面凹陷，表现为阴疮的特点，所以去地骨皮，加肉桂、冬虫夏草以温阳补肾，外用甘乳药捻，以生肌长肉，根据阴疮的特点，敢于用辛温的药物，所以奏效甚速。

〔**按语**〕 窦道是一端经皮肤缺口与外界相通，一端通向组织深处的盲管。窦道一般细长弯曲，有时分叉，有多数开口，管壁常为不健康的肉芽组织及瘢痕组织，长时间不愈合。

赵老医生治疗本症多从整体考虑。他认为其所以延缓愈合形成窦道，主要是因为气血不足，阴阳失调，以致经络阻隔，气血凝滞，毒邪未尽，局部失于荣养而成瘘。毒邪与气血凝聚则管壁坚硬呈条索，肌肉皮肤失荣则肉芽粉白水肿不鲜，腐秽余邪未尽则脓汁清稀流津。若流通不畅，余毒不能随脓而泄，则焮红肿胀。

窦道基本属于阴证、虚证、寒证范围。但是由于余毒未尽，甚或复成外邪则可阴阳相兼、虚实夹杂。所以在处理上，仍应局部与整体相结合，内外兼治，权衡其标本虚实，辨证论治。

1. 整体治疗

（1）正盛而余毒未尽局部形成窦道：患者素体健康，或窦道发生在肌肉丰满、多气多血的部位，病程较短，疮面尚属新鲜，脓汁稠厚。多见于一般窦道或手术后伤口感染愈合不良。治宜益气内托，提毒化腐。处方：

蒲公英一两　白芷二钱　陈皮二钱　生地炭二钱　双花炭五钱　赤芍三钱　黄芪一两　山甲炭二钱　皂刺炭二钱　党参一两

方中蒲公英、白芷、陈皮解余毒内托化腐；生地炭、双花炭养阴清血中毒热；山甲炭、皂刺炭活血透脓而不伤正，防止外口假愈合；黄芪、党参益气托里生肌；赤芍活血化瘀生新。

（2）正虚余毒已尽局部形成窦道：患者素体阳虚或病程日久，气阴双亏或窦道发生在少气少血的部位，疮面冷淡，肉芽苍白水肿，脓汁清稀，多见于结核性窦道或一般窦道的后期。治宜回阳生肌内托。处方：

上肉桂二钱　炮姜二钱　附片二钱　熟地一两　白芥子一两　土炒白术三钱　山甲炭三钱　皂刺炭三钱　山药一两　白人参二钱（或党参一两）　黄芪一两　土炒当归三钱

方中上肉桂、炮姜、附片、白芥子取其辛温能消沉寒，温通血脉；熟地、山药、白人参、黄芪气血双补，促进生肌长肉；土炒白术、土炒当归取其土炒入脾经，功能健脾养血生肌燥湿。若见余毒未尽，佐以解毒清热之品。

（3）窦道引流不畅继发感染：局部焮红肿胀有波动，脓汁引流不畅，甚则恶寒发热。治宜清热解毒，化腐生肌。处方：

金银花五钱　花粉五钱　白芷三钱　贝母三钱　没药一钱半　归尾三钱　陈皮三钱　乳香一钱半　炒山甲三钱　炒皂刺三钱

方中金银花、花粉、白芷、贝母清热解毒散结；归尾、赤芍活血化瘀通络消肿；乳香、没药活血消肿止痛；陈皮理气化滞助脾胃生发之气，同时与白芷、贝母配伍化腐内托；炒山甲、炒皂刺消肿托脓，脓成未溃时，炒用而不生用，以防克伐太过，耗伤正气。气虚者，加黄芪一两、党参一两或加白人参二钱至三钱；血虚明显者，加鸡血藤一两，白芍四钱；毒热盛者，重用金银花，加公英，大青叶。

2. 局部治疗：总的治则是提毒去腐，化瘀生肌。赵老医生既保留了中医外治法的传统，而且有其独特的体会。针对局部的具体情况具体处理。

（1）窦道发生在肌肉丰满多气多血的部位，窦道壁比较坚硬，可用白降丹药捻（方见经验方与常用方）。即用棉纸将白降丹药粉捻成药线，按其需要长度剪成小段，用镊子夹持纳入窦道内，疮口外留约0.5厘米~1厘米。白降丹有化腐软坚之功，用药三、五天之内管壁即可被腐化脱净，窦道由底部逐步愈合。但是本药刺激性较强，使用时注意保护窦道周围的正常组织。

（2）窦道发生在肌肉不丰满、少气少血的部位，窦道壁不太坚硬，可用红升丹药捻（即京红粉药捻，方见经验方与常用方），用法同上，其化腐之功稍缓。

（3）窦道较复杂，分枝多，久治不愈，疮面冷淡，肉芽水肿，分泌物稀薄。可用回阳熏药卷（方见经验方与常用方）点燃后烟熏，因为烟走线路，可以通达窦道的底部以及各个分枝，将残留余毒，污物败絮引流出来。同时可用回阳生肌、助气养血药，促进愈合。

（4）窦道管壁不坚硬，可用冰片鸡蛋油直接注入，也可用消毒纱条蘸冰片鸡蛋油纳入。若窦道内坏死组织较多，可加10%～20%京红粉或20%～30%紫色疽疮膏，以化腐生肌。

（5）窦道内坏死组织已脱净，开始出现新鲜肉芽时，可用冰片鸡蛋油加回阳生肌散（方见经验方与常用方）、琥珀粉，促进其生肌长肉。

（6）窦道内分泌物过多，由于继发感染，出现局部红肿时，可用铁箍散膏（方见经验方与常用方）或黑布化毒散膏（方见经验方与常用方）外敷，能活血消肿，清热解毒。

严重创伤手术后合并败血症（1例）

李某,男,42岁,外院会诊病例,住院号:118944,入院日期1972年5月9日,会诊日期1972年6月10日。

主诉：被汽车撞伤头胸腹部，半昏迷4小时。

现病史：护送者代述患者于今日上午8时许，乘三轮摩托失误，与大卡车相撞后急诊来院。当时病人呈半昏迷，面色苍白，全身小量冷汗，指甲口唇青紫，左侧口唇肿胀。脉搏细弱无力，血压收缩压在90毫米汞柱以下，有时上升至100/60毫米汞柱。胸部X线摄片右侧第7、8、9、10肋，左侧第7肋骨骨折，骨盆骨折。尿道流出鲜血，阴囊血肿。在急诊室立即放置导尿管留置。当时检查腹部明显膨隆，叩诊有移动性浊音，行腹腔穿刺，抽出血液2毫升。右侧瞳孔中度散大，血色素10.4克%。当时诊断：①创伤性出血性休克、脾破裂；

②脑挫伤、脑震荡；③肋骨骨折（右7、8、9、10，左7）；④骨盆骨折；⑤左肾挫伤、尿道损伤；⑥右口唇软组织挫伤、阴囊血肿；⑦血性腹膜炎，内出血。病情危重，立即收入院，并送手术室剖腹探查。

当时下午4时经剖腹探查，发现脾门破裂，行脾切除，术后血压平稳，经神经科会诊时称右侧颅内有出血，作钻孔探查仅发现右侧前方有少量液体，术后持续使用卡那霉素、青霉素、红霉素、多黏菌素等抗生素。手术5天后，神志已有恢复，但尚不十分清醒，体温突然升高39.2℃，巩膜结合膜明显黄染，皮肤发黄，双下肢浮肿。5月15日做血培养未生长，胆红素2.2毫克%，GPT.500单位。5月17日术后8天，病人神志已有些恢复，能回答问题。巩膜仍有黄染，脉搏较快（100次/分），血压120/60毫米汞柱，尚稳定。腹部略胀，腹鸣音较弱，体温持续在38℃以上，白细胞总数25 700/立方毫米，血色素7克%。大便为暗红色柏油稀便，每日三四次。开始加用多黏菌素，输血和口服云南白药、三七面、止血散。至5月30日便血未止，并有呕吐鲜血现象，考虑为上消化道应激溃疡出血。体温持续未降，静脉切开处有脓性分泌物，培养为大肠杆菌及金黄色葡萄球菌（除金霉素、氯霉素、四环素轻度敏感外其他均不敏感），尿培养为变形杆菌，痰培养为副大肠杆菌。持续使用抗生素万古霉素、多黏菌素等，体温仍未降，感染仍未能控制。6月5日血培养为金黄色葡萄球菌。6月9日为受伤和手术后的31天，严重全身性感染，使用多种抗生素、激素均未能控制，体温仍在39℃上下，肺中有少量啰音，痰为白色黏痰，黄疸已退，肝功能检查，GPT.325单位。尿蛋白（++），白细胞1～4/高倍视野，霉菌较多。白细胞计数17 200/立方毫米，中性分叶粒细胞70%，杆状核粒细胞1%，淋巴细胞25%，嗜酸性粒细胞1%，大单核粒细胞3%。抗生素改用庆大霉素24万/日和四环霉素2克/日。6月10日为手术后32天，体温仍在39℃上下，白细胞总数18 700/立方毫米，结合全身情况和血培养阳性诊为手术后全身性感染败血症。请赵老医生会诊。

当时，患者胸间堵闷，高烧，鼻煽不稳，循衣摸床，大便为柏油样黑便，脉沉细数，舌光无苔。

中医辨证：热入血分，邪陷心包，阴血大伤，肝风欲动。

立法：养阴清血分毒热。

方药：

生地炭一两　藕节炭五钱　地榆炭三钱　丹皮五钱　白茅根一两　白芍五钱

另：犀角粉二分，分二次冲服。三七面、云南白药继服。三号蛇胆陈皮（附方56）每次3分，每日2次。

6月11日，中西药配合治疗后，体温下降至37.2℃，精神及一般情况好转，白细胞计数下降为15 200/立方毫米，大便次数较多，但为黄褐色糊状。6月12日血培养已转阴性。6月15日，近4天来继续服中西药，肺中啰音已不明显，拔除导尿管后能自动排尿，体温维持在37℃左右。6月16日病情继续好转，败血症已被控制，未发现新的局限性感染灶。肺中啰音已基本消失。静脉切开处引流尚好，周围肿块缩小，压痛减轻。大便日解一次，呈黑褐色糊状。体温最高达37.2℃。双臂输液后肿胀疼痛，有静脉炎现象，遂停止输液，并停用抗生素，仅服中药。复查肝功能GPT.194

单位，胆红素正常。白细胞计数 14 200/立方毫米，中性粒细胞 78%，能进流食，大便日解 1 次黄褐色。

6 月 17 日赵老医生第 2 次会诊，病人精神尚好，胸闷，食纳不佳，脉沉细，舌有薄白嫩苔。辨证：热盛伤阴，毒热未清，郁阻中焦。治宜养阴解毒，理气开郁。处方：

生地炭五钱　双花炭五钱　丹皮五钱　紫草根三钱　荷梗三钱　苏梗三钱　厚朴花三钱　化橘红三钱　清半夏二钱　橘络三钱　丝瓜络二钱　竹茹三钱

6 月 18 日，停用西药，仅用中药治疗，停用三七和云南白药，精神正常，谈笑自如，体温正常，大便日解 1 次黄褐色。6 月 23 日，几天来仅服中药，体温未超过 37.2℃，精神好，问答及记忆力明显好转，每日下地轻微活动，胸闷好转，饮食在四两左右，大便基本每日 1 次，黄软便已成形。6 月 26 日，大便潜血已转阴性。

6 月 28 日，体温又升高至 39℃，白细胞计数32 200/立方毫米，中性分叶粒细胞 83%，杆状核粒细胞 3%。尿检有细胞管型 0～2，颗粒管型 0～1，白细胞 6～7 偶有成堆。尿培养为粪链球菌（未有敏感的抗生素）。

7 月 1 日，近 3 天来配合口服红霉素及呋喃坦丁，体温略降，白细胞计数 25 000/立方毫米，中性分叶粒细胞 91%，血色素 9.7 克。

赵老医生第 3 次会诊，症如上述。脉沉细数，舌质红无苔。辨证：阴虚毒热未清。治宜养阴清热解毒。处方：

耳环石斛三钱　南北沙参各五钱　玄参五钱　二冬各五钱　莲子心三钱　灶心土二钱　石莲子三钱　花粉五钱　干

生地五钱　黄芩三钱　双花炭五钱

7月3日，服上方后，微微有汗出，体温下降至37.7℃。因对静脉点滴红霉素有过敏反应，停用，仅服中药。7月5日体温恢复正常，白细胞计数12 800/立方毫米。7月6日体温正常，精神好，下地活动。7月7日连续3天体温均正常，体检未发现明显阳性体征。7月12日体温正常已1周，白细胞计数11 600/立方毫米，小便恢复正常，服中药调理，观察10天于7月22日出院。

〔**按语**〕　本例为严重创伤，脾切除术后合并金黄色葡萄球菌败血症，泌尿系感染，消化道应激性溃疡出血，黄疸，肝功能异常。病情十分严重而且复杂。曾使用多种抗生素、止血剂，效果均不明显，未能控制全身性感染的发展。从症状上来看，出现高烧、鼻煽、便血、循衣摸床等热入营血“邪陷心包”的危候。毒热之邪，由气入于血分，则见高烧，鼻煽；心阴被耗，故见循衣摸床；热邪内陷则肝风欲动。毒热燔灼血络，阳络伤则血外溢，阴络伤则血内溢。本例系因热伤阴络，血不营经，随气妄行，下泄而持续便血。心主血脉，心火旺则血不宁，所以使用凉血止血，清热解毒的犀角地黄汤为主方加减。方中犀角粉、生地炭、白茅根清热凉血，以清心火。肝为藏血之室，肝火升则血不守，故用丹皮、白芍辛酸微寒之品和营泄热，凉血以平肝火，更佐以藕节炭、地榆炭凉血止血。组方虽然旨在清火，而实则滋阴。因为毒热入于营血，势必伤血动血，血失则阴血虚亏，阴虚则无气。故阴不足者当补之以味，不能耗伤共气，若不全面掌握中医的辨证，一见到败血症等全身性细菌感染就妄用银、翘、芩、连、柏、栀苦寒之剂以泻其气，则已衰之阳气，势必浮越于外而成为亡阳之逆证。所以开始则以养阴清热凉血为主，佐以止血，并用蛇胆陈皮取其化痰安神定志，强制意志，醒神开心窍，以祛内陷心包之邪热。因之体温下降，精神及一般情况均见好转，白细胞也逐渐下降，大便已转为黄褐色。药服2剂后，血培养已转为阴性，说明败血症已被控制。5天以后，肺中啰音消失，拔除导尿管后已能自动排尿。水液代谢紊乱似有纠正，肝功能也有所恢复。服用中药5天后，停止输液和使用抗生素，单独使用中药进行治疗。

脾为后天之本，阳气升发之源，毒热渐衰，阳欲生而阴欲长。治疗时除了继续清解血分之余毒外，还应当醒脾助胃气，胃阳升则水谷运化通达，机体机能才能得以恢复。所以二诊时用生地炭、双花炭、丹皮、紫草根清解血分之伏热，凉血活血，去瘀生新。并针对其胸闷、食纳不佳等症状，用苏梗、荷梗、厚朴花理气开郁；橘红、清半夏、竹茹理气化痰清热醒脾；丝瓜络、橘络行气活络，促使溢经瘀滞的营血，归经入络，瘀去则新生。所以在此阶段内，病人的一般情况恢复的比较满意，而且复查大便潜血已转阴性，舌苔薄白而嫩，说明胃气已升。

因本例患者身受严重创伤，又经历了较大的手术及多种合并症，机体抵抗力是相当弱的。又因在创伤时，左侧肾挫伤，尿道损伤，持续导尿时间较长，泌尿系感染机会是比较多的，所以患者在病后1个半月的时候，又出现急性泌尿系感染的合并症，突然高烧，白细胞增高，尿检阳性，尿细菌培养为粪链球菌。第3次会诊遇到这种情况，并非孤立地见病治病，而是从病人的整体性和连续性进行全面观察。患者表现为高热，舌质红无苔，脉沉细数，仍属阴虚毒热未清，所以并没有按照清利下焦湿热的常规，而是采用养阴清热解毒的法则，稍佐黄芩、银花炭清热解毒之剂。方中灶心土一药，粗看起来令人费解，细究时，灶心土此物得火土之气而成，辛微温，入脾胃经，温中和胃，止血止呕，患者在此阶段为久病气阴两伤，脾胃运化失职，突然高烧，唯恐再次胃肠出血，灶心土佐以黄芩有摄血之功。然患者脾胃已受损，方中一派阴药，对于刚刚升起的胃阳负担较重，滋而过腻，枢机不利，灶心土能温中和胃，醒脾助胃阳，使之补而不腻，寓意双关。

穿掘性头部毛囊周围炎（1例）

王某，男，26岁，门诊号：800634，初诊日期1971年10月20日。

主诉：满头顶反复长疙瘩流脓2年多。

现病史：2年前开始在头顶部长数个小脓疙瘩，逐渐增大，有的如梅李样大小，三五相连，呈蝼蛄掘窝状盘于头顶部。有时溃破流脓，或分泌黏稠样物。疼痛作痒，破溃后不易封口，日久形成头皮下空腔，呈紫褐色。曾诊为“脓肿性穿掘性毛囊周围炎”，服用多种中、西药效果不佳。精神不振，大便干，食纳呆，痛痒不休，影响睡眠，遂来我院门诊。

检查：整个头顶散在2～3厘米周径的肿硬块，局部发厚坚硬结疤，有些头皮窜空。肿硬部有波动感，触之疼痛。

脉象：沉弦。

舌象：舌苔薄白，舌质正常。

西医诊断：穿掘性头部毛囊周围炎。

中医辨证：湿毒蕴结于肌肤（蝼蛄串）。

立法：解毒除湿，活血破瘀。

内服大黄䗪虫丸（方见经验方与常用方），早服1丸；秦艽丸（方见经验方与常用方），晚服1丸。

外用透骨草一两，芫花五钱，苦参五钱，明矾四钱，煎水外洗。另用黑色拔膏棍（方见经验方与常用方）外贴较大之疖肿处。黑布化毒膏（方见经验方与常用方）外贴较小疖肿处。

11月22日，药后头部较大之疖肿已见显著消退，周围小疖肿也缩小，留有硬结瘢痕，成脓之疖肿大部分溃破流脓。痛痒逐渐减轻。继续用前法。12月24日，头部疖肿大部回缩，未见新生者。内服药加连翘败毒丸（附方3）每日1次，每次2钱，以加强清热解毒的作用。外洗药原方去明矾加红花四钱，白芷三钱，甘草三钱，败酱草一两。

1972年，1月3日，复诊时仍按上法治疗。3个月后头部疖肿全部消退。头顶部后遗成片愈合瘢痕，已见头发散在生长。局部自觉有轻微痒感。嘱用玉树油（附方26）外涂以善其后。

〔**按语**〕 本例病程日久缠绵不愈，证属湿毒蕴结于肌肤，兼见纳呆，便干，睡眠不安，精神不振，正气有伤。用大黄䗪虫丸、秦艽丸攻补兼施。大黄䗪虫丸中大黄、䗪虫、干漆、桃仁、水蛭、虻虫、蛴螬活血破瘀；地黄、芍药、甘草养血和中以扶正；杏仁、黄芩宣肺气以解郁热。秦艽丸中乌蛇肉解毒通络；秦艽、苦参、大黄、黄连、漏芦清热除湿，燥湿解毒；防风、生芪益气固表。两者合用功能扶正祛邪。另用解毒除湿活血破瘀的洗药外，还根据疖肿的大小，分别使用黑色拔膏棍和黑布化毒膏，以期吸毒拔毒和清热解毒。扶正祛邪、内外兼治，是本例治疗的主要特点。

脓疱病（1 例）

侯某，女，17 岁，简易病历。

主诉：面部起脓疱流脓水已 10 多天。

现病史：面部生脓疱，抓后出脓水，经某医院诊为“传染性脓疱病”，曾服“牛黄清热散”等药不效，遂来我院门诊。

检查：上额、耳下、背部均有如黄豆大样脓疱，边缘潮红，皮损有糜烂、渗出，部分已结黄色痂皮。尤以上额部皮损较多。

脉象：弦数。

舌象：舌苔薄白，舌质红。

西医诊断：传染性脓疱病。

中医辨证：肺胃蕴热，外受湿毒。

立法：清热解毒利湿。

方药：

龙胆草三钱　黄芩三钱　栀仁三钱　金银花五钱　连翘四钱　泽泻三钱　木通三钱　丹皮三钱　六一散五钱　大青叶三钱

服药 3 剂后，面部、耳部糜烂、渗出减轻，基底仍潮红，表面偶有脓疱及痂皮。又服 3 剂，皮损基底潮红消退，未再见新生脓疱，已显露出正常皮肤。临床治愈。

〔**按语**〕　本病中医称为黄水疮，多发于夏、秋季，以儿童为多。系因肺胃蕴热，外受湿毒而致。较轻者一般不需内服药，单纯外用药即可治愈。较重者，除了清热解毒之外，还应当注意利湿。赵老医生的习惯用药，即如病例中所举。此外还可用成药如赛金化毒散（附方5）、犀角化毒丹（附方17）。热盛时尚可用少量紫雪散（附方4）。外用药物可使用二妙散（附方68）、如意金黄散（附方6）蜜水调上，痒感明显时可用花椒油调上，或用化毒散软膏薄敷。或用败酱草、公英适量煎水轻轻外洗，或用鲜地黄全草煎水轻洗局部。禁食鱼腥发物和用手搔抓。

足癣继发感染（1例）

侯某，男，36岁，初诊日期1970年7月13日。

主诉：间断性双脚糜烂四五年之久。

现病史：四五年来，每至春、夏季节双脚起水疱，肿胀，糜烂，作痒，流水不止，发烧不能走路，双侧大腿根部淋巴结肿大，疼痛。

检查：患者架拐来诊，痛苦病容，双足肿胀按之凹陷达Ⅱ～Ⅲ度浮肿，两脚趾间及脚底部糜烂，流水不止，双鼠蹊部淋巴结肿大，表面有红线向足部延伸。

脉象：弦数。

舌象：舌苔白薄，舌质红。

西医诊断：脚癣感染。

中医辨证：湿热下注（脚蚓）。

立法：清热解毒，健脾利湿。

方药：

胆草三钱　茵陈一两　泽泻三钱　木通三钱　猪苓三钱　车前子五钱　萹蓄三钱　牛膝三钱　金银花一两　云苓皮五钱　陈皮二钱

外用苍耳子一两，蛇床子一两，苦参五钱，明矾五钱，马齿苋一两，地肤子一两，败酱草一两，川槿皮一两，煎水泡脚。再用祛湿散（方见经验方与常用方）以甘草油（方见经验方与常用方）调敷。

1周以后足部渗水减少，原糜烂之皮损已结痂干燥，脱皮，痛疼已轻，仍作痒，鼠蹊淋巴结已见消失。按上方加减：

茵陈一两　生地六钱　木通三钱　猪苓三钱　泽泻三钱　地肤子一两　白鲜皮五钱　苦参五钱　防己三钱　苍白术六钱　茯苓皮五钱　茜草五钱

外用苦参五钱，明矾五钱，川椒三钱，地肤子一两，苍耳子一两，蛇床子一两，败酱草一两，马齿苋一两，川槿皮一两，煎水泡脚后，再以黄柏面、甘草油调合搽敷。

上方服3剂后，病情显著好转，双足糜烂面消失，附以大部分新生皮肤，痒已止。再投以苍术膏（方见经验方与常用方）、白术膏（方见经验方与常用方），交替服用，经2周后复查临床痊愈。

〔**按语**〕 脚癣是常见的皮肤病之一。俗称为脚气、臭田螺，有感染时称为田螺疱。本病的发生与体内湿热停滞兼感外邪有关。正常情况下，脾主运化，脾运失职则水湿内停，内湿蕴久而化热，湿热下注，兼感外邪而诱发。治疗多用除湿解毒杀虫为主。

经验方：

苍白术四钱~八钱　生薏苡仁五钱　土茯苓五钱~一两　威灵仙五钱~一两　苦参三钱~五钱　黄柏三钱~五钱　槐花五钱~一两　车前子五钱　防己三钱~五钱　木瓜三钱~五钱

方中苍白术、生薏苡仁健脾除湿；土茯苓、黄柏、槐花除湿清热解毒；威灵仙驱风除湿止痒；苦参除湿杀虫；防已、车前子清热利水。若继发感染可加清热解毒药，如金银花、连翘、公英、大青叶等。

外用药：先用蛇床子、苦参、地肤子、川槿皮各一两，煎水泡脚，后用黄连软膏（方见经验方与常用方）、止痒药膏（方见经验方与常用方）或雄黄膏（方见经验方与常用方）外擦。或用大青盐炒后，加适量枯矾粉，冲水泡脚后，再搽药膏。如继发感染时，可先用龙胆草、大青叶、黄柏各一两，煎水放凉后湿敷，再外用化毒散软膏（方见经验方与常用方）或新三妙散（方见经验方与常用方）一两加化毒散（附方5）五分敷。或祛湿散用甘草油调敷。如有干燥裂口的，用稀释拔膏（方见经验方与常用方）或黑色拔膏棍（方见经验方与常用方）贴敷。

传染性湿疹样皮炎（1例）

靳某，女，67岁，简易病历，初诊日期1972年10月11日。

主诉：左下肢红肿已2周，流水作痒，现已波及全身。

现病史：原左下肢有一处皮损因痒而被抓破。2周前洗澡后自觉全身不适，左下肢皮损处也红肿，痒痛加重，以致夜不能眠，3日后全身出现皮疹作痒，搔抓后流水，左小腿皮损处肿胀加剧，以致不能活动。曾经治疗，效果不显著。现在部分皮损裂口流黄水，不思饮食，口干苦，有时恶心，大便干燥，二三日一行，小便黄赤而少。

既往史：左下肢患湿疹已8年，痒，有时流水。

检查：躯干四肢泛发大小形状不等的红斑，其间呈播散性或集簇状之米粒大粉红色丘疹，并散在绿豆大之水疱，部分抓破呈鲜红色之糜烂面或已结痂。左下肢之小腿高度红肿，小腿周径（髌下10厘米处）为55厘米，皮肤发红，光亮而紧张，上至膝关节，下至足背均肿胀，部分皲裂可见黄色浆性渗出，部分搔破呈鲜红色之糜烂面，因肿胀而致下肢活动明显受限。

脉象：滑数。

舌象：苔白中黄而腻，舌质淡红。

西医诊断：传染性湿疹样皮炎。

中医辨证：湿热内蕴，外感毒邪（湿毒疡）。

立法：清热利湿，凉血解毒。

方药：

金银花五钱　龙胆草二钱　干生地一两　白茅根一两　生薏苡仁一两　汉防己五钱　生白术五钱　木瓜三钱　泽泻五钱　车前草五钱　六一散一两

外用龙胆草二两，黄柏一两，川椒三钱，如意草[1]一两，水煎湿敷。另以龟板散（附方58）四钱，祛湿散（方见经验方与常用方）二两，混匀，用甘草油（方见经验方与常用方）调敷。红斑处敷普连软膏（方见经验方与常用方）。

10月14日，进上方3剂及外用诸药后，饮食较前增加，大便已通，小溲稍黄，痒已减轻，已能入睡。全身之红斑明显消退，左下肢肿胀渐消。小腿周径（髌骨下10厘米）为45厘米，糜烂面大部已被粉红色之新生上皮所覆盖，渗出停止，偶见新生之皮疹。脉滑略

① 如意草：为堇菜科多年生草本植物紫花地丁，或其他同属植物的全草。

数，黄腻苔渐退。上方去胆草、干生地、六一散、白茅根，加茵陈一两，白鲜皮五钱，生甘草三钱，厚朴三钱。外用药同前。10 月 17 日，经内外用药 3 日后，饮食恢复正常，大便通畅，溲清，躯干、四肢之皮损基本消退，大部分呈脱屑状。未见新生皮疹，左下小腿红肿已消退，小腿周径与健侧相同，再拟以散风止痒为法，用全虫方加减：

全虫（打碎）二钱　刺蒺藜一两　白鲜皮一两　全当归三钱　生薏苡仁五钱　苍白术各五钱　厚朴三钱　泽泻三钱　苦参三钱　防风三钱　枳壳二钱　黄柏五钱

外用普连软膏以润肤止痒。

10 月 20 日，服上方 3 剂后，全身诸症已除，少许脱屑，左小腿之皮损基本痊愈，只残存指盖大之皮损二块稍厚，有时作痒、脱屑。内服除湿丸（方见经验方与常用方）、秦艽丸（方见经验方与常用方），巩固疗效。

〔**按语**〕　此例因左小腿患慢性湿疹已 8 年，因搔破后洗澡感染而泛发全身，左小腿高度肿胀，活动受限。患者年迈体弱，来诊时全身泛发皮疹，散在红斑，左下肢之小腿皮肤焮红肿胀而皲裂流黄水，因瘙痒不能入睡，不思饮食，口干苦，大便干燥 3 日一行，溲黄而赤，脉滑数，苔黄腻等，症属脾湿胃热，湿热聚结，外感毒邪发于皮肤。热为阳邪故全身散发红斑、皮疹，皮损焮红而肿胀流黄水，湿热中阻故不思饮食，甚则胃浊上逆而出现恶心，湿热下注膀胱，故溲黄少而赤，口干苦，大便干结，苔黄腻，脉滑数。治宜清热利湿，凉血解毒。方中金银花，清热解毒；泽泻利湿而不伤阴；干生地、白茅根、胆草清热凉血、滋阴生津；木瓜去湿行水而消肿；白术健脾除湿；防己祛湿；生薏苡仁、车前草、六一散清热利水。进上方3剂后，热象见退，症见起色，去白茅根、干生地、胆草；加茵陈既能发汗，又能利小便，使瘀结之湿热得以清泄；白鲜皮清热解毒，除湿止痒；生甘草解毒和中；厚朴除湿散满。其后以散风止痒、消解余毒而收功。方中全虫以毒攻毒，息风止痒；白鲜皮、苦参，防风清热祛湿、散风止痒；薏苡仁、苍白术、厚朴、枳壳健脾除湿、散满调中；当归养血活血；黄柏清下焦湿热。最后以清热解毒、散风止痒之除湿丸、秦艽丸内服，巩固疗效。

外用药中的龙胆草、黄柏、川椒、如意草主要功能在于清热解毒，除湿止痒。根据赵老医生临床体会，如意草对于泛发搔痒渗出较多的皮损以如意草湿敷，有较好的疗效。

带状疱疹（4例）

【例一】 李某，女，23岁，门诊号：872077，初诊日期1971年12月14日。

主诉：右下胸部起水疱剧烈疼痛5天。

现病史：5天前，右侧下胸部开始疼痛，而后相继起红斑及水疱，一堆一堆出现，从前胸蔓延到后胸，剧烈疼痛，夜不成眠，口干思冷饮，大便秘结，三日未解，尿黄而少。

检查：右侧胸部，自7、8、9前后肋间散在密集成簇的大小不等的水疱，基底为紫红斑，充血，周围轻度红色浸润。未见破溃及糜烂面。

脉象：滑数。

舌象：舌苔薄黄，舌质红。

西医诊断：带状疱疹。

中医辨证：肝胆湿热，热盛于湿（缠腰火丹）。

立法：清利肝胆湿热。

方药：

胆草三钱　黄芩三钱　赤芍三钱　茜草三钱　川楝三钱　柴胡三钱　当归三钱　木通二钱　车前子三钱　大黄三钱

外用氯氧油（附方57）。

12月20日上方服3剂后，局部水疱逐渐消退，疼痛减轻，大便已通。又继服3剂，局部疱疹已干燥结痂、脱屑，疼痛基本消失。近3天来大便未解，食纳不香，口干，腹胀，脉沉细，舌苔薄白。拟以利湿、健脾、清热为法：

黄芩三钱　茯苓三钱　泽泻三钱　白术三钱　薏苡仁五钱　当归三钱　郁李仁五钱　瓜蒌五钱　莱菔子三钱　陈皮三钱

8月29日，上方3剂后，大便通畅，其他症状消失，表面留有色素沉着，未再复发。

【例二】　王某，女，24岁，病历号：484191，初诊日期1964年2月6日。

主诉：头面部起水疱，疼痛9天。

现病史：头面生颗粒状水疱，刺痛兼痒9天。初起于左前额出现红色小颗粒，并伴有针刺样疼痛，逐渐增多，形成水疱，且向头顶及左眼睑蔓延，左目红肿，流泪，视物不清，周围皮肤肿胀，灼热。诊为“面部带状疱疹”，经注射维生素及抗生素等药后，效果不显，继续扩展。胃纳不佳，头晕，口苦，大便干，二日一行，小便短赤。

检查：左侧前额及左上眼睑大片潮红肿胀，面积约

10 厘米×8 厘米，上有高粱粒至黄豆大红色丘疱疹，集簇成群，呈带状排列。左眼球结膜充血，眼睑焮肿。左颌下淋巴结肿大，压痛明显。

脉象：弦滑数。

舌象：舌苔薄白，舌质红。

西医诊断：带状疱疹。

中医辨证：湿热内蕴，肝火夹湿上犯（蛇串疮）。

立法：清热利湿解毒。

方药：

金银花五钱　连翘三钱　野菊花三钱　龙胆草一钱　大青叶三钱　黄芩三钱　炒山栀二钱　地丁四钱　淡竹叶二钱　赤芍三钱　鲜生地三钱　桑叶二钱

外用化毒散软膏（方见经验方与常用方）、芙蓉膏（方见经验方与常用方）各等量，调匀外敷。

2 月 10 日，服药后头面部浮肿已明显消退，部分皮疹形成脓疱或显露出鲜红色糜烂面，上覆淡黄色渗出及结痂，疼痛减轻，未见新生皮损。再以前方去生地、桑叶，加茵陈五钱，车前子三钱，连服 3 剂。外用马齿苋一两煎水 500 毫升，待温后连续湿敷局部，每隔 15 分钟交换敷料 1 次。2 月 15 日，头部前额及左上眼睑渗出停止，糜烂面出现新生上皮，红晕浮肿已全部消退，疼痛已除，微有痒感。胃纳转佳，二便正常。再以清热祛湿之药物煎水代茶，以清解余毒。

处方：

茵陈一两　杭菊花一钱半　蒲公英二钱

外用祛湿散（方见经验方与常用方）一两，加入化毒散（附方 5）五分，调敷局部。

1964 年 2 月 23 日来院检查，患部皮损已全部消退。仅遗有少量淡褐色色素沉着，无疼痒。两目视物清楚，红肿消退，临床痊愈。

【例三】 崔某，男，43 岁，初诊日期 1971 年 11 月 16 日。

主诉：右侧胸部起疱剧烈疼痛 10 余天。

现病史：10 余天前，右侧胸部及背部起红色水疱，逐渐增多，排列成条状，疼痛难忍，不发烧，诊为“带状疱疹”。服用西药、打针及外用药后，水疱渐干，但疼痛仍不减退，坐卧不安。夜不能眠，遂来我院门诊。

检查：右侧前胸、后肩部及颈部集簇状暗红色疱疹，周围有暗红色浸润。

脉象：弦滑。

舌象：苔薄白腻，舌质红。

西医诊断：带状疱疹。

中医辨证：肝胆湿热，气滞血瘀（蛇丹）。

立法：清利湿热，凉血解毒。

方药：

龙胆草四钱　连翘五钱　炒栀子三钱　公英五钱　干生地一两　丹参五钱　木通三钱　延胡索三钱　乳没各二钱　川军三钱　车前草三钱　滑石块一两

外用黑色拔膏棍（方见经验方与常用方）加温后外贴。

1971 年 11 月 19 日服上方及外用药后，疼痛减轻，晚上能安睡，次日可以坚持工作，3 剂药后疱疹已退，局部残留皮肤发红，有痒感，口微干，改用除湿胃苓汤（方见经验方与常用方）加减 3 剂，临床治愈。

【例四】 吕某，男，60 岁，初诊日期 1971 年 9 月

23日。

主诉：左侧胸壁疼痛4个多月。

现病史：今年5月份左侧胸部起红色水疱，疼痛明显，经某医院诊断为“带状疱疹”。经治疱疹消退，但该处疼痛仍不减轻，触之如针刺样疼痛，有时不动也痛。持续服用中、西药疼痛仍不减。

检查：左侧胸部未见疱疹，仅有少数色素沉着斑，不能触摸，触摸后明显刺痛。

脉象：沉弦。

舌象：舌苔薄白。

西医诊断：带状疱疹后遗神经痛。

中医辨证：毒热未清，气血凝滞，经络阻隔。

立法：活血破瘀，通经活络，佐以清热。

方药：

鬼箭羽五钱　川军三钱　赤芍四钱　杜仲三钱　公英五钱　白芷三钱　花粉五钱　伸筋草一两　延胡索三钱　乳溲各三钱　陈皮三钱

外用黑色拔膏棍加温后外敷。

1971年9月28日，服药及外用药后，疼痛减半，已能入睡，药仍同前。10月5日复诊时称；用药后疼痛已止。检查局部用药处有些发红作痒，改用止痒药粉（方见经验方与常用方）、五倍子粉（附方65）混合外扑，痒止，其他症状均消失，临床治愈。

〔按语〕 带状疱疹是病毒感染所引起的一种常见急性疱疹性皮肤病。俗称“缠腰龙”。因其好发于胸腰部，故中医学称为“缠腰火丹”、“蛇丹”，其他如颜面，下肢也可以发生，称为“蛇串疮”。本病常急性发作，因剧烈疼痛使患者痛苦异常。赵老医生在治疗本病时，虽然也循常法，但也有他自己的体会。

他认为本病的发生，可因情志内伤以致肝胆火盛；或因脾湿郁久，湿热内蕴，外受毒邪而诱发。毒邪化火与肝火、湿热搏结，阻遏经络，气血不通，不通则痛，故症见灼热疼痛；毒热蕴于血分则发红斑；湿热凝聚不得疏泄则起水疱。因此肝胆热盛，脾湿内蕴为本病的实质，皮肤发生水疱，剧烈刺痛为其症状的主要特征。

在辨证论治上，清热利湿解毒以治其因，化瘀通络理气以治其果。在分析时要权衡湿热之中湿重还是热重；毒热之中热重还是毒重。在治疗过程中要抓住各个阶段的发展变化，因为有时表现为热解而湿未清，有时表现为湿化而毒热未解等。

1. 内服方药

（1）热盛者：泻肝胆实火，清热利湿解毒。处方：

龙胆草三钱　连翘五钱　生地五钱　泽泻二钱　车前子四钱　黄芩三钱　栀子三钱　丹皮三钱　木通三钱　生甘草三钱

方中龙胆草、黄芩清肝胆火；连翘、栀子、生甘草清热解毒；生地、丹皮凉血活血，木通、车前子、泽泻清热利湿。伴有高烧者，可用生石膏一至二两，煎水煮群药，或加生玳瑁三钱；疼痛明显者，加郁金、延胡索、丹参、没药、乳香；皮损潮红疼痛明显者，加大黄以清热破瘀，并有釜底抽薪之妙；内有食滞、湿滞者加枳壳；后期痒感明显者加白鲜皮。发于颜面者加菊花；侵犯眼、眉者加谷精草；发于下肢者加牛膝；发于腰部者加桑寄生、杜仲；发于上肢者加姜黄以引经。

（2）湿盛者：清热燥湿，理气和中。处方：

苍术二钱　厚朴二钱　陈皮三钱　炒白术四钱　猪苓四

钱　黄柏四钱　枳壳三钱　泽泻三钱　赤苓四钱　滑石四钱　炙甘草三钱

方中苍白术、猪苓、赤苓健脾燥湿；陈皮、厚朴、枳壳理气和中以助水湿之运化；黄柏、滑石、甘草清热利湿。水疱消退后遗留局部神经痛者，是因余毒未清，经络阻遏，气血郁滞所致，可于方中加大黄、鬼箭羽、延胡索、没药、乳香以活血化瘀、止痛。

2. 外用药：早期湿热盛水疱破裂、糜烂渗液较多者，可用如意金黄散（附方6）、柏叶散（方见经验方与常用方）、雄黄解毒散（方见经验方与常用方）水调外敷。皮疹发出前、皮疹消退期或水疱消退以后，遗留明显神经痛者，可外用黑色拔膏棍（方见经验方与常用方）。

上述4例，基本上反映出赵老医生对带状疱疹治疗的经验。例一病程较短，发病时热重于湿，故重用胆草、黄芩清肝胆之火热；因其疱疹基底紫暗色，症属于血热，配合茜草、赤芍凉血活血之品；因其大便三日未解，阳明热盛，重用大黄清热通下，以釜底抽薪；柴胡、川楝清热疏肝，理气止痛；木通、车前子清热利湿。药后热象渐解，复以利湿健脾清热之剂以收功。例二为颜面部带状疱疹，肝胆之火盛上炎，兼夹湿热升腾，故目赤肿痛、起水疱、肿胀渗出，在治疗上集中力量清热解毒，以胆草、黄芩泻肝胆实火；栀子、竹叶、鲜生地凉血解毒，清三焦热；桑叶、野菊花、大青叶、地丁等轻扬上升；能清上焦毒热。总之先以苦寒之味直折其热，以防其窜延深入或扩散，而后用茵陈、公英、杭菊花利湿清热解毒，重点突出，阶段性明确。

在外治法中根据皮损的不同情况，采用不同剂型和药物，初期起粟疹累累，焮肿灼热，以清热、消肿、止痛之软膏外敷；湿热偏重而有糜烂浸淫时，则以解毒、祛湿之马齿苋煎水湿敷，以放散蓄热，解毒收干。皮损趋于干燥而近愈之际，选用去湿解毒而无刺激的油粉剂外敷，以保护新生皮肤。例三病程虽然较久，但湿热之象均未解，而且热灼阴血，经络阻隔，故清热与利湿并重，佐用凉血活血之剂。因其疼痛较重，而且水疱已干燥，故可外用黑色拔膏棍，止痛效果较好。例四为病后4个月，疱疹已消退，但由于肝火内炽，湿热内蕴，日久气血凝滞，经络阻隔，不通则痛，故内服方药重用活血破瘀的鬼箭羽、川军、赤芍、延胡索、乳没、伸筋草以舒通经络；佐以公英清热之剂。外用黑色拔膏棍加压包扎，促进气血疏通，通则不痛。

植物日光性皮炎（2例）

【例一】 贾某，男，48岁，外院会诊病例，住院号：95677，会诊日期1961年5月10日。

主诉：两手背、面部突然肿起4小时。

现病史：发病前1天和当天曾吃过熬灰菜和灰菜馅饼，吃后即在烈日下劳动数小时，阳光直射，当时即感到面部刺痒，回家后开始面部及手背部（阳光照射的部位）明显肿胀，灼热刺痛，眼睑肿胀以致不能睁开，并感到胸闷发憋，咽干，微咳，咳痰不爽，大便干燥，小便短赤。

检查：体温37℃，头部、颜面部及颈部高度水肿，眼裂封闭，口唇肿胀，影响张口，口腔内黏膜呈紫蓝色且水肿。头部颜面部及两手背之部分皮肤呈紫红色，压之不退色，未见水疱及糜烂面。

脉象：弦滑。

舌象：舌苔薄白。

西医诊断：植物日光性皮炎。

中医辨证：湿毒内蕴，日晒后阳毒外燔（湿毒疡）。

立法：清热解毒利湿。

方药：

金银花六钱　连翘六钱　浮萍三钱　公英五钱　薏苡仁四钱　车前子（包）三钱　木通三钱　生甘草一两

外用黄柏二两，煎水 5 000 毫升，放冷湿敷。

5 月 11 日肿已大消，口眼能张开，仍感咳嗽咽痛，咳痰不爽，大便 2 天未解。上方加贝母三钱，杏仁三钱，大黄三钱。5 月 12 日，肿胀部位基本消退，眼已自如睁开。按前方加瓜蒌仁、黄芩、桔梗服 1 剂。5 月 13 日，肿胀部位均已消退，面部遗留较多出血斑呈紫暗色，局部疼痛仍未消失，胸闷发憋现象好转，咳嗽已止。按前法佐以凉血活血之剂：

生地四钱　丹皮三钱　紫草根三钱　浮萍三钱　白鲜皮三钱　薏苡仁四钱　车前子（包）三钱　木通三钱　金银花六钱　连翘三钱　生甘草三钱

冷湿敷改用热湿敷（温度 35℃左右）。

5 月 22 日，上方连服 10 剂，面部紫斑基本消退，局部有 3 厘米 ×2 厘米的糜烂面，用化毒散（附方 5）、青黛散（方见经验方与常用方）等量花生油调上后，基本痊愈出院。

【例二】　王某，女，26 岁，外院会诊病例，住院号：95711，会诊日期 1961 年 6 月 10 日。

主诉：面部及两手背肿胀 1 天。

现病史：2 天前连续吃过小白菜、菠菜，昨天饭后到野外放羊，阳光直接照射数小时之久。当时即感到两手发麻，过数小时后两手指及前臂肿胀，不能屈伸，随之面部也肿胀，两眼睑肿胀不能睁开，大便秘结，小便黄赤，食纳不佳，胸闷不适。两天前曾有腹泻病史。

检查：面部及手背部高度水肿，双眼眼裂封闭，手背及脚背外露部分均有出血斑，色黯紫，压之不退色。化验检查均属正常。

脉象：弦滑。

舌象：舌苔薄白。

西医诊断：植物日光性皮炎。

中医辨证：脾虚湿热内蕴，日晒后阳毒外燔（湿毒疡）。

立法：清热解毒，健脾利湿。

方药：

公英五钱　连翘三钱　紫浮萍三钱　车前子（包）三钱　白鲜皮三钱　木通二钱　桔梗三钱　生薏苡仁四钱　土炒白术三钱　生甘草三钱

外用黄柏水冷湿敷（量同例一）。

6 月 11 日，服药后第 2 天肿胀大消，两眼略能睁开，但手背部出血点反而增多，3 天来大便未解。前方加丹皮三钱，瓜蒌一两。6 月 15 日，面部肿胀已明显消退，两手背出血点仍未见消退，大便仍未解。按前法拟方如下：

银花一两　连翘一两　公英一两　丹皮三钱　浮萍三钱　木通三钱　白鲜皮三钱　萆薢三钱　车前草三钱　贝母三钱　杏仁三钱　苦桔梗三钱　全瓜蒌一两　郁李仁五钱　赤芍五钱　车前子三钱

外用药同前，改为温湿敷。

6 月 16 日，大便已解，面部肿胀已全部消退，胸闷已除，两手背出血点颜色变淡，未出现坏死及糜烂，基本痊愈而出院。

〔**按语**〕 植物日光性皮炎，系因食藜菜（俗名灰菜）或藜科植物后，又经过强烈日光照射而发生的皮炎。表现为阳光照射的部位突发性高度水肿，眼裂封闭，唇肿外翻，自觉搔痒灼痛，有时有紫色出血斑，有时伴有发烧。从其临床症状上看，赵老医生认为本病相当于中医所说的日晒疮。是由于机体内部脾虚水湿不化，蕴久化热，湿热内生，外受阳光毒热之邪，内外合邪而成湿毒，所以在治法上以清热解毒利湿为主。方中金银花、公英、连翘清热解毒；薏苡仁、车前子、木通、生甘草健脾利湿清热；白鲜皮、浮萍清热散风透邪外出；若见出血紫斑系因毒热迫血妄行，故加生地、丹皮、紫草根、赤芍等凉血活血之剂；若脾虚现象明显，则佐以白术，薏苡仁补脾而不燥。上述两例，基本治则相同，但同中有异。例一毒热较盛，所以重在清热解毒。例二素有脾虚，开始佐用健脾之剂，但清热不足，肿虽消而出血斑反而增加，复诊时又重加清热解毒之剂。所以阳毒之邪对于本病来说也是很主要的条件。赵老医生在回忆和讲解此两例时，着重地说明了“急则治其标”的道理，开始就应当重用清热解毒利湿之剂，以治其标，而后则根据其兼证“缓则治其本”。

此外对于外用药，早期红肿明显，内热过盛期，主要用冷湿敷，以发散局部蓄热。病至后期，因热灼脉络而生瘀血斑，皮肤青紫，则说明系瘀血凝滞之象，故除内服凉血活血之剂外，外部治湿敷改为温湿敷，则可加速瘀血之消散。

湿疹（9例）

【例一】 徐某，男，30岁，简易病历，初诊日期1971年4月12日。

主诉：身上起红疙瘩，搔痒流水已半个多月。

现病史：半个月前腹部出现红色疙瘩，搔痒，晚间尤甚，搔后皮疹增大，流黄水，局部皮肤大片发红，逐渐延及腰部、躯干等处，诊断为急性湿疹。曾服“苯海拉明”、静脉注射“溴化钙”，用醋洗，均未见效。大便干，小便黄，口渴思饮。

检查：胸、背部皮肤轻度潮红，有散在红色小丘疹，白米粒大至高粱米粒大，下腹部及腰部呈大片集簇性排列，并掺杂有小水疱，部分丘疹顶部抓破，有少量渗出液及结痂，臀部也有类似皮疹。

脉象：沉细稍数。

舌象：舌苔薄白，舌质正常。

西医诊断：急性湿疹。

中医辨证：湿热蕴久化热，发为急性湿疡，热重于湿。

立法：清热凉血利湿。

方药：

胆草三钱　黄芩三钱　栀子三钱　生地一两　赤芍五钱　茵陈五钱　紫草根四钱　地肤子五钱　茅根五钱　生甘草二钱

上方服21剂后，皮疹逐渐消退，疹色变淡，腹部、股内侧偶尔出现红色小丘疹，兼见有风团样损害。按前法佐以养血凉肝之剂：

胆草三钱　黄芩三钱　生地一两　赤芍五钱　当归四钱

茵陈五钱　女贞子一两　旱莲草四钱　刺蒺藜五钱　生甘草二钱

上方继服15剂，皮损消失，临床治愈。

【例二】 郭某，女，48岁，初诊日期1972年1月18日。

主诉：皮肤刺痒起疙瘩已二三年，近2个多月加重。

现病史：自幼皮肤易起红丘疹，痒，搔抓后流水，每于冬季加重，近2个多月来加重。

检查：颜面前额、鼻尖鼻翼两侧皮肤潮红，表面粗糙落屑，有抓痕血痂，颊部皮肤有脓疱样损害，躯干四肢均有散发红斑，鳞屑样损害。双腘窝有局限性皮肤肥厚。

脉象：弦滑数。

舌象：舌苔白腻。

西医诊断：慢性湿疹急性发作。

中医辨证：内蕴湿热，兼感外邪化热，热重于湿。

立法：清热除湿，解毒止痒。

方药：

龙胆草二钱　栀仁钱半　黄芩三钱　金银花三钱　川连钱半　鲜茅根五钱　生地五钱　泽泻二钱　车前草三钱　白鲜皮四钱

羚羊角粉二分，分4次冲服，每日2次。

外用龙胆草擦剂（方见经验方与常用方）。

1月24日，前药连用5剂以后，皮损色红渐退，脓疱变干，糜烂面平复，痒轻。脉弦滑，苔薄白。按前方加减：

龙胆草二钱　栀仁钱半　黄芩二钱　竹叶二钱　焦麦芽

三钱　生地五钱　泽泻二钱　车前草三钱　白鲜皮四钱　苦参钱半

羚羊角粉二分，分6次冲服，每日2次。

1月27日，服前方3剂后，大部份皮损潮红退，渗出止，糜烂面已平复，痒减轻已能安静睡眠。前方去羚羊角粉继服，外用普连软膏（方见经验方与常用方），外扑珍珠散（附方42）、龟板散（附方58）。

2月4日，药后皮损大部分光滑，痒已不明显，内服除湿丸（方见经验方与常用方），每次1钱，日1次；八珍丸（附方32）每次半丸至1丸，日1次。2月12日，皮损已光滑不痒，临床治愈。

【例三】　付某，男，28岁，病例号：367034，初诊日期1965年9月2日。

主诉：全身起红疙瘩及水疱，流水搔痒已10多天。

现病史：10多天前，周身发生丘疹水疱，搔痒流水，近几天加重，水疱抓破后出现糜烂面，流黄水较多，口渴，大便干，小便赤少，曾在门诊部诊断为“急性湿疹”，经治疗未效转来我院。

检查：颜面、颈部、四肢、躯干散在针尖至米粒大的红色丘疹及水疱，部分皮损融合成片，出现糜烂，表面渗出液较多。体温37.7℃。

脉象：右脉洪大，左脉弦滑。

舌象：舌苔白，舌尖红。

西医诊断：泛发性急性湿疹。

中医辨证：蕴湿郁久化热，湿热并重。

立法：清热利湿。

方药：

龙胆草三钱　黄芩三钱　黄柏四钱　泽泻三钱　茵陈三

钱 车前子四钱 生栀仁三钱 干生地一两 地丁五钱 竹叶五钱 大青叶五钱

外用鲜马齿苋煎水湿敷，后用祛湿散（方见经验方与常用方）、甘草油（方见经验方与常用方）调上。

服上方6剂后，皮损逐渐好转，在治疗过程合并疖肿，加重清热解毒之剂，共服26剂，临床治愈。

【例四】 张某，男，46岁，初诊日期1971年4月7日。

主诉：腿部瘙痒、糜烂流水已2周。

现病史：2周来小腿湿疹又发作，日渐加剧，痒甚，搔破流水。近日来皮损泛发全身，纳食不香，喜冷饮，烦躁，大便干，小便黄，因痒甚夜间不能入睡。

检查：胸背及四肢皮肤潮红，在潮红的基底上有集簇或散发粟米大之红色丘疹，间有水疱，部分皮损呈现糜烂，渗出液较多，双下肢部分糜烂面有脓性分泌物。右小腿外侧皮损呈暗紫红色，肿胀，表面有轻度白色鳞屑。部分区域有搔痕皲裂。

脉象：弦数。

舌象：舌苔薄白中黄，舌质淡，舌尖红。

西医诊断：亚急性湿疹。

中医辨证：湿热内蕴兼感毒邪化热，热重于湿。

立法：清热解毒利湿止痒。

方药：

胆草五钱 黄芩五钱 大青叶五钱 干生地五钱 苦参五钱 防己三钱 车前草一两

外用：马齿苋三两，黄柏二两，龙胆草一两，煎水湿敷，每日4次，每次半小时。后用祛湿药油（方见经验方与常用方）。

4月10日，服前方3剂后，痒感已缓解，大部皮损渗出已停止，糜烂平复，红斑及丘疹色转淡，未见新生之皮疹。纳食已增，大便已通畅，小便正常。再以前方去胆草加茵陈一两，泽泻五钱，局部湿敷后，外敷普连膏。4月13日，服前方3剂后，痒感已止，右下肢小腿外侧之皮损稍痒，仍有少许渗出液及结痂，红斑及皮疹大部已退。投以除湿丸、连翘败毒丸（附方3）内服。外用2.5%～5%黑豆油软膏（附方59）。4月20日复查时，除右下肢小腿之原发皮损稍痒外，其他各部之皮损已恢复正常，临床基本治愈。

以上4例，按西医诊断是包括急性湿疹、亚急性湿疹及慢性湿疹急性发作三个典型。但根据其临床特点，则共同存在大便干、小便赤、口渴、皮肤潮红等症状。赵老医生根据这些特点，从整体出发，证属湿热，体内蕴湿为其本，郁久化热为其标；其主要矛盾是蕴湿化热，热重于湿。所以在治疗上则本着“急则治其标，缓则治其本”、“治病必求其本”的原则，以大剂清热凉血药龙胆草、黄芩、栀子、黄柏、川连、茅根、生地、大青叶等急治其标，同时又以车前子、车前草、泽泻、茵陈、苦参等清热利湿，以达釜底抽薪、标本兼治，因此取得了较满意的效果。通过临床体会，对于一般急性热性、热重于湿的皮肤疾病采用此法治疗，很有疗效。

在外用药方面，对于热重于湿，皮损渗出糜烂者，多用马齿苋、黄柏、龙胆草等药煎水冷湿敷，敷后再以甘草油调药粉外敷，以达收敛止痒促进上皮新生之效。这是治疗一般急性皮肤病的外用药规律。

【例五】 张某，女，22岁，初诊日期1972年2月

23日。

主诉：皮肤刺痒起疙瘩20多年，经常发作。

现病史：自幼年开始先于下肢起粟疹，痒，搔破后流黄水，经治疗后消退，但很快复发。近两年来皮疹逐渐扩展至大腿、上肢、躯干等部，经用各种疗法及服用“激素”，均未能完全控制，每逢夏季消退，冬季加重。大便不干，小便清长。

检查：四肢、躯干泛发集簇性丘疹、水疱，表面有明显搔痕血痂，部分皮损融合成片轻度肥厚，无渗出液。以下肢为最甚。

脉象：弦滑。

舌象：舌苔薄白。

西医诊断：泛发性亚急性湿疹。

中医辨证；湿热蕴久发为湿疡，湿重于热。

立法：利湿清热。

方药：

苍白术四钱　泽泻三钱　猪苓四钱　苦参三钱　白鲜皮一两　车前子五钱　干生地一两　厚朴二钱　陈皮二钱　云苓五钱

3月15日服前药后，下肢皮损面变薄，偶见新生丘疹，仍有痒感。3月29日前方服15剂，皮损浸润逐渐消退，未见新生皮疹，痒感已渐轻。内服除湿丸、秦艽丸。外用止痒药膏（方见经验方与常用方）、痒疡立效丹（附方60）。4月22日，下肢皮肤肥厚明显消退，小腿下1/3及足背之皮损消退较慢。且有散在小硬结，大腿仍散在轻度肥厚之苔癣样皮损，自觉偶有搔痒。拟以除湿清热、润肤止痒：

苍白术各四钱　云苓五钱　泽泻三钱　猪苓四钱　苦参

五钱　白鲜皮一两　干生地一两　刺蒺藜一两　车前子五钱

外用普连膏、珍珠散、龟板散混匀外扑。

5月22日，20多天后，大部分皮损已变薄，痒感已不明显，原粗糙面已光滑。内服除湿丸、八珍丸。外用甘草油、冰片鸡蛋油（方见经验方与常用方）混匀外用。5月31日，全部皮损消退，余无不适，基本痊愈，停药观察。

【例六】　侯某，女，21岁，门诊号：474296，初诊日期：1968年9月18日。

主诉：四肢皮肤起红疙瘩流水搔痒已3年。

现病史：3年前四肢皮肤起红色皮疹，痒，搔抓后流水结痂，以后逐渐加重，经多次治疗未愈。近日来皮疹急性发作融合成片，糜烂渗水，瘙痒不已。大便不干，小便清长。

检查：四肢伸侧散发指盖至铜元大的斑块状浸润性皮肤损害，境界清楚，表面轻度糜烂，微量渗出液，部分皮损附着菲薄之灰白色鳞屑。

脉象：脉沉缓。

舌象：苔白舌质淡。

西医诊断：慢性湿疹急性发作。

中医辨证：内有蕴湿复感风邪，风湿相搏发为湿疡，湿重于热。

立法：利湿散风，清热止痒。

方药：

茯苓三钱　猪苓五钱　泽泻三钱　陈皮二钱　生薏苡仁一两　生黄柏二钱　生枳壳二钱　全虫三钱　滑石块一两　车前草一两

外用5%～10%黑豆油软膏。

前方连服6剂，糜烂面平复，渗出止，痒轻，残留肥厚皮损，又连续服药21剂，基本治愈。

以上两例，西医诊断虽同属泛发性亚急性湿疹，慢性湿疹急性发作，但临床表现仍为急性或亚急性变化。从中医辨证来看，皮肤潮红不明显，糜烂，有渗出液，痂皮，肥厚较突出。从全身情况来看，大便不干，小便清长，脉象多为弦滑或缓，舌体胖苔白。表明湿重于热。治宜以除湿为主，佐以清热，而获得较理想的疗效。

【例七】 王某，女，33岁，外院会诊病历。

主诉：全身起皮疹时轻时重已10余年。

现病史：患者于10年前开始皮肤作痒，搔后起红色粟状疹，并有渗出液。开始系妊娠期发病，约6年后，发病与妊娠无关，1966～1968年期间冬发夏退，以后又与季节无关，时轻时重终年皮疹不退。虽经多方中西医药治疗，效果均不理想。有时可一时性好转，但停药后又复发，大便不干，小便清长。

检查：头部颜面前额两眉之间、鼻背、鼻翼、鼻唇沟等部皮肤呈红斑损害，轻度浸润，表面有少量糠秕状鳞层，其中掺杂可见小的抓痕血痂。左腋下双乳下均有红斑浸润性损害，表面稍湿润，大阴唇皮肤肥厚呈暗红色。双腘窝有局限性红斑，表面有搔痕血痂，大腿外侧亦有散在抓痕血痂。

脉象：滑细。

舌象：舌苔薄白，舌体胖。

西医诊断：脂溢性湿疹。

中医辨证：素有蕴湿，湿久化热，湿热发于肌肤。久病耗伤阴血，疾病缠绵不去。

立法：利湿清热，兼以凉血养血之剂。

方药：

龙胆草三钱　黄芩三钱　茵陈五钱　柴胡三钱　地肤子五钱　泽泻四钱　生甘草二钱　生地一两　当归四钱　赤白芍各三钱　首乌五钱　紫草根五钱

外用5%糠焦油糊膏（附方61），强地松软膏（附方62），15%氧化锌软膏（附方63），甘草油。

上方服20剂后，腋下、乳房下方、腘窝等处皮疹已退，但局部仍有痒感，前额发际皮疹亦退，毛发干燥，痒，搔破流水少许，面部中央皮肤稍粗，轻度落屑。再继以养血兼除湿热之剂。

生磁石一两　生龙骨五钱　生牡蛎五钱　生地一两　当归五钱　枣仁五钱　赤白芍六钱　川芎三钱　柴胡三钱　茵陈五钱　胆草三钱　地肤子五钱　生甘草二钱

外用药同前。

共服30剂治愈。

本例发病10余年，反复缠绵不断，皮损红斑浸润、湿润、落屑、搔痒诸症掺杂存在，表明系蕴湿化热之象。但究其病史已久，而且脉细数而滑，舌体胖而苔白，说明系久病耗伤阴血而致阴虚血热，血虚肌肤不养之象。故前期清热利湿，后期凉血养血，收到较好的效果。治疗后期病邪已衰，正气亦虚，复以养血安神为主、兼除湿热之余邪而获痊愈。

【例八】　刘某，女，16岁，学生，简易病历，初诊日期1970年4月29日。

主诉：口部肿痒，流水已1年多。

现病史：3年来口周皮肤痒肿脱皮、流水，反复发作，近3天，口周经常流水浸润，非常痛苦。严重时嘴活动受限，吃饭、说话均感不便，曾经多次治疗，效果不佳，并日渐发展，自觉口干舌燥，纳食不香，易急躁，便干，溲黄。

检查：口唇周围皮肤呈淡红色，表面有米粒大的丘疹群集，其间掺杂有大小不等的小水疱，部分已破溃，呈现大片糜烂面，有明显之浆液渗出。

脉象：滑数。

舌象：苔白中黄，舌质红，胖大有齿痕。

西医诊断：口围湿疹。

中医辨证：素有蕴湿，久而化热，湿热并重。

立法：清热除湿。

方药：

生玳瑁二钱　龙胆草三钱　生白术五钱　生薏苡仁五钱　车前草五钱　生枳壳三钱　川连钱半　杭菊花三钱　滑石块一两

外用甘草油外擦。

10月22日服上方5剂后，糜烂平复，痂皮大部脱落，皮疹逐渐消退，未见新生皮疹，饮食渐增，二便正常，苔退舌质淡，舌体齿痕已不明显，脉现滑缓。上方去生玳瑁、胆草、川连加茵陈、白鲜皮。10月25日进3剂，诸症已除。停服汤药改服除湿丸，以巩固疗效。

此例患口围湿疹已3年，反复发作不愈，结合初诊所见，口干舌燥，纳食不香，易急躁，便干，溲黄，苔黄质红，舌体胖兼具齿痕，脉滑数，系脾胃湿热郁久化热，湿热并重之症。急投生玳瑁、胆草、菊花以清热凉血；再以黄连清湿热除心烦，泻火解毒；兼用生薏苡仁既能除湿又能清热。生枳壳与生白术同用健脾除湿，治脾虚不能运化水湿；配用滑石，性寒而滑，寒能清热，滑能利窍，除膀胱之热结而通利水道。故本方具有清湿热除烦，健脾除湿兼通二便之作用。进药5剂后，效果满意，局部之糜烂面已愈，渗出液止，疹退痒止，全身症状亦减。症已见效，后期热象渐消退，故减去生玳瑁、胆草、川连，加茵陈、白鲜皮以增强祛湿之力。又服3剂后，局部与全身诸症均除，临床痊愈。

【例九】 张某，男，47岁，简易病历，初诊日期1971年3月23日。

主诉：全身泛发暗红色丘疹，剧痒6年。

现病史：6年前开始全身泛发暗红色丘疹，搔痒明显，有时有渗出液，经常反复发作，缠绵不愈。1969年底至1970年初发作较为严重，曾在某医院住院治疗，使用“激素”类药物40多天，仍未能控制。出院后，皮疹仍未消退，曾采用多种疗法不效，搔痒严重，昼夜不能安静，全身痛疲乏力，纳食不香，遂来我院门诊。

检查：全身泛发暗红色丘疹，除面部外，全身皮肤粗糙，角化皮纹理增粗，肥厚，有色素沉着，呈深褐色，散在明显的抓痕血痂。

脉象：弦滑。

舌苔：苔白腻，舌质红。

西医诊断：慢性泛发性湿疹。

中医辨证：湿毒内蕴，发于肌肤。

立法：除湿润肤，解毒止痒。

方药：

全虫三钱　白鲜皮一两五钱　地肤子一两　川槿皮三钱　干生地一两　威灵仙五钱　槐花一两　苍耳子三钱　苦参五钱　陈皮二钱

外用龙胆草三两，豨莶草一两，川椒三钱，水煎外洗。

4月3日，用药3剂后痒稍有缓解，其余未见好转，改用清热除湿法，龙胆泻肝汤加减：

龙胆草五钱　川军四钱　黄柏四钱　黄芩四钱　川槿皮一两　生白术五钱　赤苓皮五钱　白鲜皮二两　干生地一两　生槐花一两　苍耳子三钱

外用大枫子油二瓶，如意金黄散四袋，外扑。

5月5日前药服十余剂，变化不大，改用秦艽丸方加减：

乌蛇三钱　秦艽五钱　防风三钱　黄芪五钱　苦参五钱　漏芦三钱　黄连二钱　白鲜皮一两　威灵仙一两

连续服用20余剂，明显好转，皮损面变薄软化，搔痒基本消失。以后改用秦艽丸服半月余，6月中旬复诊时，全身皮肤已恢复正常，痒止，近期临床治愈。

本例为顽固的慢性泛发性湿疹，曾3次改变治疗方案，最后用秦艽丸方加减而治愈。本病因风湿蕴毒入于血分，浸淫日久，正气见衰，所以用除湿润肤、解毒止痒，虽症状稍有缓解，但仍未中病。后据皮肤粗糙变厚，且有明显抓痕血痂，舌质红，脉象弦滑等，证属湿热久郁，蕴毒入于血分，改用散风止痒、清血解毒的秦艽丸方加减，收到较好效果。

〔按语〕 通过上述9个不同情况的湿疹病例，基本上反映了赵老医生对于本病的临床经验，归纳如下：

湿疹是皮科常见病、多发病之一，以红斑、丘疹、水疱、渗出、糜烂搔痒和反复发作为主要特点。古代医书中虽然没有“湿疹”的病名，但是对于某些病象的描写与湿疹相符。例如：“奶癣”（胎癥）、“旋耳疮”、“四弯风”、“绣球风”、“病疮”等不下数十种之多，相当于现代医学的婴儿湿疹、耳周湿疹、肘腋窝部湿疹、阴囊湿疹、盘状湿疹等，名目繁多，这样给中西医结合进行研究带来了困难。赵老医生在临床实践中，根据这些病的特点和中医的理论，统称之谓“湿疡”。“湿”是从其发病的主要因素来考虑的，因为本病的发生是以各种因素所造成的内湿为其发病的主要根据，湿邪蕴久必然化热，所以湿热互结，渗出流津是其矛盾的主要方面；关于“疡”字各家解释不一，顾名思义，疡也可以说是皮、外科疾病的总称。从疾病的发生来看“疡起皮里肉之外”与湿疹的发病部位也相似，而且从“疡”的读音也近乎“扬散”的“扬”和“搔痒”的“痒”，反应了湿疹的弥散、泛发和搔痒的基本特点。急性湿疹称为风湿疡、慢性湿疹称为顽湿、湿疹合并感染称为湿毒疡，其他特殊部位的湿疹，足跖部的称之谓田螺疱、臭田螺，掌跖部皲裂性湿疹包括在鹅掌风之内，足胫部与手背部的慢性盘形湿疹称为瘑疮。

对于病因、病理的看法，他认为本病虽形于外而实发于内，多由于饮食伤脾，外受湿热之邪而致，饮食入胃，由脾所运化，如过食腥发动风，炙煿厚味、烟、酒、浓茶、辛辣，以致脾为湿热所困，运化失职，更兼腠理不密，经常涉水浸湿，外受湿热之邪，充于腠理，发为本病，所以内在的湿热与湿热外邪相搏结，是本病的实质，从其临床特点来看，若与风邪兼夹则游行善变，搔痒明显，弥散泛发；若湿热从火化则皮损焮赤津水。又因湿为重浊有质之邪，湿性黏腻故缠绵不愈，经常复发。

对于辨证论治的看法，在长期反复实践的基础上，逐步形成他的上述看法。因而将成人湿疹分为热盛型和湿盛型两大类型。在临证时根据病人的表现和中医的基本理论，权衡病人在各个阶段湿与热的比重就成为辨证的中心问题，同时赵老医生也经常提到这两种类型不是截然分开的，而是相互关连和相互转化的。

1. 热盛型（湿热之中以热为主）。发病急，病程短，身热口渴，心烦，大便秘结，小溲短赤，局部皮损初起皮肤潮红，状如云片涂丹，焮热，轻度肿胀，继而粟疹成片或水疱密集，渗液流津，搔痒无休，搔抓后有痛感，舌质红，舌苔黄腻，脉弦数洪大。治宜清热利湿，佐以凉血。处方：

龙胆草二钱　黄芩三钱　黄连二钱　泽泻三钱　栀子二钱　生地五钱　车前草五钱　木通一钱　连翘三钱　槐花三钱　生甘草一钱

内热盛，大便干燥者，加川军、枳壳；下焦湿盛者加黄柏；渗液多者加滑石块、茵陈；发于面部者加菊花；发于头部者加藁本；发于腰背部者去胆草加杜仲；发于上肢者加姜黄；发于下肢者加牛膝或木瓜；搔痒明显者加白鲜皮、地肤子、苦参。

2. 湿盛型（湿热之中以湿为主）：多由前型迁延而成，或反复发作，病程日久，缠绵不愈，时轻时重。全身多无明显症状，偶见便溏溲清，舌质淡，周边有齿痕，苔白腻，脉沉缓。局部皮损增厚变粗，有抓痕及搔起之皮屑，色暗褐，渗液较少或无渗液，顽固搔痒，抓后无痛感。治宜健脾利湿，佐以清热。处方：

厚朴三钱　陈皮二钱　泽泻三钱　炒黄柏三钱　茯苓三钱　猪苓三钱　炒枳壳三钱　炒薏苡仁三钱　炒白术三钱　车前子（包）三钱

湿象明显者加苍术；若湿热郁结日久，则应加用祛风解毒止痒的药物或用经验方全虫方加减，方药如下：

全虫二钱　猪牙皂角二钱　皂刺四钱　黄柏三钱　枳壳三钱　苦参二钱　白鲜皮五钱　威灵仙四钱　生槐花五钱

外治法：

1. 急性湿疹

（1）中药湿敷（适用于急性期有渗出者）：

药液：可以选用马齿苋、黄柏或鲜枇杷叶其中一种二两，毒热盛有继发感染者，加地丁一两放在盆内加水约2 000～3 000毫升，煮沸15～20分钟，待冷却后备用。

敷料：纱布6～8层，大小与皮损面等大。

操作方法：将纱布在药液中浸透，取出后稍拧挤，干湿合宜，然后将湿纱布平放在皮损面上，稍加压，使之与皮损面均匀密合，5～6分钟后取下，反复操作30～60分钟，每日2～4次，结束时用棉球轻轻拭去残留之药液，洗净纱布，置于药液中煮沸10分钟，冷却后备用。

注意事项：药液温度要适宜。皮损面积过大时，应分区湿敷。发际与手足部湿疹，可改用泡洗法，每次30～60分钟，每日2～4次。

（2）鲜芦荟蘸药（祛湿散、明矾粉，有继发感染者加少许化毒散）外涂。

（3）甘草油调祛湿散外敷。

注意事项：换药前一定要用甘草油或植物油将残留的药物清拭干净。若有继发感染可于祛湿散中加入少许化毒散或按0.5%～1%的此例加入氯霉素粉剂。

2. 亚急性湿疹：普连软膏、止痒药膏（方见经验方与常用方）各半混合外用，换药时一定要用甘草油清洁皮损后再上药。或用花椒油（香油一两滚开后，放入花椒6～10粒，待凉后备用）清拭皮损面。若仍有渗出液者可加龟板散（附方58）少许。

3. 慢性湿疹

（1）皮肤增厚但角化不明显者，用大枫子油、冰片鸡蛋油、甘草油混合外用，外扑五倍子粉（附方65）。痒感明显者加10%止痒药粉（方见经验方与常用方）或5%～10%古月粉（附方103）混于五倍子粉中。

（2）皮肤角化明显者，局限性者可用稀释拔膏（方见经验方与常用方），皲裂性湿疹可用熏药疗法或用梅花针局部针刺以不见血为度，或用海螵蛸块摩擦。痒感明显者可外用止痒药膏（方见经验方与常用方）加5%的止痒药粉、古月粉或银粉散（方见经验方与常用方）；角化明显而且顽固局限性的皮损可外用5%京红粉软膏（方见经验方与常用方）或豆青膏（方见经验方与常用方）。阴囊湿疹可用熏药疗法，烟熏以后对于皮损干燥者可外用大枫子油，局部潮湿者可用五倍子粉加古月粉外扑。

总之对于湿疹的治疗问题，根据赵老医生的看法很重视标本兼治、内外兼治的整体与局部相结合的治则。既重视湿热的表现，又重视脾失运健的根本原因。所以对于热盛者则用胆草、黄芩、栀子、连翘清湿热火邪；黄柏、泽泻、茵陈、车前草（子）除湿利水；槐花、生地凉血解毒；白鲜皮、地肤子、苦参驱风止痒。对于湿盛者，则用厚朴、陈皮、茯苓、木通健脾燥湿利水；泽泻、茵陈、车前子、黄柏利湿清热；甘草和中；临证时多佐用白术以健脾补气，助后天之功，以运化水湿。

顽湿不化，则用全虫方息风止痒，除湿解毒。在治法的运用上，赵老医生是先治其标，待湿热消退之后，则理脾助运以治其本。所以理脾化湿可说是治疗本病的根本，使机体内部的运化机能发生变化，才能从根本上治疗本病是赵老医生遵循的一个基本原则。

我们根据赵老医生的经验和在他的指导下，比较系统地在病房观察了40例湿疹患者，效果比较满意。摘要如下：

40例中，男性29例，女性11例，年龄分布以21岁至50岁者最多，病程在两个月以内者15人，绝大部分属于久治不愈或反复发作具有急性症状者。40例中急性湿疹30例（12例为慢性湿疹急性发作），亚急性湿疹8例，慢性泛发性湿疹（皮肤角化肥厚）2例。根据辨证属于热盛型者38例，属于湿盛型者2例。皮损分布：泛发全身者35例；发于颜面及阴囊者1例；四肢多发性者2例；颜面部者1例；阴囊湿疹1例。

治疗结果：临床痊愈8例，基本痊愈32例。平均疗程为27.8天。

本组病例病程最短者7天，最长者11年，从治疗结果来看，病程短的疗程也短。病程在2个月以内者15人，有13个人于1个月以内治愈。其余2人在40天以内治愈。病程在2个月以上者25人，13人在1个月以内治愈，5人于40天以内治愈，7人于56天以内治愈，病程长的患者往往伴有顽固的皮损，在治疗的步骤上必须等待湿热的标象消退，渗出停止后，才能治其本，所以疗程较长。

另外根据我们观察，对于渗出糜烂比较严重的患者，用中药湿敷的方法效果还是满意的。对于有糜烂渗出皮损的29例，用马齿苋湿敷者29例，19例效果很好，且未发现不良反应。枇杷叶湿敷者4例，3例有效。药物湿敷相当于古代的塌渍法，我们曾试用过黄柏、苦参、豨莶草、枇杷叶、马齿苋等均取得了一定的效果，其中尤以马齿苋煎水湿敷最为满意。从上述所观察的29例中，平均3天即可控制渗出，搔痒随之减轻，糜烂面平均7天新生上皮愈合，无不良反应；以后又用新鲜的马齿苋煎水湿敷，效果更为满意，一般可于1～2天收效。但是湿敷的方法是很重要的，一定要按前述方法认真进行，否则也不容易获效。

疗效标准

临床痊愈:全身皮损完全消退，仅留色素变化，自觉症状消失。

基本痊愈：全身皮损基本消退，或遗留少数残存顽固皮损，自觉症状基本消失。

自家敏感性皮炎（1例）

孙某，男，36岁，简易病历，初诊日期1971年10月30日。

主诉：全身出皮疹，搔后流水作痒已4周。

现病史：左踝内侧有一皮损，搔痒流水已1年多，近一月来泛发全身，出红斑、丘疹、水疱，并感灼热。曾经诊治，效果不显，日渐发展，夜寐不安，纳谷不香，口苦，便干，溲黄赤，心烦急躁。

检查：头、颜面部及全身散发大小不等之红斑，呈播散性或集簇性散发米粒大之粉红色皮疹，其间可见绿豆大之水疱，部分水疱已搔破，呈鲜红色之糜烂面，附有黄色渗出物及痂皮。

脉象：弦滑而数。

舌象：苔白中黄，舌质红。

西医诊断：自家敏感性皮炎。

中医辨证：湿热蕴久，化毒入营，外感毒邪。

立法：清热凉血，除湿止痒。

方药：

鲜茅根二两　大青叶五钱　青黛四钱　龙胆草五钱　黄芩三钱　黄柏三钱　川军五钱　白鲜皮一两　黄连三钱　干生地一两　丹皮三钱　赤芍五钱

外用祛湿药油（方见经验方与常用方）、龙胆草擦剂（方见经验方与常用方）。

11 月 6 日服上方 7 剂后，饮食增加，大便已通，小溲清，口已不苦，心烦急躁已除，全身之红斑、皮疹明显消退，渗出物已停，大部结痂，稍痒，脉缓，苔薄黄，症已好转。去生槐花、鲜茅根、大青叶、川军、黄连，加健脾祛湿药生薏苡仁五钱，生扁豆五钱，生白术五钱，生枳壳三钱，车前草一两。外用药同前。11 月 13 日服前方 6 剂后，诸症已除，全身之红斑、皮疹全部消退，稍痒，左小腿内踝之皮损大部已愈，脉缓，苔薄白。湿热已解，症已近愈，再投除湿丸（方见经验方与常用方）内服，以除湿止痒而痊愈。

〔**按语**〕　本病是由于慢性湿疹急性发作或皮肤受外界因素刺激（如不适当的外用药等）后，自家发生敏感，而出现全身性泛发的急性过敏性皮炎，赵老医生认为系属中医的血风疮，多因脾湿胃热，湿热蕴久化毒而入营血，外感毒邪而发于腠理之间。热为阳邪，发于体表，焮红发斑，皮疹遍及全身，部分皮损焮红肿胀而流津黄水；湿热阻于中焦而出现不思饮食，心烦易躁；

湿热上泛故红斑、皮疹遍及头及颜面；湿热下注膀胱则小溲赤，口干苦，大便干结。舌质红，苔黄腻，脉滑数等，均为湿热熏蒸之象。方中黄芩、黄连、黄柏通泻三焦之火；大黄除湿热外，还有润肠通便之功；丹皮凉血化瘀；赤芍凉血活血；胆草、青黛除湿热而泻火；大青叶、鲜茅根清营凉血而解毒；白鲜皮清热祛湿，兼利小便，能使湿热从小便而出。湿热久蒸，胃阴必虚，所以配用生地清热滋阴。以上诸药在清热解毒、凉血止血的同时，兼用活血化瘀的药物，使血中热邪得清，瘀血得化。继以培上健脾祛湿之生薏苡仁，利水渗湿，疏导下焦，祛湿不助热；白术、扁豆补脾祛湿；车前草渗湿清热，利小便清湿热；茵陈清热祛湿，善利小便。最后改服除湿丸以除余湿止痒而痊愈。

婴儿湿疹（1 例）

刘某，男，6 个月，门诊号：406265，初诊日期 1964 年 3 月 17 日。

家长主诉：患儿面、颈、前胸部起红疹，流水，搔痒，近半年。

现病史：出生后数日，头顶即生颗粒作痒，日渐扩展。半月前用温水洗脸，症状反而加重，逐渐发展到面部、颈部及前胸部，糜烂流水，遇热痒甚，烦躁不安。母乳加牛奶喂养，胃纳佳，便中带奶瓣，小便短赤。曾在某医院治疗，内服药片（药名不详），外搽白色药膏，效果不明显。

检查：营养中等，面色红润，指纹紫，颜面、头顶及颈下胸前皮肤多数粟疹，水疱密集成片，皮色潮红，部分皮损显露出鲜红色的糜烂面，湿润渗出液较多，有较多的痂皮。

西医诊断：婴儿湿疹。

中医辨证：湿热内蕴，兼有食滞发为胎癥。

立法：清热利湿，佐以消导。

方药：

金银花钱半　连翘一钱　黄芩五分　菊花五分　赤芍一钱　竹叶五分　焦麦芽二钱　茯苓皮一钱

外用马齿苋、黄柏各等分，煎水湿敷；甘草油（方见经验方与常用方）、新三妙散（方见经验方与常用方）调为糊状外搽。

服药3剂后，颜面、头顶皮损渗出液停止，皮肤趋于干燥，红晕消退，但仍有新生皮疹出现。再服前方3剂和外用药后，皮损大部消退，痒感减轻，大便有时量多带少许奶瓣，前方去茯苓皮、菊花加焦神曲一钱，再服2剂痊愈。

〔**按语**〕　婴儿湿疹在古代文献上称为胎癥、奶癣、胎风、胎赤等，名目繁多。赵老医生认为《医宗金鉴·外科心法要诀》中所描述的胎癥疮比较详细，而且将渗出液不多的称为干癥，渗出液多的称为湿癥，所以他称本病为胎癥疮。

乳婴儿皮肤娇嫩，湿热蕴于肌肤，始则发红，有痒感，经常摩擦搔抓，继而皮肤变粗，起小粟米状丘疹，潮红色，亦有色暗灰黄者，流水。根据临床特点可分为两种类型：

1. 热盛型：局部皮色潮红，面部灼热，搔痒不安，津脂多呈粉红色稠黏水，味腥微臭，发病急剧，急躁，大便干或稀绿便，多见于肥胖乳儿。立法以清热解毒为主，佐以利湿。方用：

金银花三钱　生槐花三钱　黄芩一钱　竹叶一钱　灯心五分　干生地三钱　白鲜皮三钱　丹皮一钱　绿豆衣一钱　车前草二钱　滑石块二钱　生甘草一钱

本方是赵老医生根据古方消风导赤汤加减化裁的。功能清热解毒利湿。方中金银花、槐花、黄芩清热解毒燥湿；竹叶、灯心、滑石、生甘草、绿豆衣、车前草清热利湿；丹皮、干生地凉血清热；白鲜皮清热散风止痒。本方水煎后分次内服，每次 1 小匙，每日 2～4 次即可。若病初起表热重而有发烧者，也可使用下方：

金银花四钱　白鲜皮四钱　赤苓皮三钱　牛蒡子一钱　干生地三钱　薄荷一钱　车前草二钱　黄芩二钱　荆芥一钱　生甘草一钱

方义同上。其中加入薄荷、荆芥、牛蒡子以解表热散风热。若见患儿毒热较重，高烧，便干，溲赤，性情急躁不安，啼哭不止者可加犀角一分、羚羊角一分另煎，分次加入汤药中，也可煎汤代茶饮。若吃汤药不便，可服化毒散（附方 5），每次 1～3 分，每日 2～4 次，或服用犀角化毒丹（附方 17）或五福化毒丹（附方 18），每次半丸至一丸，每日 2～4 次；若毒热较盛者，可服安宫牛黄散（附方 16），每次 2～5 厘，每日 3～4 次。发于面部者加菊花；若兼有食滞者加麦芽、建曲、莱菔子；若为母乳喂养的小儿，部分汤药可与其母代饮，对治疗本病也有好处。如因乳儿较小（出生数日至月余）可用金银花二钱，薏苡仁二钱，菊花一钱，公英三钱等甘寒清热祛湿之剂煎水哺喂。

外用三妙散（方见经验方与常用方）、甘草油或花椒油（方见经验方与常用方）调敷，或用马齿苋一两、胆草五钱水煎后湿敷。

2. 湿盛型：局部皮色黯淡，灰色不明，不热，津脂不多，或有脱屑，有时流浅黄色稀水，结痂很厚，痒感较轻，身体多瘦弱，大便次数多，灰黄不干兼有绿便。

本病发生的部位多始于面颊、双颜，以后发展至眉棱、双耳至四肢或全身。发病的年龄有的出生后数日即发，也有在婴儿期加乳、加食之后发生。如果治疗及时，调摄护理较好，短期可以治愈，但可复发，有的拖延数年，成为顽湿疡。立法以健脾利湿为主，佐以清热。方用：

苍术一钱　白术一钱　茯苓一钱　炒槐花一钱　厚朴五分　陈皮五分　炒枳壳五分　炒槟榔五分　车前子五分　炙甘草一钱

本方是赵老医生根据除湿汤化裁的。功能健脾利湿，兼有清热之效。方中苍白术、茯苓、炙甘草健脾燥湿；厚朴、枳壳、陈皮、炒槟榔理气和中导滞；车前子清热利湿；炒槐花清热凉血解毒。本型湿疹，多因婴儿饮食过量，胃肠积滞蕴热，所以应加一些理气导滞的药物，滞热得去，湿热得解。若病情较轻，可用下方：

苍术一钱　白术一钱　茯苓二钱　泽泻一钱　白鲜皮三钱　车前子二钱　枳壳二钱　甘草一钱

煎服方法同前。若服用汤药不便，可以服用参苓白术散（附方 67）或二妙丸（附方 68），每次 2～3 分，每日 2～4 次。

以上两种类型，是互相交错的。有时热偏盛，有时湿偏盛；或者开始热偏盛，后来湿偏盛。在治疗时一定要根据病情详细辨证。

忌用水洗，每次换药前用植物油清拭，避风。

异位性皮炎（1 例）

刘某，女，15 岁，门诊号：894953，初诊日期 1971 年 11 月 10 日。

主诉：全身起疙瘩，搔痒流水，已 10 余年。

现病史：10 多年来，全身散在红色丘疹，痒甚，搔抓后流黄水，经常感染化脓，反复发作。经当地医院久治不效，影响发育，较同年儿童瘦小。经检查诊断为“异位性皮炎”。用药后效果不显，遂来我院门诊。

检查：四肢、躯干皮肤密布红色丘疹，部分糜烂，渗出黏液、脓血，有黄痂覆盖，皮疹周围明显潮红有抓痕。下肢糜烂面较多，影响肢体活动。

脉象：沉弦。

舌象：苔薄白。

西医诊断：异位性皮炎。

中医辨证：内蓄湿毒，外受风邪，病久缠绵，气血失和（顽湿）。

立法：解毒除湿，散风止痒兼扶正祛邪，调和气血。

方药：

乌梢蛇一钱　秦艽二钱　苦参三钱　漏芦三钱　川连二钱　川芎二钱　白鲜皮二钱　苍白术四钱　防风二钱　生芪三钱

外用稀释拔膏（方见经验方与常用方）。

11 月 26 日前方连续服用 12 剂后，痒感已止，大部分皮疹消退，有的已呈色素脱失，唯有双下肢皮疹较密集。改服秦艽丸（方见经验方与常用方）、除湿丸（方见经验方与常用方）、香橘丹（附方 69），外用脱色拔膏棍（方见经验方与常用方）。12月24日，连续服药月余后，皮损基本恢复正常，痒感消失，大腿部起一疖肿，继服秦艽丸、除湿丸，疖肿处外用化毒散软膏（方见经验方与常用方）。1月18日复查时，原皮疹退净，未发现新疹，取前药继服，以巩固疗效。

〔**按语**〕 异位性皮炎，系指有遗传倾向而且对某种特异性蛋白敏感所引起的慢性湿疹样损害。也称异位性湿疹。本例系自幼患婴儿湿疹，反复缠绵已10余年，正气受损，气血失和。平素体质虚弱，脾失缝运，湿毒内蕴兼感外界风邪而致病。所以，治宜除湿解毒、散风止痒兼调和气血，标本兼治，获得较理想的效果。

药物过敏性皮肤疾患（11例）

【例一】 周某，女，32岁，本院职工，入院日期1969年7月2日，出院日期1969年7月21日。

主诉：颈项部生小疙瘩搔痒已1周。

现病史：1周前患者参加麦收劳动，因麦芒刺激后感觉颈项部肿起一小疱，刺痒。曾外用药水（药物不详）后出现高烧，颜面、胸部及颈项处皮肤潮红，搔痒明显加重，颜面肿胀更甚，以致双眼封闭。伴有心烦急，不思食，喜冷饮，小便短赤，大便秘结。几个月来，月经量少。因病情逐渐加重住院治疗。

检查：体温40.1℃，颜面、胸部及颈项部分布密集粟粒样丘疹，皮肤潮红肿胀，以颜面尤甚，双眼封闭，不能睁开。皮损面有大量渗出液。

脉象：弦滑略数。

舌象：苔薄黄，舌质微红，舌边有齿痕。

西医诊断：药物性皮炎。

中医辨证：血热蕴湿，湿热结毒，发为湿毒疡。

立法：清热凉血，解毒利湿。

方药：

生玳瑁（另包）三钱　龙胆草四钱　金银花一两　干生地一两　生槐花一两　生栀仁三钱　黄柏五钱　生薏苡仁五钱　生白术五钱　白鲜皮一两　车前草一两　六一散（包）一两

另人工牛黄散（附方1）三分，分2次冲服。

外用新三妙散（方见经验方与常用方）一两，黄柏面一两，冰片一钱，混匀后甘草油（方见经验方与常用方）调如糊状搽敷。

7月4日服药2剂后，体温恢复正常，皮损面仍有渗出液，大便已畅，心烦急消失。原方继服3剂，停人工牛黄散改用羚羊角粉每次1分，日冲服2次，六神丸每次6粒，日3次口含化。外用马齿苋二两，黄柏二两，龙胆草二两，煎水湿敷。7月7日，颜面、颈部皮疹已退，肿已消，皮色恢复正常，其他部位皮损渗出液减少，未见新皮疹出现。自述月经量已增多，小溲清。停羚羊角粉，余药同前继服，外用药及湿敷不变。7月10日，病情好转，患者外出受风以致颈部及双颊部又出现粟粒样丘疹，色红，搔痒。内服药同前，外用药增加寒水石一两，油调外敷患处。7月16日，皮损已无渗出液，皮疹逐渐消退，停止湿敷，余药同前。7月19日，颈项部、颜面、胸部皮疹全部消退，皮肤颜色恢复正常，按前法拟以清热解毒、凉血利湿之法：

金银花一两　连翘五钱　公英五钱　龙胆草三钱　茜草根五钱　赤芍三钱　干生地一两　花粉五钱　白术五钱　黄柏一两　菊花四钱　白鲜皮一两

7月21日，病情稳定，临床治愈。带龙胆泻肝丸（附方70）3袋，牛黄上清丸（附方71）5丸，普连软膏（方见经验方与常用方）、止痒药膏（方见经验方与常用方）各20克出院，以巩固疗效。

本例患者，根据其临床表现，湿、毒、热象均较重，因而表现为高烧，皮损潮红，肿胀，而且渗出液较多，大便秘结，小便短赤，脉滑数，舌苔黄，舌质红，边缘有齿痕，所以在治法上清热解毒与凉血利湿并用，但以清热解毒为主。方中生玳瑁、金银花、黄柏、龙胆草、栀子清热解毒，平肝镇心。其中玳瑁一药，在本病热重的情况下是常用的。因其价格较贵，也可用生石膏代替。因体温较高，又加人工牛黄散以加强解毒清热的作用。干生地，生槐花凉血清热养阴；生薏苡仁、白术、白鲜皮、车前草、六一散健脾清热利湿。处方严谨而且重点突出，所以服药两剂后体温恢复正常，以后随症加减，症状好转。在康复阶段，因外出受风，颈部及颊部又出现粟粒样丘疹，继续服药后又消退。因而本病的护理，应强调避风，并忌食腥发之物。

【例二】 王某，女，59岁，门诊号：894894，初诊日期：1971年10月25日。

主诉：面部及全身起红疹，发烧半天。

现病史：患者过去有关节炎病史。服西药保太松两片，4小时后全身及面部开始发痒，继而红肿，自觉皮肤灼热，有明显搔痒，体温增高，不恶寒，烦躁不安，胸闷恶心欲吐，口苦臭，舌干，大便未解，小便黄赤，遂来我院门诊。

检查：体温39℃，面部及全身潮红、水肿、起红斑，部分融合成片，压之退色，两眼睑浮肿不能睁开，表面有少许抓痕。

脉象：弦滑稍数。

舌象：苔薄白，舌质红。

西医诊断：过敏性药疹。

中医辨证：血热蕴湿，湿热结毒，发为湿毒疡。

立法：清热凉血，解毒利湿。

方药：

白茅根一两　大青叶一两　黄芩三钱　天花粉五钱　干生地一两　赤芍三钱　生枳壳三钱　金银花一两　凌霄花三钱

绿雪（附方19）六钱，每次五分至一钱，冲服，日2次。外用龙胆草搽剂（方见经验方与常用方）。

10月29日复诊，服前方1剂后体温渐退，3剂后体温正常，全身皮疹渐退，残留轻度脱屑，唯口唇部有单纯样疱疹，微有痛痒感。外用甘草油清洁后，涂化毒散软膏（方见经验方与常用方），疱疹消退而治愈。

本例系因服用保太松后所引起的过敏性药疹。临床表现以毒热盛为特点，而且这种热象与外感风热有所不同，往往很快入于营分，故见高烧，面部全身潮红水肿，舌质红。又因脾运失健，枢机不利，见胸闷，恶心欲吐，气郁不舒，毒热更易化热，故在治疗时必须抓住毒热盛的特点，重用金银花、大青叶、黄芩清热解毒；白茅根、赤芍、凌霄花清热凉血解毒，凌霄花又能载药上行；花粉、生地清热生津护阴；枳壳开胸理气以解郁；佐以白术健脾、助胃气且能利湿，兼有扶正之意。另加绿雪清热解毒退高烧。一方面要注意到毒热盛入于营血，在解毒凉血时若不养阴生津护阴，势必热成燎原之势。本例，除了重视毒热以及由于毒热所引起的机体反应外，而且对于患者的内在因素也比较重视。因为患者有胸闷、恶心欲吐、心中烦躁不安等症，是由于脾湿不运，气机不畅，所以佐以健脾利湿疏通气机。药虽白术、枳壳两味，对于舒通气机，调整其机体状况，还是起了很重要的作用。

【例三】 吕某，女，4 岁，门诊号：480363，初诊日期 1972 年 1 月 14 日。

主诉：面部潮红，痒，出皮疹已 2 天。

现病史：昨日下午因咳嗽曾服婴儿服后即发现面部起红点，自觉痒感明显，今日加剧，皮肤肿胀，眼睛不能睁开，红点增多，中心有小疱，搔痒明显，抓后不出黄水，食纳不香，二便如常。因为搔痒，夜间不能入睡。

检查：颜面部及躯干、四肢皮肤发红轻度肿胀，散发集聚状粟粒大之粉红色皮疹，其间可见绿豆大之水疱，尤以面部为多，上下眼睑因高度肿胀睑裂变小，不能睁开，躯干、四肢皮疹较少，部分水疱搔破可见鲜红色的糜烂面、渗出液及痂皮。

脉象：滑数。

舌象：苔薄白，舌质稍红。

西医诊断：过敏性药疹。

中医辨证：血热蕴湿，湿热结毒，发为湿毒疡。

立法：清热凉血，解毒利湿。

方药：

龙胆草一钱　大青叶三钱　黄芩二钱　黄连一钱　花粉三钱　丹皮一钱半　野菊花二钱　干生地三钱　六一散五钱　金银花五钱

外用大青叶三钱，龙胆草三钱，黄柏三钱，水煎后湿敷。再以祛湿散（方见经验方与常用方）一两，甘草油调敷。

1 月 16 日进上方 3 剂后，皮肤红肿已明显消退，皮疹大部消失，未见新疹出现，糜烂面大部结痂，局部肿胀已消，上、下眼睑肿胀明显消退，眼已能睁开，继服上方 3 剂。1 月 18 日又服 3 剂后，颜面部、躯干、四肢肿胀全消，皮肤恢复正常，有少许轻度脱屑，痒已解，临床治愈。

本例患儿因服婴儿胺而引起过敏性药疹，局限于面部，基本法则与前两例相似。局部渗出液较多，外用中草药煎水湿敷收到良好效果。

【例四】 邓某，男，43 岁，门诊号：480397，初诊日期 1972 年 5 月 6 日。

主诉：全身出红疙瘩作痒 2 天。

现病史：两天前在工地服预防用药“柳叶汤”，第 2 天发现颈部有少数红色皮疹作痒，今晨开始泛发全身，因为搔痒剧烈，彻夜不能入睡，双眼上、下睑肿胀，口干，纳食尚可，小便如常，大便两日未解。近期来未服用或外用任何中、西药。

既往史：无有关之病史及过敏病史。

检查：颜面部及躯干、四肢皮肤潮红，散发粟粒大粉红色皮疹，大部集聚成群，部分已抓破，可见少许渗出液与痂皮，双眼上、下眼睑因肿胀睑裂变小，不能睁眼。

脉象：弦略数。

舌象：苔薄白，舌质红。

西医诊断：过敏性皮炎。

中医辨证：湿热结毒，兼感风邪，发为湿毒疡。

立法：清热凉血解毒，疏风解表。

方药：

大青叶一两　紫草三钱　赤芍三钱　黄芩三钱　酒军三钱　生石膏一两　薄荷一钱　防风三钱

5月10日服上方3剂后，颜面部及躯干、四肢之皮肤潮红明显消退，各部之皮疹大部已变淡，口已不干，痒感减轻，眼睑肿胀已消，睑裂恢复正常。按上方再进1剂后，颜面部及躯干、四肢之皮疹全部消退，未见新生之皮疹，仅有少许脱屑，临床治愈。

本例系因服“柳叶汤”而引起的过敏性皮炎。发病快，病程短，表热重，里也有热，所以用防风、薄荷散风解表热；大青叶、紫草、赤芍、生石膏清热凉血解毒化斑；黄芩、酒军上清肺热，下涤胃肠蓄热，上、下、表、里之毒热得清，迅速奏效。柳叶性苦寒无毒，功能解毒清热，一般很少引起过敏反应。柳枝煎水还有治疗风肿搔痒的作用，柳叶目前有用于治疗和预防肝炎，而本例反引起过敏性皮炎，这是值得注意的一个问题。分析本例发病过程，可能与内湿蕴热有关。

【例五】　申某，男，34岁，门诊号：895381，初诊日期1971年12月1日。

主诉：面部红肿作痒3天。

现病史：前天晚上因患痢疾服“四环素”6片，第2天发现面部搔痒，手部也发痒，灼热，随后开始肿胀，眼肿不能睁开，大便干燥而且有脓液，尿黄，饮食不香。

既往史：无过敏史，以前曾服过“四环素”无反应。

检查：颜面部及双手高度肿胀、发红，皮肤可见散在粉红色之丘疹，双眼上、下睑因高度肿胀而不能睁眼。

脉象：弦细稍数。

舌象：苔薄黄，舌质红。

西医诊断：过敏性药疹。

中医辨证：湿热结毒，外感风邪，发为湿毒疡。

立法：清热凉血解毒，疏风解表。

方药：

黄芩三钱　生石膏一两　赤芍三钱　泽泻三钱　芥穗三钱　防风三钱　薄荷三钱　酒军三钱

12 月 3 日服上方 2 剂后，面部肿胀渐消，红斑渐退，未见新生丘疹，纳食已香，大便通畅，小便黄赤，表症已解，湿热未清。前方减去芥穗、薄荷、赤芍，加车前草一两，白术三钱，再进 3 剂。12 月 6 日，颜面部及双手红肿大部已消退，皮肤稍红，痒感减轻，皮肤有轻度脱屑，口稍干，脉稍数，舌苔白稍黄。因热过盛乃因热灼阴液，前方去泽泻、车前草、防风、白术，佐以养阴生津的麦冬、石斛、知母，再加藿香、佩兰，以升清降浊，芳香化湿，再服 5 剂后，症状全解，临床治愈。

本例表现为表里俱热，所用的法则为表里双解。方中薄荷、芥穗、防风解表热散风；黄芩、生石膏、赤芍清气分热，凉血解毒；酒军清胃肠积热。面部肿消，大便已通，为热象见解，进而利湿，最后佐以养阴和芳香醒脾之剂以治本。

【例六】　马某，女，24 岁，门诊号：894893，初诊日期 1971 年 10 月 25 日。

主诉：颜面部红肿、搔痒 2 天余。

现病史：颜面部原有一块皮损，自己以外用药膏治疗，第2天面部即发现起红疹，皮肤发红，肿胀，双眼封闭不能睁开，以涂药部位肿胀最为明显。自觉搔痒，有灼热感，口渴不思饮，二便如常。

检查：颜面皮肤潮红，分布密集粟粒样丘疹，有少量渗出液，双目上、下眼睑肿胀，以致眼睛不能睁开，颜面表面有少量抓痕血痂。

脉象：弦滑稍数。

舌象：舌苔白腻，舌质微红。

西医诊断：药物性皮炎。

中医辨证：血热蕴湿，湿热结毒，发为湿毒疡。

立法：清热凉血，解毒利湿。

方药：

龙胆草三钱　连翘五钱　干生地五钱　黄芩三钱　丹皮三钱　栀子三钱　木通三钱　泽泻三钱　薏苡仁一两　菊花三钱　生甘草三钱

绿雪六钱，每次一钱，日服2次，冲服。

外用龙胆草一两，豨莶草一两，川椒五钱，煎水湿敷。以及祛湿散（方见经验方与常用方）二两，化毒散（附方5）一瓶，混匀，甘草油调敷。

10月28日复诊，服药3剂后，颜面部肿已消，灼热感已消失。11月1日继服3剂后，皮色发红转淡，接近正常皮肤颜色，皮疹全部消退，仅后遗皮肤粗糙干燥。外用药改冰片鸡蛋油（方见经验方与常用方）、甘草油混用。前方稍加减，以除湿止痒之法以收功。

患者因外用药膏而引起的药物性皮炎。系内有蕴湿而感毒邪，毒热内盛，故以龙胆草、生地、丹皮、栀子、黄芩、生甘草清热凉血；薏苡仁、菊花、连翘、泽泻、木通解毒利湿；更以绿雪加重清热凉血解毒之功，故收效较快。

【例七】 刘某，女，33 岁，门诊号：513232，初诊日期 1965 年 7 月 17 日。

主诉：颜面灼热潮红、肿胀起疱 4 天。

现病史：5 天前下午面部擦清凉油后，该部即发红作痒。第 2 天面部肿胀，潮红，有小水疱，奇痒难忍。当天赴某医院就诊，经内服药及外用药后疗效不明显，面部症状不解，夜不能眠，胃纳不香，大便干燥，小便色赤。

检查：颜面部潮红肿胀，分布有大小不等密集小水疱，双眼睑肿胀明显，二目难睁，精神不振、触及面部有灼热感。

脉象：弦滑而数。

舌象：苔白，舌质绛。

西医诊断：药物性皮炎。

中医辨证：湿热结毒，发为湿毒疡。

立法：清热凉血，解毒利湿。

方药：

金银花五钱　连翘四钱　菊花三钱　大青叶四钱　炒山栀二钱　黄芩二钱　板蓝根四钱　赤芍三钱　竹叶二钱　六一散四钱　桑叶二钱　蒲公英三钱

外用马齿苋四两，黄柏二两，分四次煎水湿敷。另用甘草油调新三妙散一两，冰片五分，外涂患处。

7 月 19 日服药 2 剂后，颜面红肿显著消退，水疱缩小，胀感减轻，胃纳已复，大便已正常。舌苔白，舌质红，脉弦滑略数，故继以前法，内外药均同前。7 月 22 日，面部肿胀全消，仅有轻度发红，成小片脱屑，微痒，舌苔白，舌质红，脉弦滑。处方：

金银花四钱　连翘三钱　菊花二钱　白鲜皮三钱　地肤子三钱　黄芩二钱　大生地四钱　鲜茅根五钱　竹叶二钱　炒稻芽三钱　赤芍药三钱　橘皮二钱

7月27日服药3剂后，面部肿消红退，轻微作痒，饮食、二便如常，舌苔白，质淡红，脉弦滑。拟方调理善后：蒲公英二两，茵陈两半，均分7次煎水代茶饮。

例六、例七均系因皮肤接触了外用药物而引起的过敏性皮肤病，其特点是接触后发痒较快，接触的部位发病，不接触的部位不发病。赵老医生认为是属于湿毒疡的范围，因内有蕴湿，外受毒邪，化热而致。在临证时要辨别湿、热、毒、邪的轻、重、缓、急进行治疗。例六除基本症状外，突出的一点为口渴不思饮，二便如常，舌苔腻，表现为湿热并重，但湿热之中湿象偏重，所以方中重用木通、泽泻、薏苡仁以健脾清热利湿；胆草、黄芩、连翘等清热解毒；又用绿雪以加强清热之功效。而例七热偏盛，所以重用清热佐以利湿。因其为接触药物而引起的过敏症状，所以局部处理很重要。如局部用药不当，也可引起过敏，反而使病情加重。

【例八】　李某，男，49岁，简易病历，初诊日期1963年6月21日。

主诉：面部及胸背部发现红斑，自觉痒感已六七天。

现病史：1周前臂因感冒头痛服止痛片（药名不详）后，皮肤即开始发痒，随即在面部及胸背部发现紫红色斑，紫斑的中央出水疱，饮食不佳，大便燥结，溲黄，夜寐不安。半年前曾因服“止痛片，出现过红斑，经治疗后红斑虽已消退，但色素斑仍不退。2月后，服同类药后又在原来的发病部位出现红斑，比前次稍大，而胸及腹部又见新的红斑，并出现水疱。

检查：口周围、颈、胸、腹及背部散发榆钱大或银元大圆形红斑，中心呈紫黯色，外周有红晕，其间有水疱，破溃后有大量黄色浆性渗出，基底呈鲜红色之糜烂面。

脉象：滑数。

舌象：苔白中黄，舌质红。

西医诊断：固定性药疹。

中医辨证：湿热之毒邪内蕴，发为湿毒疡。

立法：清热凉血，解毒利湿。

方药：

金银花四钱　连翘三钱　公英四钱　大青叶四钱　干生地五钱　野菊花三钱　紫草二钱　茵陈四钱

外用甘草油、黄柏面调敷糜烂面。

6月24日服上方3剂后，饮食增加，大便已通但不畅，溲稍黄，脉见缓，黄腻苔已退，面部红斑周围的红晕明显消退，糜烂面大部已为新生上皮所覆盖，未见新生之红斑。上方去野菊花、干生地，加白鲜皮、泽泻；外用药同前。6月27日服3剂后，食欲好转，大便已畅，溲清，红斑周围红晕大部已退，遗有色素沉着斑，糜烂面愈合，临床痊愈。再服除湿丸（方见经验方与常用方）以利湿清余热，巩固疗效。

固定性药疹也是常见的药物过敏性皮炎的一种。此类患者有的人俱有头痛、面红、目赤、身热、溲黄、便秘以及脉滑数，舌苔黄腻，舌质红绛等热象，表现了湿热蕴毒，热毒入营，凝聚于肌肤而发斑的证候。本例患者发病开始皮肤散发红斑，有水疱，并有黄色渗出液，部分糜烂呈鲜红色，饮食不香，大便燥结，溲黄，夜不能眠，苔白黄，舌质红，脉滑数，均为明显之湿热结毒，灼伤营血之征。方中金银花、连翘、公英、野菊花、大青叶清热解毒；赤芍凉血活血；生地、紫草清热解毒，凉血消肿；茵陈清热利湿，利小便。所以服上方3剂后，纳食已香，便通，全身之红斑均见明显消退，脉缓，苔化，毒热渐退，故去野菊花、干生地，加白鲜皮、泽泻加强清利湿热而不伤其阴，得以奏效。

【例九】 郝某，男，19岁，门诊号：895397，初诊日期1971年12月15日。

主诉：面部红肿，全身起皮疹已2周。

现病史：2周前接触聚脂油（化纤四号油），吸入后第2天全身开始有搔痒感，以后自腹部开始向上蔓延，起小米粒大红疹，痒感明显，不流水，面部红肿，不发烧，大便干燥，三四天解一次，口干，尿稍黄，食纳尚好。曾服中药3剂，大便已通，服抗过敏的西药后，面部及全身皮疹未消退而且痒感加重。

检查：面部轻度肿胀，皮色红，躯干及四肢均有红色斑丘疹，融合成片，表面有少许细碎鳞屑及继发性搔痕，口唇干燥。

脉象：滑数。

舌象：苔薄黄，根腻，舌质红。

西医诊断：过敏性皮炎。

中医辨证：湿热结毒，毒邪伤阴，发为湿毒疡。

立法：清热凉血，养阴除湿。

方药：

生石膏一两　知母三钱　生地五钱　木瓜三钱　麦冬三钱　六一散四钱　黄芩三钱　苦参三钱　白鲜皮一两

12月21日服上方3剂后，面部肿消，显露皱纹及脱屑，痒感减轻，皮肤发红已转淡。上方去生地、麦冬加车前草、泽泻以加强清热利湿的作用。再服3剂，全身红色斑丘疹已基本退尽。12月25日再进5剂后临床治愈。

本例系因吸入聚脂油而引起的过敏性皮炎，为时已两周，曾用中、西药治疗，而面部红肿未消，全身皮疹未见消退。证系湿毒热邪入于气营，阴分有伤，所以用知母、生地、麦冬养阴凉血解毒；生石膏、黄芩清解肺胃之余热；木瓜引药下行；苦参、白鲜皮清热燥湿，散风止痒；六一散清热利湿。本方重点在于清肺胃之热，药少力专，仅内服中药而奏效。

【例十】 郭某，男，50岁，住院号：870812，住院日期1973年2月7日，出院日期1973年3月5日。

主诉：周身皮肤发红、肿胀，大片脱皮5天。

现病史：近4个月来，颈部、左上肢、后背、小腿陆续出现小疙瘩，搔痒，抓后流水。5天前口服“红霉素”，每次3片，每日3次，外用黄色药水湿敷。服药后第2天即成两眼睑肿胀不能睁开，全身皮肤潮红。同时发现凡涂过药水的部位皮肤明显肿胀，呈紫红色，搔痒并有灼热感；未涂药水的皮肤正常。另外伴有发烧、怕冷。近几天来，皮肤鳞屑较多，并有大片剥脱。食欲不振，大便干燥，小便短赤，口渴思饮，头晕，眼花。追朔其病史，在2年前的冬季，曾受潮湿，臀部起小米粒大的皮疹，搔痒明显，抓后流水。于半年前臀部皮疹复发，情况与第一次相同，曾诊断为“神经性皮炎”，给予“地塞米松”、“苯海拉明”、“非那根”、“普列多宁”及外用药水治疗，病情时好时坏，停用“激素”

后又复发。在服“激素”期间，有脸肿及血压偏高的现象。

检查：体温36.8℃，血压120/80毫米汞柱，神清合作，痛苦病容，巩膜未见黄染，头、颈、胸、腹、四肢、脊柱、神经系统均未见异常。皮科情况：除小腿外，全身皮肤明显潮红，肿胀，压之退色，未见渗出。面部及前胸、腹部、双侧大腿均布有细薄鳞屑，双肘及背部、腹部皮肤粗糙，鳞屑较厚并有大片剥脱现象。头部鳞屑与皮脂结成厚痂，颈部、下颌部可见暗红色皮疹，面积约6×7厘米与4×5厘米大小，表面有少量渗出液，双侧小腿皮肤接近正常。自感剧烈搔痒，未见明显搔痕及血痂。血、尿、便常规、肝功能化验均属正常。白细胞计数8 800/立方毫米，中性粒细胞58%，嗜伊红细胞5%，淋巴细胞36%，单核细胞1%。

脉象：沉缓。

舌象：舌苔黑。

西医诊断：过敏性药疹继发剥脱性皮炎。

中医辨证：内热炽盛，外受毒邪，毒热灼伤阴液。

立法：清热凉血，养阴解毒。

方药：

南北沙参一两　丹参一两　黑玄参五钱　二冬各五钱　干生地一两　莲子心三钱　槐花一两　生扁豆五钱　生芡实五钱　公英一两　金银花一两　花粉五钱

2月10日，上方服5剂（每剂煎3次，日服3次）后，皮肤潮红大部消退，背部皮肤已大部剥脱，鳞屑较多，前胸双乳间已有部分正常皮肤，双下肢皮肤已接近正常。黑苔已退，舌质淡，脉沉缓。法宜养血润肤，健脾除湿：

鸡血藤五钱　全当归三钱　赤白芍五钱　二冬五钱　炒薏苡仁五钱　炒扁豆五钱　炒芡实四钱　炒白术五钱　炒黄柏五钱　怀山药一两　泽泻四钱　丹皮三钱　炙甘草三钱

2 月 16 日，上方服 5 剂后，症状继续好转，皮肤脱屑逐渐减少，痒感已轻。拟以除湿止痒，养血润肤法：

鸡血藤一两　当归三钱　干生地一两　白鲜皮一两　刺蒺藜一两　防风三钱　防己五钱　苦参五钱　首乌藤一两　薏苡仁一两

2 月 19 日，曾因用糠地糊膏（附方 72）面部皮肤较前有些发红，停用。按 2 月 7 日方及中药湿敷后，面部红肿渐退，搔痒减轻，双臂、前胸皮损面均有表皮新生，颜色接近正常。2 月 23 日，拟以养血散风，除湿止痒之剂：

生地一两　丹皮三钱　白鲜皮一两　苦参五钱　黄芩三钱　车前子（包）五钱　刺蒺藜一两　泽泻四钱　猪苓四钱　地肤子一两

3 月 5 日，上方继服 5 剂后，稍事加减，临床治愈出院。

本例发病可能与口服红霉素外用药黄色药水（可能是雷佛奴尔溶液）有关。同时，本例治疗过程中，在皮损基本痊愈阶段曾使用糠地糊膏，又出现面部红肿等过敏现象，说明患者系过敏体质，而且对多种药物过敏。赵老医生认为，患者 2 年来因外受潮湿，内蕴湿热而致“顽湿”，缠绵不愈，经多种治疗，时好时犯；又因长期使用“激素”，致使阴液耗伤，这次发病是因为“触犯禁忌，感受毒邪，以致毒热炽盛，更加燔灼阴津，所以出现高烧，皮肤潮红，肿胀，失于营养而剥脱，口渴思饮，大便干，小便短赤。来院时病已5天，热入阴血，津枯液燥，故见黑苔，脉沉缓，软而无力，头昏，眼花。所以方中重用南北沙参、玄参、花粉、二冬、生地、丹参以养阴生津，滋阴润燥，凉血解毒；金银花、公英、槐花清热解毒凉血；丹参、莲子心清热养血以护心阴；芡实能补脾固肾，补脾则能利湿，固肾则能涩阴。原方服5剂后症势大减，说明药证相符，继而在滋阴的基础上养血，阴血足则肌肤得养，又用以健脾除湿之剂以治本，所以在第二方中有鸡血藤、全当归、白芍、二冬补血养阴，活血通络；炒薏苡仁、炒扁豆、炒芡实、山药、泽泻、炒白术、炙甘草以健脾除湿；赤芍、丹皮、黄柏凉血解血分之余热。其他曾加减使用防风、防己、苦参、刺蒺藜、白鲜皮、地肤子等，均属除湿祛风止痒之剂。值得引起注意的是，在治疗过程中，距离这次发生剥脱性皮炎仅有17天的时间，面部外用糠地糊膏又发现局部潮红肿胀、急性过敏性皮炎的征象，又回头使用2月7日方（第一方）得以奏效。不但说明了本例患者为过敏体质，对多种药物过敏；从辨证上看属于阴虚血热，同时更说明了这组清热凉血、养阴解毒方药的实际疗效。

【例十一】 朱某，男，43岁，住院号：480501，入院日期：1972年1月9日，出院日期1972年2月13日。

主诉：头面皮肤潮红，发烧1天。

现病史：前天因颈部粉瘤手术后感染，局部外用甲字提毒药捻（附方8）后，发现头面部肿胀发烧，服中药后好转，局部改用祛湿药油（方见经验方与常用方），数小时后突然引起高烧，面部肿胀更加严重，1

月9日上午11时立即入院。

检查：患者神清，合作，自动体位，体温39.3℃，血压80/50毫米汞柱，脉搏108次/分，呼吸急促，全身皮肤潮红，轻度浮肿，全身性反应性浅层脓疱，渗出液较多，心脏有吹风样杂音，双肺呼吸音粗糙，腹部检查无异常，白细胞计数32 200/立方毫米，中性粒细胞91%，嗜酸性粒细胞1%，淋巴细胞8%（复查白细胞计数41 200/立方毫米，中性粒细胞92%，嗜酸性粒细胞2%，淋巴细胞6%），其他化验未见异常。

脉象：滑数。

舌象：舌苔黄厚腻，舌质红。

西医诊断：过敏性皮炎并发过敏性休克。

中医辨证：血热蕴湿，湿热结毒，毒邪炽盛，气阴两伤。

立法：清热凉血解毒，养阴扶正。

方药：

金银花二两　连翘八钱　生地一两　玄参一两　石斛一两　麦冬五钱　花粉五钱　丹皮五钱　白茅根一两　川连一钱

急煎2剂，每日4次，分服。

患者入院后，因处于休克状态，立即输入5%葡萄糖液1000毫升，加维生素C 1克、氢化考的松100毫克。赵老医生看过患者后，除服上方外嘱另加犀角粉6分，每煎冲服2分，饮食进绿豆水饭。因体温高，头部湿温敷，血压仍偏低，曾配合使用升压药阿拉明，血压回升至120/60毫米汞柱。第二剂去川连加车前子（包）三钱，以助利湿，犀角粉2分冲服同前。1月10日，体温下降到36.5℃，患者精神尚好，血压160/60毫米汞柱，按前法稍事加减：

金银花一两　生地一两　连翘五钱　玄参五钱　丹参五钱　丹皮五钱　花粉五钱　白茅根一两　白鲜皮一两　凌霄花四钱　黄芩四钱

外用龙胆搽剂。

1 月 11 日服药 2 剂，病情明显好转，体温正常，血压维持在 110/70 毫米汞柱，精神好，饮食好转，大便日解二次，不稀，便色黑。舌质红，舌苔薄白，头部及全身脓疱渗出液消退，仅遗留四肢及末端仍有小脓疱有渗出液，自述有奇痒。复查白细胞 30 000/立方毫米，中性粒细胞 84%，嗜酸性粒细胞 5%，淋巴细胞 10%，单核细胞 1%，西药仍配合支持疗法、脱敏疗法，使用激素。1 月 12 日，患者体温维持正常，复查白细胞已有下降趋势，为 21 200/立方毫米，中性粒细胞 80%，淋巴细胞 16%，嗜酸性粒细胞 4%。血压偏低，全身皮肤红色减退，仅遗有少许小脓疱，四肢末梢仍有红肿，皮肤有轻微脱屑，脉象沉缓，舌质稍红，法宜除湿清余热：

茵陈四钱　生薏苡仁一两　生扁豆五钱　生白术五钱　生芡实五钱　车前子四钱　车前草四钱　地肤子一两　干生地一两　厚朴三钱　砂仁一钱

1 月 13 日服药 3 剂，病情尚稳定，血压有时有波动，偏低，全身皮肤潮红基本消退，仍有皮肤脱屑现象，白细胞 14 200/立方毫米，中性粒细胞 60%，嗜酸性粒细胞 1%，淋巴细胞 34%，单核细胞 5%，以后继续治疗原发病症，后期曾感冒发烧一次，经用药后治愈。共计住院 35 日，治愈出院。

本例系因外用中药内含有汞制剂而引起的过敏性皮炎合并休克，病情十分危重，所以采取中西医结合抢救。由于高烧毒热盛，阴液大伤，所以必须解毒养阴、扶正与祛邪同时并用。赵老医生看过患者后又虑其清热不足，加入犀角粉冲服以加强清心肝经之热以凉血，以防毒热入里内传心包。毒热渐清，正气渐复，相应地血压也会趋于回升，休克状态得以扭转。危急征象过后，继续前法以清热解毒、养阴凉血之剂。待其感染性小脓疱逐渐消退，白细胞逐渐恢复正常后，又以除湿清热之剂以收功。本例是根据湿、毒、热、邪作用于机体后的不同反应辨证论治，有机地把中西医结合起来，对于治疗危重药物过敏性休克的病例，取得了一定的治疗经验。

〔按语〕 药物过敏性皮肤病，是一种过敏性或变态反应性皮肤病。过敏体质和变应性是发病的内在因素，具有抗原性的药物是发病的外因条件。药物过敏性皮肤病病理过程及临床表现，是由于机体的抗原抗体反应引起的。

中医学文献中虽然查不到“药疹”的记载，但是曾提到过某些皮肤病是因为与“食入禁忌”或“触犯禁忌”有关。看来古代医家所说的“禁忌”与现在所谓之“过敏”有一定的关系。赵老医生认为，过敏性疾病主要是由于脾湿不运，蕴湿化热，外受毒邪刺激，湿热毒邪发于皮肤所致。概括地讲，就是内有湿，外有毒，湿毒化热所致。因而称之谓湿毒疡。西医所谓之过敏性皮炎、药疹、接触性皮炎等过敏性皮肤病，也都包括在湿毒疡范围之内。

基于上述看法，所以临床治疗是根据湿、毒、热辨证论治的。

1. 早期：来势急，发展较快，多伴有高烧，烦热不眠，口干口渴；又因毒热盛，若热扰神明则可以出现神昏谵语；皮损弥散潮红或深紫色，舌质红绛，脉数，均为热入营血的征象。糜烂、渗液、搔痒为湿盛的表现。法宜清热解毒，凉血利湿。处方：

大青叶一两　生石膏一两　金银花五钱　生槐花一两　鲜生地一两　丹皮三钱　黄芩三钱　花粉五钱　车前草一两　六一散（包）一两

方中大青叶、金银花、花粉、生石膏、黄芩以解毒清热；鲜生地、丹皮、生槐花、车前草、六一散凉血利湿。热极盛时，加生玳瑁三钱，或人工牛黄散三分，亦可用犀角粉二分；皮损明显潮红，大便干燥时，加川军、生栀子、凌霄花；痒感明显时，加白鲜皮、苦参；渗出液较多时，加生薏苡仁、白蔹；心神不安时，用莲子心、竹叶、灯心煎水代茶饮。如例一、二、三、四、五、六、七、八等均属此型。

2. 后期：由于毒热盛，必然灼伤阴液，故可见口干、口渴、午后低烧等症，所以应当护阴；又因脾湿不化为共内因，因之也应当注意调理脾胃的功能以治其本。在此阶段，皮疹往往红肿逐渐消退，出现大片状或糠秕样脱屑。法宜养阴健脾除湿。处方：

南北沙参一两　玄参五钱　石斛五钱　紫丹参五钱　白术五钱　扁豆五钱　生枳壳三钱　生薏苡仁一两　黄柏五钱　生甘草三钱　土茯苓一两

方中南北沙参、玄参、石斛、丹参养阴凉血活血。南沙参粗而质松，长于袪痰宣肺；北沙参细而坚实，又称银条参，长于滋阴和胃，补五脏之阴。南北沙参共用，养阴和气血，又能宣达肺气，肺主皮毛，所以赵老医生在治疗热伤阴分的皮肤病的后期，常常使用南北沙参。石斛养胃阴、生津液；白术、扁豆、生枳壳、生薏苡仁健脾利湿；土茯苓、黄柏、生甘草除湿解毒。赵老医生认为，大剂量土茯苓有健脾胃，搜风去湿解毒之功效。有低烧时，加银柴胡、地骨皮、耳环石斛（或石斛）；食欲不振，胃纳不佳者，加厚朴、蔻仁、鸡内金、藿香；睡眠不安者，加柏子仁、夜交藤；脱屑较多时，加天冬、麦冬、二地、赤白芍、当归生津液调和气血，以养血润肤。如病情危重伴有休克时，应当中西医结合进行抢救。可配合针刺人中、涌泉或十宣放血。并根据亡阴亡阳的症情投以参附埸（附方73）或生脉散（附方74）。如同时伴有高烧，用犀角粉二分或羚羊角粉二分分冲。如例九、十、十一均属此型。

药物过敏性皮肤病的临床表现，是比较复杂的。常见的有药疹、过敏性皮炎、过敏性休克等，一般依其临床症状可分为：

1. 过敏性药疹：系内服、注射或外用某些药物而引起的皮肤过敏反应。常见的疹型有荨麻疹、猩红热样、麻疹样、紫斑样皮疹等。其特点为有明显的用药历史，发病突然，常伴有发热恶寒，皮疹对称发于全身各部，皮疹开始于某一局部，很快泛发全身，甚至融合成片，最重者可发生水疱。这类多为毒热较盛，如例一、二、三、四、五，治宜清热凉血，解毒利湿。

2. 过敏性皮炎：多系由于外用某种药物或与某种有刺激性的物质接触，皮肤产生过敏或不能耐受而发生的皮肤急性炎症反应，亦包括接触性皮炎在内，赵老医生亦列入湿毒疡之内。其临床表现多与药疹相似，为毒热盛之现象。但有时往往不如过敏性药疹面积广泛，治宜清热凉血、解毒利湿为主要法则。如例六、七、九均属此类。

3. 固定性药疹：最常见的是由于内服或注射解热镇痛药，如水杨酸类药物、磺胺类药物及巴比妥类药物所引起的皮疹。此类皮疹的特点是常固定在某些部位，如口唇、阴囊或四肢某处。每次发疹往往与前次发病部位相同，亦可有所增加。皮疹开始鲜红，逐渐中心变暗红，以后残留红褐色色素沉着，很久不退；若下次再服此类药物，则色素沉着部边缘又起红晕。发疹严重者，红斑上可起小疱或大疱，特别好发在皮肤黏膜交接之处。赵老医生认为系湿热结毒、灼伤营血所致。治宜清热凉血、解毒利湿。如例八即属此类。

4. 剥脱性皮炎：多数由于严重药疹而引起。病情较重，起病急，有不规则的发烧或寒战，皮肤表现为弥漫性潮红水肿，有的起水疱并大片剥脱，渗出明显；有的可呈干性脱屑，病情较重。临床上可分为两种：原发性剥脱性皮炎，原因不明，也极为少见，治疗上也比较困难；继发性剥脱性皮炎，常继发于多种皮肤病，如银屑病、湿疹、天疱疮、药疹，也可见于血液病、蕈样霉菌病，其中最常见而且严重的是由于过敏性药疹所引起的（如砒、汞、铋等金属制剂、某些抗生素、巴比妥类药物等）。赵老医生认为，此病多系由于毒热炽盛，燔灼阴津，热入阴血，津枯液燥，肌肤失养。治宜清热凉血、养阴解毒。如例十即属此类。

5. 过敏性休克：此类多见于使用某种药物后，机体内部抗原抗体立即反应而产生，有的在用药后即刻产生休克。如抢救不及时，往往危及生命。系因素体失养，邪毒过盛，毒热灼于神明而发生神昏；毒热过盛则阴液大伤，正不胜邪所致。治宜清热凉血解毒、养阴扶正。如例十一即属此类。

中毒性红斑（1 例）

邹某，男，40 岁，病历号：19999，初诊日期 1964 年 10 月 26 日。

主诉：全身皮肤发红，发烧 1 天。

现病史：1 天前于游园后食用陈旧江米食物，不久即感腹部不适，有胀气感，至夜间开始皮肤搔痒，次晨发现皮肤弥漫潮红，下午体温高达 39.8℃，曾往某医院急诊，诊断为“中毒性红斑”，注射退热药针，未效。遂来我院就诊，发病前无服其他药史。

来院时，除上述症状外，精神疲惫，胸闷气憋，发烧无汗，全身皮肤潮红肿胀。大便二日未解，小溲短赤，无咽疼，无恶心呕吐，不腹泻。

检查：体温 38.2℃，急性重病病容，精神紧张，发育正常，营养中等，神志清，合作，心肺检查无异常所见，咽部潮红，扁桃体不肿大，腋窝及鼠蹊淋巴腺均可触及，全身皮肤潮红水肿，两下肢浮肿明显，白细胞计数 22 000/立方毫米，中性粒细胞 86%，嗜酸性粒细胞 4%。皮肤科检查：头面、躯干、四肢可见弥漫性、对称性潮红肿胀，压之退色，两下肢有少数点状出血，无丘疹水疱。

脉象：弦滑而数。

舌象：舌苔白腻，舌质红。

西医诊断：中毒性红斑。

中医辨证：饮食不和，湿热结毒，灼煎营血，冲于皮毛（湿毒疡）。

立法：清热凉血，解毒利湿。

方药：

鲜生地一两　鲜芦根一两　大青叶一两　板蓝根三钱　金银花五钱　连翘四钱　桑叶三钱　白鲜皮五钱　赤芍三钱　黄芩三钱　生栀仁二钱　滑石三钱　甘草一钱

10 月 27 日服药 1 剂后，皮肤红斑见退，仍觉搔痒，胃纳尚可，大便已通，唯胸部仍发憋，体温 37℃，白细胞计数降至 13 800/立方毫米，脉舌同前。又投原方 1 剂加入枳壳一钱半。10 月 28 日，体温恢复正常，80% 皮肤红肿消退，仍觉搔痒，轻度脱屑，胸部舒畅已不憋气，精神好转，白细胞计数 9 100/立方毫米。舌质红，舌苔白。脉弦滑，仍按前方加减：

金银花四钱　鲜生地五钱　鲜茅根五钱　白鲜皮四钱　赤芍三钱　大青叶三钱　茯苓三钱　蒲公英三钱　竹叶三钱　六一散六钱

10 月 29 日服 1 剂后，皮肤红肿全部消退，一般情况好，唯觉饮食不香，两下肢残留少数紫斑样皮损，体温 36.6℃，脉沉缓，舌苔微腻。投以健脾和胃之剂以收功。

枳壳钱半　陈皮二钱　炒谷芽三钱　竹茹二钱　金银花三钱　白鲜皮三钱　地肤子三钱　菊花三钱　赤芍三钱

〔**按语**〕　本病西医诊断为中毒性红斑，如治疗不当，往往可转为剥脱性皮炎。本例系因食入陈旧性江米食物后而发病。患者来诊时，面红耳赤，呼吸急促，全身皮肤潮红焮肿，脉弦滑而数，身热无汗，舌苔白腻，大便不行。证属饮食不和，湿热结毒，灼煎营血，上注于肺，肺朝百脉与皮毛相表里，输毒热于皮毛而致此症。根据毒热入于营血，湿热冲于皮肤的特点，重用金银花、连翘、大青叶、板蓝根、赤芍以清热解毒；鲜生地、鲜茅根清热凉血；黄芩、生栀仁、桑叶清心肺之邪热及三焦之郁火；再以滑石、甘草清热通窍，利水生津。所以，服2剂后皮红退，身热解，二便通利，白细胞计数恢复正常。

本病的发生未有药物敏感的历史，比较明确的诱因是由于食入陈旧江米食物，属于中医所说的“食入禁忌”脾胃有伤，因之皮肤红肿消退后仍感饮食不香；苔腻乃脾胃湿热未消之象，故用健脾和胃之剂以收功。方中枳壳、陈皮、炒谷芽、竹茹虽属清淡，但药证相符，可取得临床效果。

多形性红斑（3例）

【例一】 孙某，男，15岁，简易病历，初诊日期1970年3月10日。

主诉：两手背起红疙瘩已2周余。

现病史：2周前左侧手指、手背起红疙瘩，圆形和不规则圆形，微微肿起，中心有小水疱，自觉微疼，经某医院诊断为“多形性红斑”，治疗未效，来我院门诊。

检查：全身一般情况尚好，无发烧，内科检查无明显异常。双手背散在圆形或不整形、鲜红或紫红色斑丘疹，部分皮疹中心有小水疱，个别皮损中心紫暗色，变平，或稍凹陷，有重迭水疱现象。

脉象：沉弦。

舌象：舌苔薄白。

西医诊断：多形性红斑。

中医辨证：血热外受风邪。

治法：凉血活血，疏风消斑。

方药：

鬼箭羽三钱　粉丹皮三钱　紫丹参五钱　干生地五钱　赤芍三钱　草红花二钱　桃仁二钱　紫草一钱半　当归三钱半　姜黄一钱　白僵蚕一钱

外用紫色消肿膏（方见经验方与常用方）。

上方服6剂以后，红斑均消退，其他无异常，改服丸药内消连翘丸（附方39）、除湿丸（方见经验方与常用方）、八珍丸（附方32），以巩固疗效。

【例二】　王某，男，17岁，简易病历，初诊日期：1972年12月5日。

主诉：腹部长疙瘩、搔痒1天多。

现病史：昨天中午打球后出汗，休息时即感觉腹部发痒，并发现几个椭圆形红疹，以后又出现水疱，继而颈部及右股内侧均有同样皮疹出现，有微痛感，饮食尚可，二便如常。

检查：腹部、颈后部及右下肢股内侧散在十多个直径约1厘米大小之椭圆形红斑，略高于皮面，中央顶端有重迭之小水疱，部分有少量渗出液及痂皮。

脉象：滑数。

舌象：舌苔白，舌质红。

西医诊断：多形性红斑。

中医辨证：脾肺蕴湿化热，发于肌肤。

立法：健脾祛湿，疏风凉血。

方药：

生地四钱　丹皮三钱　紫草四钱　黄芩四钱　防风三钱　秦艽三钱　白鲜皮五钱　白术三钱　云苓四钱

外用普连软膏（方见经验方与常用方）。

服上方3剂后，皮疹大部分消退，水疱全部结痂，痒感消失。继服凉血活血、化瘀退斑之剂：

鬼箭羽三钱　紫草三钱　茜草三钱　生地三钱　赤芍三钱　丹皮二钱　白鲜皮三钱

又服3剂治愈。

【例三】　王某,女,27岁,已婚,门诊号:895358,初诊日期1973年1月5日。

主诉：面部及下颌部起红斑，已1星期。

现病史：于8年前面部起过红斑，曾疑为红斑狼疮、日光性皮炎，未予确诊。近两三年来面部红斑加重，经某研究所进行全面检查及观察确诊为“多形性红斑”。每年均发作一二次，持续约半年以上，曾用“激素”治疗未见效。近一星期来又发作，面部红斑色深呈紫红色，无渗出液及明显自觉症状，近半年来有低烧，关节疼痛，经治疗未能控制，目前食欲尚好，二便正常。

过去史：八九年前曾患肺结核已治愈，还患过颈淋巴腺结核。

检查：面颊两侧有多形性水肿性红斑，色紫红，未见水疱，中心色深稍凹陷，边缘向外扩张，下颌部也有类似皮损约3厘米×2厘米，三块融合一起，周围有少许抓痕。

脉象：沉细。

舌象：苔薄白。

西医诊断：多形性红斑。

中医辨证：血热耗伤阴血。

治法：凉血养阴。

方药：

丹参三钱　丹皮三钱　赤芍三钱　川芎二钱　生地一两

玄参一两　鸡血藤四钱　紫草三钱　茜草三钱　菊花三钱

1月16日上方服10剂后，面部红斑中心开始滑退，周边仍红，低烧已退，一般情况好转。原方加红花三钱、生牡蛎一两。1月23日上方服7剂，面部及下颌部红斑均已消失，遗有少量色素沉着斑，自述较前发病时恢复的快。7月3日来门诊妇科检查已妊娠6个月，追问面部红斑自消退后一直未复发。因妊娠面颊部妊娠色素沉着较深，其他均正常。

〔**按语**〕　多形性红斑多发生在春、秋季节，皮损好发于四肢，也可发生在躯干，病程缠绵不断，反复发作，有时可出现高烧，黏膜也出现水疱，皮肤损害常呈深紫红色，中心略凹陷，可有中心水疱，部分水疱干燥后又可在上面出现新的水疱，这种重迭水疱为本病的特点。赵老医生认为此病与古代文献记载之“血风疮”相似，乃因血热受风所致。以上3例，按西医诊断同属一病，但按中医辨证则各有不同。例一辨证为血热受风，故治以凉血活血、化瘀消斑而取效。例二因汗出当风发生红斑，脉象滑数，舌苔白厚，舌质红，辨证为脾肺蕴湿化热所致，故以健脾祛湿、疏风凉血为主而获效。例三同样是因为血热，但病程已8年之久，半年来低烧，脉象沉细，此乃热病在里，内热炽盛，热盛伤阴之象，故以凉血养阴而取效。

结节性红斑（4例）

【例一】　赵某，女，14岁，门诊号：472902，初诊日期1965年4月9日。

主诉：右小腿胫前起疙瘩，疼痛，已1周。

现病史：10余天前全身发烧恶寒，以后右小腿胫前部大片红肿，疼痛。在某医院诊断为“丹毒”，注射“青霉素”，收效不明显。近1周来右小腿前部有一小硬节出现，色红疼痛，胃纳欠佳，二便如常。

检查：右小腿胫前部皮包潮红，肿胀，有孤立散在硬节六七枚，直径2～3厘米，色红，压痛明显。

脉象：弦缓。

舌象：舌苔薄白，舌质微红。

西医诊断：①结节性红斑；②丹毒。

中医辨证：湿热下注，经络阻隔，气血凝滞。

立法：清热疏风，活血通络，佐以利湿。

方药：

金银花五钱　秦艽三钱　鲜生地五钱　当归尾三钱　赤芍药三钱　草红花三钱　丝瓜络三钱　桃仁三钱　黄柏二钱　菊花三钱　川牛膝三钱　桑枝三钱

外用祛毒药粉（方见63页）一两，温水调上，每日1次。

4月13日服上方3剂后，右腿胫部红肿逐渐消退，自觉疼痛基本消失仍有压痛，结节缩小。继服上方3剂。4月16日，右小腿胫前部皮肤红肿已消，硬节缩小如黄豆大，有轻度压痛，内服，外用药同前。4月20日，右小腿胫部红肿已消，疼痛已止，硬节基本消失，微有压痛，苔薄白，脉弦。拟以养血通络为法：

全当归三钱　鸡血藤三钱　赤芍药三钱　忍冬藤三钱　生薏苡仁三钱　丝瓜络三钱　桑枝三钱　牛膝二钱

4月28日，前方服药1周后，症状消失。近期临床治愈。

【例二】　季某，男，28岁，简易病历，初诊日期1972年9月26日。

主诉：双下肢反复出红疙瘩，疼痛，已3个多月。

现病史：3个月来，双下肢经常反复出红疙瘩，硬而痛，曾经其他医院治疗，效果不显。以前双下肢膝关节经常痛，饮食尚可，二便如常。

检查：双下肢小腿伸侧散在大小不等之红斑，大者约0.5×0.5厘米，小者如绿豆大，呈圆形或椭圆形结节，稍隆起，色鲜红，部分为暗红色，境界清楚，因疼痛行走不便。

脉象：滑略数。

舌象：舌苔薄白，舌质红。

西医诊断：结节性红斑。

中医辨证：湿热下注，经络凝滞。

立法：清利湿热，活血化瘀。

方药：

金银花五钱　公英五钱　泽泻三钱　赤芍三钱　土贝母三钱　生牡蛎五钱　当归三钱　丹参五钱　防风三钱　牛膝三钱

9月29日服前方3剂后，双下肢之结节渐退，色转暗，疼痛减轻，可以走路，未见新生结节，湿热退。重用凉血活血化瘀之剂：

丹皮三钱　牛膝三钱　紫草三钱　白茅根一两　生地一两　茜草三钱　红花三钱　桃仁三钱　玄参五钱　生牡蛎一两

10月6日服上方6剂后，双下肢之结节消退较明显，微有疼痛。皮损色已转暗，大部呈消退现象。改用散结灵（附方20）、大黄蟅虫丸（方见经验方与常用方），以巩固疗效。

【例三】　张某，男，42岁，门诊号：482863，初诊日期1972年4月19日。

主诉：双侧小腿起疙瘩，反复发作2年余。

现病史：2年前，开始发烧，咽部不适，头痛口渴；以后双膝、踝关节经常疼痛，同时发现双小腿胫前有数个散在小疙瘩，色红，有压痛；当皮疹消失后，常余留淡褐色痕迹，反复发作，经久不愈。两腿沉重胀麻，午后疲倦，手足心热，纳呆食少，二便尚可。

检查：双下肢膝关节以下，散在大小不等的数个结节，直径约为1～3厘米，色红，有压痛，双膝周围肿胀、疼痛，血沉44毫米/第1小时。

脉象：弦缓。

舌象：舌苔薄白，舌质红。

西医诊断：结节性红斑。

中医辨证：湿热凝聚，经络阻隔。

立法：清热利湿，活血化瘀，佐以养阴。

方药：

当归三钱　丹参三钱　土贝母三钱　白赤芍各三钱　玄参四钱　夏枯草三钱　紫草三钱　生地四钱　白术三钱　黄柏三钱　牛膝三钱　茜草三钱

5月3日服上方10剂后，结节消退，局部遗留色素沉着。复查血沉58毫米/第1小时，双腿沉重，胀麻木感仍在，尿黄，手足心热，舌质稍红，舌苔薄白，脉细滑。按上方佐以养阴清热之剂：

赤芍三钱　当归三钱　鸡血藤五钱　紫草三钱　黄柏三钱　金银花一两　白术三钱　麦冬四钱　玄参五钱　生地一两

5月29日上方服10剂后，血沉复查14毫米/第1小时，关节仍疼痛，怕风、怕寒冷。上方去黄柏、生地、白术，加茜草三钱，牛膝二钱，秦艽三钱。继服10剂后，症状消失，近期临床治愈。

【例四】 韩某，女，24岁，简易病历，初诊日期1971年8月8日。

主诉：两侧小腿反复起红疙瘩，疼痛，已四五年。

现病史：四五年前两侧小腿散在出现暗红色的小疙瘩，初起时疼痛明显，活动后疼痛加剧，影响活动，有时有传电样麻酥感，曾在某医院检查诊为“结节性红斑”。吃过300多剂中药，用过“组织浆”、“葡萄糖酸钙”及多种抗生素，还曾使用“强的松”、“雷米封”等，肿块结节均未消，有时症状稍减轻但硬结未曾消失过，每于疲倦后肿硬结节加重，遂来我院门诊。

检查：双侧下肢轻度浮肿，散在数十个大小不等的硬结，大的如花生米，颜色鲜红，高出表面，有明显触痛，玻璃片压诊颜色不变。

脉象：弦细滑。

舌象：苔薄白。

西医诊断：结节性红斑。

中医辨证：湿热内蕴，气血凝滞，经络阻隔。

立法：通经活络，清热除湿。

方药：

紫丹参五钱 粉丹皮三钱 苏木三钱 鬼箭羽五钱 木瓜三钱 草红花三钱 三棱四钱 防己四钱 莪术四钱 厚朴三钱 伸筋草一两

外用紫色消肿膏（方见经验方与常用方），敷药后用绷带扎紧。

8月25日服上方7剂后，双小腿肿胀减轻，结节较前稍显软化，压痛减轻。上方加减：

鬼箭羽五钱　三棱三钱　莪术三钱　伸筋草一两　透骨草五钱　当归三钱　紫丹参五钱　路路通三钱　红花三钱　赤芍三钱　木通三钱　川军三钱　木瓜三钱

外用药同前。

9月28日前方连服20剂后，双小腿大部分结节已消退，个别未退者已软化，肿胀已消失。法仍同前，内服大黄䗪虫丸、内消连翘丸（附方39）、八珍丸（附方32），外治法同前。

11月20日，丸药又连续服用1月余以后，双小腿结节完全消失，其他症状也消失，临床治愈。

〔**按语**〕　赵老医生认为本病与中医学中所述之“瓜藤缠”相似。多因湿热下注，凝滞血脉，气血运行不畅，经络阻滞而致。所以治疗原则以清热除湿、活血破瘀、软坚散结为主。

经验方：

鬼箭羽五钱～一两　丹参五钱～一两　丹皮三钱～五钱　三棱三钱～五钱　莪术三钱～五钱　木瓜四钱～六钱　防己三钱～五钱　厚朴二钱～四钱　伸筋草五钱～一两　红花二钱～四钱　鸡血腾五钱～一两

热盛的加：紫草、茜草、金银藤；结节坚硬的加：夏枯草、土贝母；热盛伤阴的加：玄参、生地、白芍。

以上4例都是根据这个立法进行治疗的。例一病程较短，始发丹毒，而后出现结节性红斑，经治疗发烧已退，但热象仍较明显，所以加金银花、菊花、秦艽、黄柏疏风清热解毒；鲜茅根养阴凉血；外用去毒药粉，后期则以活血破瘀通络为主。例二较例一病程较长，已患病3余月，除清热利湿外，用丹参、当归、活血化瘀；土贝母、生牡蛎清热软坚散结。例三病程较长，已患病两年余，反复发作，气血凝滞聚结，经络阻隔，除下肢散发结节外，又余见午后低烧、手脚心热、阴伤而湿邪凝滞未解、舌质红等阴虚之象，在治疗时，过于养阴则缠邪，过于利湿则伤阴，所以方中取二妙丸健脾燥湿，不用苍术而用白术；生地、玄参、麦冬清热养阴而不滋腻；紫草、茜草、当归、丹参、赤芍凉血又而活血；土贝母、夏枯草清热软坚散结；鸡血藤、金银藤清热又而通经络。根据疾病的实质，突出清热利湿以治其因，活血化瘀以治其果。既重视局部情况，又要考虑全面。例四病程更长，反复发作四五年之久，双下肢散在结节数十个，而且坚硬。治疗基本同经验方全方，加透骨草、伸筋草，以加强行血破瘀之功。苏木与血竭的功用甚相似，同为伤科之主药，一般苏木在外科方中并不重用，但赵老医生在瘀血阻隔的情况下重用苏木，这是根据李时珍“苏木少用则和血，多用则破血”的说法。另外局部外用紫色消肿膏贴敷后用绷带紧紧缠扎，也起了相当重要的治疗作用。关于这一点，我们注意分析了赵老医生在使用外用药时，如对阑尾周围脓肿和带状疱疹后遗疼痛，强调“加压包扎”和“缠紧”，否则疗效不理想。

荨麻疹（6例）

【例一】 王某，男，14岁，门诊号：327444，初诊日期1963年3月9日。

主诉：4年来，全身经常反复出风疙瘩，近3天来又发作。

现病史：全身皮肤出风疙瘩已4年。时起时消，早晚较剧，最近3天来又发作，痒甚，自觉与食物、季节无关。现无其他不适，饮食尚可，二便调和。

检查：躯干四肢散发大小不等、形状不一的粉红色风团样扁平皮疹，周围红晕，触之稍硬，部分皮疹融合成大片，可见搔痕血痂。

脉象：弦细稍数。

舌象：舌苔薄白，舌质红。

西医诊断：慢性荨麻疹急性发作。

中医辨证：风热束表，发为痞瘟。

立法：清热，疏风，止痒。

方药：

霜桑叶一钱半　黄菊花五分　杏仁泥一钱半　鲜芦根五钱　大青叶二钱　青连翘三钱　生甘草一钱半　薄荷叶一钱

3月14日服上方3剂后，皮疹已全部消退，未见新生，症已基本痊愈，再以浮萍丸（方见经验方与常用方）一两，日服一钱；防风通圣丸（附方75）一两二钱，日服一钱，巩固疗效。

【例二】　张某，39岁，男，住院号：522817，入院日期1965年6月30日。

主诉：身上起疙瘩，时起时没1月余，全身泛发。

现病史：1月前因患胃疼，曾在某诊所服药（药名不详），当晚即开始在下肢发生大片红斑，剧痒，抓后更多。以后继续经某诊所治疗，服药打针多次，一直未愈。自诉发病开始曾有前臂、手部生大小“疮”历史，后在诊所服用“磺胺”药，全身即泛发红斑。于6月2日曾来我院服用过中药，未见明显好转，又在某诊所注射“钙剂”，内服大小白药片，皮疹一直时起时落，每日夜晚加重，影响入睡。今洗澡出汗后受风，皮疹弥漫全身搔痒难忍而入院治疗。几年来胃纳不佳，20年前曾患肺结核，有多年神经衰弱及溃疡病历史。三日来，大便未行，全身自觉发热，小便短赤，口干纳呆。

检查：发育正常，营养一般，体温 38.7℃，一般情况良好。头面五官正常，颈部甲状腺不大，其他未见异常。心（－），肺（－），腹部平软未触及包块及肿物，肝大肋下三指，四肢脊柱无畸形，活动自如。皮科检查：全身泛发大小不等扁平隆起的风团，颜面潮红，斑块之间布满索条状抓痕及血痂。

化验：大便、尿常规均正常，血色素 12.7 克，红细胞计数 4 350 000/立方毫米，白细胞计数 10 500/立方毫米，中粒细胞 82%。

脉象：弦滑微数。

舌象：舌苔黄腻，舌体胖。

西医诊断：急性荨麻疹。

中医辨证：湿热内蕴，复感风热，风湿相搏，而为㾦瘟。

立法：疏风，清热，止痒。

方药：

荆芥二钱　牛蒡子二钱　连翘五钱　赤芍三钱　黄芩三钱　当归四钱　生石膏一两　白鲜皮一两　六一散（包）五钱　生军三钱

7 月 1 日服上方 1 剂后，部分皮疹已见消退，搔痒减轻，体温恢复正常，大便仍秘结，舌红，脉弦滑数。原方加全瓜蒌一两，防风三钱。7 月 2 日皮疹基本消退，惟手掌部有少数皮疹，大便已畅，日解二次。脉弦滑，舌苔白。

处方：

当归五钱　生地五钱　赤芍三钱　防风二钱　刺蒺藜一

两　浮萍三钱　蝉衣一钱半　白鲜皮一两　地肤子一两

7月6日药后皮疹全部消退。继服浮萍丸三两，以巩固疗效。

【例三】 胡某，男，31岁，门诊号：434261，初诊日期1964年7月11日。

主诉：全身起风疙瘩已14年，近3天来发作。

现病史：全身出风疙瘩已14年。每至春、秋即发，阴天加剧，作痒，时隐时现。曾于某医院治疗，诊断为荨麻疹。服抗过敏药后即减轻，停药后仍复发。近3天来全身泛发，搔痒明显，伴有腹痛，大便溏泻，胸闷。否认寄生虫史。

检查：躯干、四肢散发大小不等、形态不一的粉红色斑，稍隆起，部分皮疹融合成片，可见搔痕、血痂。

脉象：细数。

舌象：舌苔白，舌质淡红。

西医诊断：慢性荨麻疹急性发作。

中医辨证：腠里不固，外感风邪。

立法：疏风，止痒。

方药：

麻黄一钱半　荆芥穗二钱　防风二钱　杏仁泥二钱　白鲜皮五钱　地肤子四钱　僵蚕三钱　桑白皮二钱　秦艽五钱　金银花七钱　茵陈蒿三钱　丝瓜络三钱

9月23日，经服药34剂后，皮疹由大渐小，由多渐少，逐渐消失，痒感亦除。经复查已无皮疹出现，症获痊愈。于1964年10月20日患者来信说：自痊愈后已半年未再复发。

【例四】 张某，男，40岁，住院号：871683，住院日期1973年6月9日。

主诉：周身起红色风团伴有发烧4天。

现病史：4天前，劳动后出汗较多，到室外乘凉受寒，下肢突然出现红色风团，臀部及腰部相继出现，昨天开始发冷、发烧，体温38℃左右，上肢及前胸、后背均起同样大片风团，4天来时起时落，但始终未能全部消退，头面部及上肢也感发胀、发红。风团初起时色淡，并高出皮肤表面，继而肿胀稍滑，留有红斑，痒感特别明显，影响食欲及睡眠，大便干。1969年曾有类似发作，后来关节痛又引起化脓性关节炎，生病前未吃过其他药。

检查：体温38℃，内科检查未见明显异常。全身散在红色风团，新发皮疹高出皮面，陈旧性皮疹留有红斑，皮疹成大片不规则形，头面、躯干、四肢等处泛发，有明显搔痒抓痕，头面部及上肢明显肿胀。化验检查均属正常。

脉象：弦滑稍数。

舌象：舌苔薄白，舌质正常。

西医诊断：急性荨麻疹。

中医辨证：内有蕴热，风寒束表，发为瘖瘤。

立法：散风，清热，通里。

方药：

荆芥三钱　防风三钱　黄芩三钱　栀子三钱　白鲜皮一两　地肤子一两　苦参五钱　刺蒺藜一两　车前子（包）一两　泽泻五钱　川军三钱　全瓜蒌一两

6月11日，服上方2剂后，体温恢复正常，全身皮疹大部分已消退，但仍有新起的小片风团，肿胀已消。再按前方去川军继服3剂。6月12日皮疹全部消退，夜间仅有散在新起小风团，其他均属正常，出院后继服3剂。经门诊随访，临床痊愈，未再复发。

【例五】 吴某，女，19岁，门诊号：482835，初诊日期1972年3月28日。

主诉：发烧，身上起红斑搔痒已3天。

现病史：3天前游泳以后回家受风，突然高烧怕冷，全身起风疹，颜色深红，痒感明显，遇风则加重。大便干而少，二三日一行。尿色深黄，身倦，胃纳不佳，精神尚好。

检查：体温39.6℃，全身性红色斑疹，融合成大片，压之退色，痒感明显。

脉象：弦滑稍数。

舌象：舌苔薄白。

西医诊断：急性荨麻疹。

中医辨证：里热外受风寒，发为痦癗。

立法：清热凉血，散风止痒。

方药：

大青叶一两　生石膏一两　麻黄一钱　酒军三钱　紫草五钱　茜草三钱　大生地一两　白茅根一两　赤芍三钱　白鲜皮一两　苦参五钱　薄荷（后下）三钱

3月3日服上方1剂后，体温恢复正常，皮肤色红渐退，微痒，大便通畅，食纳好转。处方：

大青叶一两　生石膏一两　赤芍三钱　紫草五钱　茜草三钱　丹参三钱　生地五钱　白茅根一两　薄荷三钱　川军三钱　玄参三钱

4月3日上方服3剂，皮肤搔痒已止，皮疹大部消退，躯干部只有散在红斑，形状不规则，上方佐以养阴凉血之剂：

大青叶一两　赤芍三钱　紫草五钱　茜草半钱　丹参三

钱　生地三钱　白茅根五钱　地肤子三钱　黄芩三钱　玄参三钱

4月6日继服3剂后，又去游泳未再发病，随访3个月未再复发。

【例六】　某，女，41岁，简易病历，初诊日期1971年2月10日。

主诉：10余年来全身不断发生红疙瘩，痒甚。

现病史：患者10余年来，不断在四肢、躯干发生大片红色疙瘩，剧烈搔痒，时起时落，每早晚发疹较重，无一定部位，特别是冬季晚上入寝后更重，夏日亦不间断，曾经多方面治疗不效。

检查：四肢有散在指盖大或铜钱大不整形之大片扁平隆起，淡红色。

脉象：沉缓。

舌象：苔白，舌质淡。

西医诊断：慢性荨麻疹。

中医辨证：先有蕴湿兼感风寒之邪化热，风寒湿热交杂，缠绵不去，发于皮肤。

立法：调和阴阳气血，兼以清热散寒，疏风祛湿。

方药：

五加皮三钱　桑白皮三钱　地骨皮三钱　丹皮三钱　干姜皮三钱　陈皮三钱　扁豆皮三钱　茯苓皮三钱　白鲜皮三钱　大腹皮三钱　当归三钱　浮萍三钱

2月17日进服上方7剂，皮疹明显减少，只是早上外出后仍有少数皮疹，晚上也基本不发。2月26日复诊，又继服4剂后，皮疹即完全不发；又服3剂，临床治愈。

〔**按语**〕　荨麻疹是一种过敏性皮肤病，就是一般人所说的“风疹块”和“鬼饭疙瘩”。赵老医生认为，本病相当于中医学中所述之“痦瘤”或“瘾疹”。一般分为急性、慢性两大类。本病的发生多因七情内伤，机体阴阳失调，营卫失和，卫外不固复感风邪而诱发；或因过食高粱厚味、荤腥动风之物，脾胃滞热，再成风邪而发（多属急性荨麻疹）。若平素体弱，阴血不足，阴虚生内热，血虚生风；或反复发作，气血被耗，风邪侵袭而致（多属慢性荨麻疹）。从而可知风邪是本病发病的主要条件。而“风为百病之长，善行而数变”，风与寒相合而为风寒之邪；与热相合而为风热之邪。风寒、风热在一定条件下又可以互相转化。风寒、风热之邪客于肌肤皮毛腠理之间，“则起风瘙隐疹”。

根据赵老医生的临床经验，本病大致可分以下几个类型：

1. 风热型（多见于急性荨麻疹）：全身或暴露部位出现风团样扁平皮疹，稍高于皮面，呈红色或粉红色，剧痒，兼见头痛、发热、心烦口渴、大便干、小溲赤等症。舌质红、苔薄白或白腻，脉滑数。治宜辛凉解表、疏风止痒。

组方一

荆芥穗二钱　防风二钱　金银花四钱　牛蒡子三钱　丹皮二钱　浮萍二钱　干生地三钱　薄荷一钱半　黄芩三钱　蝉衣一钱　生甘草二钱

方中荆芥穗、防风、薄荷、浮萍疏风解表；丹皮、干生地凉血清热；金银花、牛蒡子、甘草清热解毒；黄芩清上焦之热；蝉衣祛风止痒。

组方二

桑叶三钱　菊花三钱　杏仁泥一钱半　连翘三钱　金银

花四钱　薄荷一钱半　甘草三钱　丹皮三钱　防风三钱

方中桑叶、菊花、薄荷散风热，清火；金银花，连翘清热解毒；丹皮清热凉血；甘草和中；杏仁、防风开腠理，散风热，止痒。

2. 风寒型（多见于慢性荨麻疹）：全身泛发粉白色、粉红色风团样扁平丘疹，作痒，遇风、遇冷加剧，或兼有发热恶寒、无汗身痛、口不渴等症，脉浮紧，苔白。法宜辛温透表，疏风止痒。处方：

麻黄一钱　杏仁一钱半　干姜皮一钱　防风二钱　浮萍一钱半　白鲜皮五钱　芥穗二钱　蝉衣一钱半　陈皮三钱　丹皮三钱　生甘草二钱

方中麻黄、杏仁、荆芥开腠理，解肌发汗；丹皮和营血；干姜皮温中散风寒，且走肌肤；防风、浮萍散风；陈皮、甘草调胃和中；白鲜皮去内伏之蕴湿，配以蝉衣更加强散风止痒之功。

3. 滞热受风型（多见于急性荨麻疹）；风团、风疹持续不已，反复发作，疹块或白或赤，奇痒不眠，并有中脘痞满、纳呆、胸闷、嗳腐吞酸、嘈杂恶心或腹痛等症。大便干燥秘结，小便红赤。脉沉涩。舌苔白厚或腻。法宜表里双解。处方：防风三钱　金银花五钱　地肤子六钱　芥穗三钱　大黄一钱半　厚朴三钱　云苓三钱　赤芍三钱　甘草三钱

防风、荆芥穗、金银花清热解表散风；赤芍活血和营；地肤子去中州之湿，止痒润肤；大黄苦寒泻热，荡涤肠胃；厚朴苦温行气，清肠胃之滞；甘草和中缓其力，而不过伤其气；云苓健脾助气。为表里、气血、三焦通治之剂，汗不伤表，下不伤里，表里双解。

4. 血虚受风型（多见于慢性荨麻疹）：皮疹反复发

作，多见午后或入夜加重，而午前或后半夜则轻。兼见头晕、头重、腰酸、体倦、失眠、多梦等症。脉沉细而缓，舌质淡或红润，净无苔。法宜益气养血，疏散风邪。处方：

生地一两　当归五钱　赤白芍六钱　首乌五钱　生芪五钱　防风三钱　芥穗三钱　刺蒺藜五钱　麻黄三钱

方中生芪、当归、生地、首乌、二芍补气养血以扶正；麻黄、芥穗、防风、刺蒺藜疏表散风止痒以治标。

例一至例四均属急性荨麻疹或慢性荨麻疹急性发作的病例。例一、例二偏于风热型，例三、例四偏于风寒型。从其发病的情况来看，赵老医生称风热型较风寒型为急，治疗原则以祛风邪为主，用药都是辛散宣达的。而且根据患者体质情况和症状特点加减变化。例一是用风热型组方二化裁，清热疏风止痒，治疗此较简单。例二开始疑为药疹，但从其皮损的形态以及诱发加重的因素来看（洗澡后汗出当风），最后诊断还是急性荨麻疹，治疗用风热型组方一加减。因其病程稍长，热盛已入里，所以加生石膏清气以除热；加生军通里以抽薪。待其皮疹基本消退后，又佐以生地、当归养阴凉血和血。例三、例四为急性荨麻疹偏于风寒，所以均按麻黄方、荆防方加减。例三有 14 年的荨麻疹史，经常发作，在急性发作期间，乘势祛邪，所以愈后半年多未再复发。例四过去有荨麻疹史，因受风寒又复发作，寒邪部分化热入里，与内热搏结，故以散风凉血为主，佐以祛湿通里之剂，从法则上近乎表里双解，但仍以祛风邪为主。

例五为急性荨麻疹属于内有滞热外受风寒。患者身倦、胃纳不佳，大便干而少，二三日一行，尿黄赤，说明内有滞热。发病时值三月，天气尚凉，下河游泳出水后当风受寒，所以突然恶寒发热，全身起风团皮疹，色深紫，说明热已灼伤阴血，所以用小剂辛温之麻黄开皮毛；薄荷辛凉散表祛邪；赤芍、紫草、茜草、生地、白茅根凉血活血；大青叶、生石膏清热化瘀；白鲜皮、苦参清热祛湿止痒；酒军通里导滞热，洁净腑，表里双解。体温虽高在 39.5℃以上，药后一剂则体温恢复正常，大便已畅，表邪已解，里热已退。但血分之热未清，再以凉血活血、清热化瘀以收功。

例六是应用赵老医生的经验方多皮饮治疗的。此方对原因不明的慢性顽固性荨麻疹效果较好。方中五加皮辛能散风，温能除寒，苦能燥湿，配干姜皮、陈皮能除风湿散寒理气；桑白皮除肺热消肿利水；白鲜皮、丹皮、地骨皮可清热凉血；冬瓜皮、茯苓皮、大腹皮、扁豆皮能利水消肿除湿。复以浮萍散风解表于腠理；当归养血入血分，此二药沟通表里，调和阴阳气血。如属新感寒邪较重者，可重用干姜皮、陈皮；热邪较重者，可重用桑白皮、丹皮、地骨皮；湿邪较重者，可重用冬瓜皮、茯苓皮、大腹皮、扁豆皮；风邪重者，可重用五加皮或可加入防风三钱。

我们系统观察了 50 例比较顽固的荨麻疹患者。50 例中男性 28 例，女性 22 例。年龄最小 1 例 7 岁，最大 1 例 58 岁；病程最短 1 例为 25 天，最长 1 例为 30 年。结果：痊愈者 27 例，显效 12 例，进步 10 例，无效 1 例。主要体会：属于风热型发病较急，外邪未深入，正气未虚者效果较好；风寒型及虚型疗效较差。对于慢性患者虽经治愈，近期已无新生皮疹，为了减少复发，最好在治愈后再服药一阶段，或比较长期服用丸药，才能达到减少复发的目的。在治疗期间或在恢复以后，对饮食的禁忌也必须注意，一般服用鱼、虾、辣椒、酒等刺激性食物，往往引起复发。

环状红斑（1例）

关某，男，36岁，住院号：43465，住院日期1968年3月11日，会诊日期1968年6月27日。

主诉：周身关节游走性肿胀、疼痛，关节周围皮肤起红斑，反复发作已7年余。

现病史：自1961年起，全身关节周围皮肤出现游走性片状、环状红斑，同时伴有疼痛、肿胀，晚上症状加重，时起时消，周期性发作。肩、肘、腕、膝、踝指（趾）关节肿胀。红斑大2厘米~4厘米，多在关节周围出现，严重时活动明显受限，且有发烧体温升高，多与慢性扁桃腺炎的发作相关。无心悸、气短。7年间虽经多次抗风湿治疗、理疗、疗养以及抗结核、抗感染治疗，均未见显效。1968年2月复发较重，红斑增多，关节肿胀，再次入院。

过去史：过去有慢性扁桃体炎（1955年已摘除），肺结核已硬化。

检查：体温37℃，血压120/70毫米汞柱。咽微红，心、肺、肝、脾检查未见异常。肩、肘、膝、踝、指关节肿胀，散在多数片状、环状红斑，直径约2厘米~3厘米，关节活动受限。化验：白细胞计数13 800/立方毫米，分叶核粒细胞74%、杆状核粒细胞2%，淋巴细胞18%，单核细胞2%，嗜酸性粒细胞3%（住院期间嗜酸性粒细胞常达12%左右），血色素13.3克。尿常规检查正常，大便常规检查正常，抗

“O” 1:400，血沉第一小时4毫米，未找到红斑狼疮细胞，肝功能正常。病变关节拍片未见骨质增生与破坏。

西医诊断：环状红斑。

入院后服中药疼痛减轻，晚上疼痛仍重，手足多处红斑仍未消失，且有融合成片状，伴有关节肿胀。6月27日请赵老医生会诊。

脉象：弦缓。

舌象：舌苔薄白。

中医辨证：蕴湿化热，湿热凝聚，阻隔经络，复感风邪，发为血风疮。

立法：凉血活血通络，佐以利湿。

方药：

南红花三钱　桃仁三钱　苏木三钱　紫草根四钱　茜草根四钱　赤芍四钱　白芍四钱　车前子（包）六钱　凌霄花三钱　玫瑰花三钱　宣木瓜三钱　丝瓜络三钱

7月10日上方服10剂后，红斑明显消退，手指、趾尖、足跟仍红肿而痛，肩关节亦痛。改服大黄䗪虫丸（方见经验方与常用方）、逍遥丸（附方76）及红枣。7月18日服丸药后，红斑减少，关节疼痛虽已减轻但仍未能控制，改用理气通络止痛之剂：

青木香二钱　枳椇子三钱　陈皮三钱　蔻米二钱　砂仁二钱　伸筋草四钱　透骨草二钱　丝瓜络三钱　橘络二钱　延胡索二钱　姜黄一钱半　川贝三钱

8月8日服上方10剂后，疼痛减轻，发作间期延长，红肿面积减小，持续时间缩短，红斑与肿胀间隔出现。按前法加减：

沉香八分　广木香一钱半　玉金三钱　枳椇子三钱　川贝母三钱　枳实三钱　陈皮四钱　酒全归四钱　酒白芍四钱

延胡索三钱　姜黄一钱半　伸筋草四钱

8月22日服上方7剂后，关节肿胀全消，疼痛已止，手脚各有一处红斑再现，自感四肢发热，有肿胀感。服用大黄䗪虫丸，早服一丸；舒筋丸（附方77）晚服一丸；凌霄花四两，每日四钱，水煎代茶。

9月3日，10天内红斑肿胀全部消失，偶见四肢起少量红斑。四肢末端散在红斑系余邪未净，拟以凉血活血通络、祛风邪解余毒为法：

鸡血藤三钱　海风藤三钱　酒全归三钱　酒白芍三钱　川萆薢四钱　秦艽三钱　丝瓜络三钱　赤芍三钱　凌霄花三钱　玫瑰花二钱　紫草根三钱　茜草根三钱

每剂加黄酒五钱。

9月12日病情平稳，食指、左膝关节仍有小红斑及肿胀，但较轻微。按上方加减。9月24日，关节红斑、肿胀、疼痛消失。用丸药大黄䗪虫丸、舒筋丸（附方77）、舒筋活血片（附方78）、五加皮酒（附方79）等，巩固疗效。随访1年余未见复发。

〔**按语**〕　环状红斑，赵老医生认为亦属于中医血风疮的范围。本例患者，反复发作已7年余，虽经抗风湿、抗结核、抗感染等疗法，时好时发反复不断。血虚血热为病之本，又外受风毒湿邪，湿热阻滞经络，所以关节肿痛发红斑。开始治疗阶段，侧重于凉血活血通络，佐以理血利湿。方中桃仁、红花、紫草、茜草、赤芍、凌霄花、玫瑰花凉血活血化瘀通络；反佐以温通之苏木，功在温化湿邪凝滞，促进经络气血之畅通；木瓜、丝瓜络疏通经络；车前子利湿；白芍理血和血。所以药后红斑明显消退，关节肿痛稍减轻。第二阶段，侧重于理气通络止痛。方中木香、陈皮、砂仁、蔻米、延胡索理气止痛，助运行湿；伸筋草、透骨草、丝瓜络、橘络、姜黄活血通络；川贝、枳椇子养阴解毒，化痰散结。治疗一个阶段后，关节肿痛现象得以控制。但是赵老医生在复审此方时深感有些顾此失彼，所以余邪未尽，红斑继起。最后以凉血活血通络为主，兼祛风湿解余毒，综合前两阶段的基本方药，标本兼治以收功。

泛发性神经性皮炎（2例）

【例一】 关某，女，35岁，门诊号：398647，初诊日期1965年8月13日。

主诉：颈部、两下肢皮肤搔痒变粗糙已1年多。

现病史：1年多以前开始于颈部、两下肢皮肤搔痒逐渐发展至全身，皮肤变粗变厚，晚间搔痒加重，致使不能入睡，饮食、二便尚正常。曾经多次治疗不效，即来我院门诊治疗。

检查：颈部及双下肢伸侧面和躯干部有散发铜钱大之皮损，肥厚角化，边缘不整齐，皮纹变深，颜色较正常皮肤稍暗，表面有菲薄落屑，皮损周围可见散在抓痕、血痂。

脉象：沉弦。

舌象：舌苔薄白。

西医诊断：泛发性神经性皮炎。

中医辨证：汗出当风，风邪客于肌肤。

立法：活血散风止痒。

方药：

全虫三钱　干生地五钱　当归四钱　赤芍三钱　白鲜皮五钱　蛇床子三钱　浮萍二钱　厚朴三钱　陈皮二钱　炙甘草三钱

外用止痒药膏（方见经验方与常用方）、黑豉软膏（附方80）。

前药连服9剂，痒止，皮损变薄，后以紫云风丸（方见经验方与常用方）巩固疗效，5日后已基本治愈。

【例二】 侯某，男，67岁，初诊日期1972年8月14日。

主诉：周身散发片状、肥厚、粗糙之皮损，奇痒，已十几年。

现病史：患者十几年前四肢、躯干、颜面、臀部均有粗糙、肥厚之皮损奇痒，曾经某医院诊断为泛发性神经性皮炎，多次治疗不效。今年4月外用西药水剂后，局部皮损发生糜烂，痒感反而加重，夜不成眠，曾注射“葡萄糖酸钙”、抗生素，外用西药膏等数种治疗方法，均不能控制。遂来我院就诊。

检查：患者表情痛苦，精神不振，颜面耳廓有轻度糜烂皮损，渗出液不多，作痒，躯干及尾骶部皮损肥厚，上复少量血性痂皮，有明显抓痕。

脉象：弦。

舌象：舌苔薄白。

西医诊断：神经性皮炎。

中医辨证：血虚风燥，肌肤失养。

立法：疏风止痒，养血润肤。

方药：

全虫三钱　威灵仙六钱　白鲜皮一两　丹参五钱　地肤子一两　干生地五钱　黄柏三钱　刺蒺藜一两　生槐花五钱　猪苓三钱　金银花六钱

外用普连软膏（方见经验方与常用方）、珍珠散

（附方 42）。

服上方 7 剂后，皮损糜烂平复，渗出液减少，痒感已减轻，可以入睡。继服前方，局部只残留原粗糙之皮损，较正常皮肤稍厚，随之以秦艽丸（方见经验方与常用方）、除湿丸（方见经验方与常用方）内服。外用五倍子粉（附方 65）、止痒药粉（方见经验方与常用方），配合熏药疗法。前后共计治疗 2 个月左右，痒感消失，粗糙肥厚皮损变薄，局部皮肤已基本正常。

〔**按语**〕 神经性皮炎相当于中医的牛皮癣。因其皮损状如牛领之皮，厚而且坚，故名。

本病是因脾经湿热，肺经风毒客于肌肤腠理之间，兼感风湿热邪所致。热盛则肌肤起瘰，风盛则明显搔痒，湿性黏腻故时起时伏，缠绵不愈。一般辨证局部有渗出液而搔痒明显的皮损为湿盛。而神经性皮炎不但没有渗出液，反而皮损肥厚，粗糙，高出皮面，何以辨为有湿？赵老医生解释：湿有内湿、外湿，湿为重浊有质之邪，其性黏腻，湿邪蕴久可以化热生虫，湿热凝固聚结于肌肤腠理之间，则皮肤粗糙肥厚，明显搔痒。神经性皮炎以内湿为主，而且非常顽固，可谓之“顽湿”；湿性黏腻故反复发作缠绵不愈，所以不能单纯根据有无渗出液而辨湿，应当根据其发病的机理和临床特点综合来看，这一点在临床上是很重要的。根据上述看法，所以赵老医生在长时期的临床实践中摸索出的全虫方是治疗本病的主方。不但适用于神经性皮炎，而且适用于其他顽固搔痒性皮肤疾患。上述两例均系全虫方临床加减的。

对于神经性皮炎的治疗，赵老医生既重视整体治疗，也重视局部治疗。分别叙述如下：

1. 整体治疗

全虫方（见经验方与常用方）。

急性的泛发全身的，可加川槿皮、海桐皮以驱风除湿止痒；皮损肥厚角化过度的，可加养血润燥之剂如鸡血藤、当归、白芍、天冬、麦冬；搔痒明显的，加白鲜皮五钱至一两，地肤子五钱至一两，刺蒺藜五钱至一两；心烦失眠的，加莲子心二钱至三钱；病情较久血虚血热现象明显的，加生地、丹皮、白茅根、柴草根、茜草根等养阴润燥，凉血活血之剂。

2. 局部治疗

（1）急性期泛发面积较大，皮损较薄者用龙胆草搽剂（方见经验方与常用方）；鲜芦荟蘸擦黄药粉（方见经验方与常用方）加入5%化毒散（附方5）；或擦绿药粉（方见经验方与常用方）加入5%化毒散；或雄黄解毒散（方见经验方与常用方）外擦。

（2）亚急性期：夏天用茄蒂、鲜黄瓜、鲜地黄根，冬天用白菜头、荸荠蘸擦黄药粉或擦绿药粉或雄黄解毒散外上；或用鲜楮桃叶白浆擦局限性皮损处；或用楮桃叶煎水外洗有润肤止痒之功；或用癣症熏药（方见经验方与常用方）外熏，但只能用于限局性皮损，泛发性皮损熏药不适宜。或用癣症熏药20%加凡士林做成癣症熏药油膏（方见经验方与常用方）外用；或用大青盐三钱至五钱开水熔化后外洗，有止痒解毒之功。

（3）慢性角化肥厚皮损

1）较薄的用止痒散膏（方见经验方与常用方）或豆青膏（方见经验方与常用方）。

2）肥厚角化的皮损用三棱针刺后再外敷药膏作用较好。一般常用黑色拔膏棍（方见经验方与常用方）

或稀释拔膏（方见经验方与常用方），3～5 天换 1 次。换药前用海螵蛸块摩擦，将其粗糙的皮损摩掉后再换新药。

3）用熏药疗法熏局部。

皮肤瘙痒症（1 例）

王某，男，58 岁，简易病历，初诊日期 1971 年 9 月 2 日。

主诉：全身皮肤搔痒 1 年余。

现病史：1 年来全身皮肤搔痒，搔后皮肤发红，不起风团，影响入睡，痒甚时用玉米棒搔抓也不解痒。曾用过镇静药及脱敏药，未效。

检查：全身皮肤粗糙，个别区域苔癣样变，无渗出液，有明显抓痕血痂。

西医诊断：皮肤搔痒症。

中医辨证：风湿内侵，结为湿毒。

立法：除湿解毒，息风止痒。

方药：

全虫（打）二钱　皂刺四钱　猪牙皂角二钱　刺蒺藜五钱　炒槐花五钱　炒枳壳三钱　苦参二钱　荆芥二钱　蝉退二钱　威灵仙四钱　白鲜皮一两　紫草根三钱

10 月 17 日服上方 10 剂后，搔痒已减轻，全身皮损也逐渐光滑，搔痒减轻，皮肤润泽已见恢复。又服上方 15 剂，基本治愈。

〔**按语**〕 引起搔痒的因素此较多，治疗比较困难。赵老医生认为，搔痒多由风、湿、热、虫而诱发，也有血虚所引起者。属于风盛者，常表现为走串无定，遍身作痒；属于湿盛者，常表现为浸淫四窜，流津淋漓，糜烂结痂；属于热盛者，皮肤隐疹，焮红灼热；属于湿热生虫者，皮损界限明显，痒感如虫行，而且容易传染；属于血虚者，皮肤干燥，变厚而作痒。发于上部者多兼风邪，发于下部者多兼湿邪。皮疹鲜红表浅，泛发全身者，属于阳证、表证；皮疹色晤淡较深者，多属于阴证、里证。治疗搔痒症，概括起来有以下几种法则：

1. 散风止痒法：适用于风盛所引起的搔痒。若病程短，皮疹鲜红，病在表者，首先用荆防方（方见经验方与常用方）；若病程稍长，开始入里，则用麻黄方（方见经验方与常用方）；经久缠绵不愈者，可用秦艽丸方（方见经验方与常用方）或全虫方（方见经验方与常用方）。

2. 清热止痒法：适用于毒热盛而兼有皮肤搔痒者。治疗时应以清热治本为主，重用清热解毒药即可止痒，而不需要单纯止痒。但是应当分辨为虚热还是实热。属于虚热者，则养血安神兼清虚热即可止痒；属于实热者，则重用清热解毒，佐以凉血泻肝。常用的药物如犀角、生玳瑁、生地、丹皮、胆草等；常用的方剂如龙胆泻肝汤、犀角地黄汤等。

3. 养血润肤止痒法：适用于慢性搔痒性皮肤病，属于血虚、血燥者，常用的方剂如养血润肤饮（方见经验方与常用方）等。

4. 除湿止痒法：适用于脾失健运，蕴湿不化，或外感湿邪而致者，常用的方剂如除湿胃苓汤等。

5. 杀虫止痒法：适用于虫疾作痒者，除辨证内服汤方外，外用药多用百部、雄黄、轻粉等杀虫以止痒。

本例患者病程一年余，属于风湿内侵，结为湿毒，所以法用除湿解毒、息风止痒，用全虫方加减而获效。

结节性痒疹（2例）

【例一】 肖某，男，37岁，简易病历，初诊日期1971年8月25日。

主诉：全身起硬疙瘩，搔痒已半年多。

现病史：半年前开始两下肢起硬结，搔痒明显，搔抓后出水。曾经某医院多种治疗无效，病情日渐加重，以致蔓延两上肢起硬结，痒甚影响睡眠。饮食一般，二便调，既往无患过皮肤病。

检查：四肢伸侧散发半球形灰褐色或粉红色，绿豆至豌豆大之结节共30余个，大部分结节表皮已被搔破，表面有血痂，部分硬结上覆盖有鳞屑。

脉象：滑缓。

舌象：苔薄白。

西医诊断：结节性痒疹。

中医辨证：内蕴湿热，郁久化毒，阻于经络，湿毒聚结而发。

立法：除湿解毒，疏风活血化瘀。

方药：

胆草三钱　连翘五钱　干生地五钱　粉丹皮三钱　栀子三钱　苦参五钱　生槐花一两　赤芍五钱　木通三钱　车前子（包）四钱　泽泻三钱　白鲜皮一两　防风三钱

外用黑色拔膏棍（方见经验方与常用方）。

1971年9月2日二诊，服前方7剂后，四肢之结节搔痒已明显减轻，部分结节变软、变小，搔痕已不明显。因工作较忙，服汤剂不便，而改用大败毒膏（附方81）、秦艽丸（方见经验方与常用方）。外用药同前。

采用上药连用月余，大部结节消退，只有6个结节稍痒较硬，未见新生之结节。再以上药治疗，以除余毒而愈。

【例二】 姚某，女，20岁，门诊号：800625，初诊日期1971年3月29日。

主诉：双上肢长疙瘩，奇痒，2个多月。

现病史：2个多月以来双上肢起疙瘩，先发于上臂，奇痒。曾经某医院治疗，效果不显而日渐发展，现已遍及双上肢，因痒甚经常搔破出血，有时整夜不能入睡，尤以月经前后症状加剧，食欲差，大便稀不成形，月经失调。

检查：双上肢伸侧散在分布豌豆大或指盖大之圆锥形或半球形之结节50多个，触之坚硬，呈灰褐色，表面粗糙，大部分结节之表皮被抓破上覆以痂皮，左上肢有3个结节互相融合而成较大之斑块，有明显抓痕。

脉象：滑缓。

舌象：舌苔薄白，舌质淡红。

西医诊断：结节性痒疹。

中医辨证：湿毒凝聚，气血阻隔，发为顽湿聚结。

立法：舒肝理气，活血化瘀，除湿止痒。

服用逍遥丸（附方76），每早服二钱；大黄䗪虫丸（方见经验方与常用方），每晚服1丸。

外用黑色拔膏棍。

经上法治疗1个月，病情虽稍有进步，但总的变化不大。后改用除湿解毒，疏风活血化瘀法：

苦参五钱　刺蒺藜一两　防风三钱　全虫二钱　赤芍五钱　白鲜皮一两　当归五钱　丹参五钱

水煎内服每日1剂，同时并用大黄䗪虫丸，每日1丸。外用药同前。

经上方治疗1个月后，病情明显好转，搔痒已减轻，较小之结节大部变平，呈暗褐色斑，较大之结节亦缩小变软。后又以秦艽丸、大黄䗪虫丸继续治疗1个月，总疗程达3个月。来院复查时，双上肢结节全部消退变平，只残留色素沉着斑，自觉已不痒，临床治愈。

〔**按语**〕 结节性痒疹为明显搔痒的疣状结节的皮肤疾患，多发生于四肢，尤其是小腿伸侧面，亦可发生于躯干部。几个相邻的结节可以互相融合而成斑块。本病多发生于成人妇女，证属顽固，较难治愈，有的消失后还可以复发。本病的发生，主要是体内蕴湿，兼感外界风毒，或昆虫咬伤，毒汁内侵为患，湿邪风毒凝聚，经络阻隔，气血凝滞，形成结节而作痒。湿为重浊有滞之邪，湿邪下注，故发病往往先发于下肢小腿；湿性黏腻，故缠绵不愈。

治疗总的原则是除湿解毒、疏风止痒、活血软坚。常用全虫方加减，配合活血化瘀药。常用方：

荆芥三钱　防风三钱　全虫一钱~三钱　皂刺二钱　苦参三钱~五钱　车前子三钱~五钱　泽泻三钱　萆薢三钱~五钱　白鲜皮五钱~一两　刺蒺藜五钱~一两　当归三钱　赤白芍各三钱

上方一般用法：病情早期以疏风止痒、除湿解毒为主，重用荆芥、防风、苦参、刺蒺藜、白鲜皮、全虫等药。至后期，结节坚硬较大，顽固不愈者，除前法外，宜加用或重用活血软坚之药，如赤白芍、当归、丹参、威灵仙、川军等或加用丸药如大黄䗪虫丸、散结灵（小金丹，附方20）等。若脾胃失和，运化失职者宜加用枳壳、厚朴、陈皮等。外用药方面：结节较小，浸润不深者可用鲜芦荟折断取其新鲜汁蘸雄黄解毒散（方见经验方与常用方）或化毒散（附方5）外擦，或用黄瓜尾巴蘸擦黄药粉（方见经验方与常用方）外擦，或单独擦黄药粉，或用脱色拔膏棍、稀释拔膏（方见经验方与常用方）外敷亦可。若结节硬大成片，浸润较深者，则宜用黑色拔膏棍加温外贴，或将黑色拔膏棍加温融化后，加入10%～20%的紫硇砂粉（附方82）外贴（但宜注意，勿损伤正常皮肤）。

上述2例，即按此法用药的。特别是例二，开始治疗时只按舒肝理气、活血化瘀处理，经治1个月，效果不显著。后改用除湿解毒疏风活血化瘀法，则见明显效果。

口腔内扁平苔癣（1例）

王某，女，17岁，病历号：877649，初诊日期1971年9月20日。

主诉：舌面上起疙瘩5个多月。

现病史：5个月前发现舌面有几个小疹子，呈乳白色，孤立散在，曾在某院注射维生素B_1。但仍有发展，现已融合成片，如瓜子样大小，疼痛。近日来伴有腰部麻疼，就诊前未使用过激素类药物治疗。

检查：舌面偏右中部有一葵花子大小乳白色扁平丘疹，颊黏膜两侧及牙龈处均有同样大小不等的扁平丘疹。皮肤其他部位正常。

脉象：沉细缓。

舌象：舌苔薄白，舌质红。

西医诊断：扁平苔癣。

中医辨证：肝肾阴虚，脾湿不运。

立法：滋补肝肾，健脾利湿。

方药：

玄参五钱　沙参五钱　丹参五钱　苦参三钱　石斛三钱　二冬四钱　干生地五钱　藏青果二钱　金果榄三钱　锦灯笼三钱　生薏苡仁一两

外用锡类散（附方83）涂患处。

10月7日上方进服7剂，配合外用药，自觉精神好转。间服养阴清肺膏（附方84）、地黄丸（附方85）、藏青果一两（口含）。10月22日牙龈、双颊黏膜丘疹已退，舌面丘疹未见明显改变，前方干生地改生地炭三钱，加金银花炭三钱。10月30日继服7剂，疼痛减轻，舌面丘疹已平，但仍有乳白色，间服丸药同前。11月17日就诊时，疼痛已止，局部丘疹变平，面积缩小，拟方如下，连服10剂，继服丸药同前。

玄参五钱　沙参五钱　丹参五钱　石斛三钱　生地炭三钱　金银花炭三钱　生白术五钱　生黄柏三钱　知母三钱　橘红二钱　云苓二钱　党参五钱

丁香每次口含2粒，日2次。

12月15日，皮损已趋于消退，无其他不适。至1972年1月7日复诊时，皮损已完全消退，舌面光滑，以后仍用养阴清肺膏调理，前后共服中药24剂，间服丸药，配合外用药临床治愈。

〔**按语**〕　扁平苔癣可单发于口腔，也可与皮肤损害同时出现，在唇颊、舌、齿龈都可发生乳白色苔癣样变化，局部粗糙患者自觉发涩，遇有刺激物时（如热、辣、甜、咸等）比较敏感。重者可出现糜烂、有渗出液。类似中医的“口蕈”。多为阴血不足，脾湿不运，两经络气血阻隔而致。治宜滋补肝肾，健脾除湿为法。常用方药：

南北沙参五钱～一两　熟地五钱～一两　玄参五钱～一两　石斛三钱～五钱　天麦冬四钱　紫丹参五钱～一两　枸杞子三钱～五钱　山萸肉二钱～三钱　苦参一钱～三钱　薏苡仁五钱～一两　白术三钱　车前子三钱～五钱

湿热盛者，可加黄柏二钱，知母二钱。

外用锡类散、珠黄散（附方86）。

本例患者即按此方加减的。方中玄参、沙参、二冬、生地、石斛、锦灯笼、青果、金果榄清热养阴，补肾；苦参、生薏苡仁健脾，清热祛湿；丹参活血。其他药是根据病人的具体情况加减应用的。

对于发生在皮肤的扁平苔癣，除滋阴除湿外，佐以活血通络。经验方：

紫丹参五钱～一两　鸡血藤五钱～一两　赤芍四钱～六钱　茜草三钱～五钱　鬼箭羽五钱～一两　生薏苡仁一两　黄柏一钱～四钱　玄参五钱～一两　干生地五钱～一两　泽泻三钱～五钱　石斛三钱～五钱

外用50%大枫子油（附方64）加50%冰片鸡蛋油（方见经验方与常用方）。

搔痒明显者，外用百部酒（方见经验方与常用方）加10%古月粉（附方93）、1%粉霜神丹（方见经验方与常用方）。

过敏性紫癜（1例）

孙某，男，12岁，简易病历，初诊日期1971年7月23日。

主诉：双下肢起紫红点，不痛不痒已1月余。

现病史：患者于1个月前突然发现双下肢有大小不等的密集紫红点，不痛不痒，按之不退色，未引起注意，以后逐渐增多。曾到某医院就诊，诊断为“过敏性紫癜”。食欲尚好，二便正常，自觉口渴。

检查：双下肢伸侧面皮肤有散在针尖至榆钱样大的紫红色斑疹，压之不退色，皮损稍高出皮面，表面光滑，未见苔癣样改变。化验检查血小板计数178 000/立方毫米。

脉象：沉细数。

舌苔：苔黄白，舌尖红。

西医诊断：过敏性紫癜。

中医辨证：血热烁灼脉络，迫血妄行。

立法：清热凉血活血，解毒消斑兼以养阴。

凉血五根汤加减：

白茅根一两　瓜蒌根五钱　板蓝根三钱　茜草根三钱　紫草根二钱　干生地五钱　玄参三钱　石斛五钱　生槐花五钱　丹皮三钱　地榆二钱。

8月3日服上方4剂后，紫斑全部消退，遗有色素沉着斑。继服前方，1周内未见新的出血点。8月14日为巩固疗效继服养阴清肺膏（附方84）、加味逍遥丸（附方87）以养阴和血，防止复发。

〔**按语**〕　关于紫癜类的疾病，在中医学中记述的比较分散，因而找不出一个比较恰当的中医病名。根据赵老医生的体验，此类病可以归纳在《医宗金鉴·外科心法要诀》中“血风疮”和“葡萄疫”的范围之内。从其临床特点来看，又可分为阴斑、阳斑两大类。过敏性紫癜，偏于血热妄行，属于阳斑；血小板减少性紫癜，多为正虚脾不统血，血不归经，偏于血虚，属于阴斑。前者应以清热凉血活血，解毒为主；后者应以健脾养血，凉血，活血化瘀为主。

过敏性紫癜，多因血热壅盛兼感风邪，风热与血热相搏，壅盛聚毒，迫血妄行，以致血溢脉络，瘀滞凝聚而发斑。因而骤然发病，发无定处，稍隆出皮面，有轻度搔痒，均反映了风善行而数变和血热壅盛的特点。就本例而言，始于1个多月以前，突然发现双下肢出现大小不等的密集紫斑，按之不退色。赵老医生惯用经验方凉血五根汤进行加减。方中白茅根，板蓝根、瓜蒌根、生槐花、地榆清热解血中之毒而凉血；茜草根、紫草根、丹皮凉血活血，化瘀消斑。其中地榆酸苦微寒，性沉寒入下焦；对于血热证，赵老医生经常讲道："热不除则血不止，热既清则血自安"。地榆既能清降，又能固涩，但是清而不泄，涩而不滞，为凉血止血之要药。特别是下肢的紫斑，经常加减使用。紫草根能凉血活血，凉血而不滞，活血而不散，又能补中益气，对于紫癜类病虚证实证均能应用。而其嫩茎称紫草茸，凉血解毒，多制成紫草茸油外用。

本例病期一个多月，自觉口渴，脉象沉细数，已有伤阴之象，故又用生地、玄参、石斛而养阴清热凉血，既助正气，又达凉血止血之功。

紫癜性色素性苔癣样皮炎（2例）

【例一】 王某，男，28岁，住院号：21085，入院日期1962年4月15日，会诊日期1962年4月26日。

主诉：两侧小腿出现紫红色斑1年多。

现病史：去年6月中旬，于两小腿伸侧发生斑片状鲜红色充血性聚集之小丘疹，痒轻，指压不退色，数日后皮疹变为暗红色，并逐渐扩散融合，顶端附有白色鳞屑，蔓延至大腿伸侧及腰部、胸部和上肢，剧烈搔痒。

3月上旬经某医学院诊为“紫癜性色素性苔癣样皮炎”，内服“强地松”，皮疹大部消退。但停药后，周身皮疹复发，逐渐加重。

检查：体温36.8℃，脉搏82次/分，血压126/96毫米汞柱，头部、口腔、浅淋巴、心、肺、肝、脾未见异常。全身广泛充血，弥漫粟粒大鲜红色丘疹，互相融合，指压不退色，四肢及腰部皮疹表面附着白色鳞屑，周围浸润明显，掌跖部可见紫癜样隆起之丘疹。

化验：凝血酶元时间12秒，嗜酸细胞计数528个/立方毫米，血小板计数132 000/立方毫米，出血时间1分30秒，凝血时间3分，血沉第1小时1毫米，胆固醇178%毫克，血浆总蛋白6.8克%，自蛋白4.4克%，球蛋白2.4克%，白细胞计数6 050/立方毫米，中性粒细胞60%，嗜酸性粒细胞6%，淋巴细胞32%，大单核细胞2%，红细胞计数5 630 000/立方毫米，肝功及肾功、尿便常规均属正常范围。

脉象：弦滑有力。

舌象：舌苔薄白有齿痕。

西医诊断：紫癜性色素性苔癣样皮疹。

中医辨证：血热受风（血风疮）。

立法：清热凉血，活血散风。

方药：

草红花三钱　干生地一两　大熟地五钱　赤白芍各三钱　地肤子五钱　天冬三钱　麦冬三钱　生白术五钱　生枳壳三钱　全当归三钱　茜草根三钱　浮萍一钱　生甘草五钱　桃仁三钱

5月1日再诊，近日来服中药后，皮损潮红减轻，躯干、上肢鳞屑性皮疹剥脱，余散在出血点，痒感减轻。5月30日，胸、背、上肢皮疹大部消退，全身性充血消退。脉弦滑有力，苔白。按上方加减：

红花三钱　桃仁三钱　干生地一两　茜草根四钱　板蓝根四钱　紫草三钱　生槐花五钱　赤芍四钱　粉丹皮四钱　香白芷一钱半　地肤子五钱　苏木一钱　生甘草三钱

外用云苓粉二两，寒水石粉三钱，冰片粉一钱，鲜芦荟二两蘸药外搽。

5月13日，躯干、四肢紫癜性皮疹皆消退，嘱服二妙丸（附方68）三钱，每日1次；犀黄丸（附方9）二钱，每日1次。5月17日，腹部、两下肢皮肤微红，搔痒，上半身潮红已退，脉弦滑，舌苔正常。处方：

干生地一两　大熟地五钱　蛇床子三钱　地肤子五钱　白蘚皮五钱　威灵仙三钱　炒栀子四钱　炒枳壳三钱　炒黄柏四钱　炒槐花四钱　粉丹皮四钱　草红花三钱　炙甘草五钱

5月24日，服中药1剂后搔痒减轻，腹部及下肢充血，潮红好转，基本痊愈。5月30日，内服逍遥丸（附方76）三钱，每日1次；犀黄丸二钱，开水浸20分钟每日1次。外用苍耳秧、楮桃叶①各半斤，煮水洗浴。

【例二】　毛某，男，26岁，住院号：347312，1964年11月3日入院。

主诉：四肢皮肤起小红点，搔痒，已月余。

现病史：住院前1个多月，发现双足背有密集小红点，不痛不痒，未加注意。半月后，又觉两下肢皮肤发痒，日渐加剧，同时发现与足背部相同之集簇性小红点，按之不退

---

① 楮桃叶：楮为落叶亚乔木，高丈余，皮有斑纹，为制纸原料，叶似桑而粗糙，花单性，雌雄异株。楮桃叶为楮的叶。

色,很快两上肢亦有同样红疹出现。即去某医院治疗,初步印象为紫癜,服"苯海拉明"、"维生素丙"、"路丁",外用"炉甘石洗剂",未效。又大量服用钙片及食用红枣,仍不见好转。即来本院门诊,服用清热凉血之剂,另外用金银花、苦参、黄柏煎水外洗,治疗半月,仍不好转,此时皮肤搔痒难忍,故收住院治疗。

检查:一般情况良好,体质较瘦弱,咽扁桃体轻度肿大、充血,左下第四齿因龋齿而缺损。双鼠蹊可触及蚕豆大淋巴结四五个,无压痛。左上肢伸侧面及腰臀以下皮肤呈弥漫性针尖至米粒大的暗红色斑疹,压之不退色,表面粗糙,有少量细白鳞屑,呈轻度苔癣样变化,两下肢伸侧皮疹有的融合成片,其中掺杂有少数鲜红色针尖大斑疹。

化验检查:尿便常规及肝肾功能均属正常范围。血色素 14.04 克,红细胞计数 4 680 000/立方毫米,自细胞计数 7 400/立方毫米,中性粒细胞 64%,淋巴细胞 34%,单核细胞 2%,血小板 151 000/立方毫米,出血时间 521 分,凝血时间 1 分。

皮肤病理检查:皮肤组织表皮角化过度,表皮嵴形成乳头样,间杂少部分表皮轻度萎缩。在部分表皮细胞间有少量红细胞渗出及淋巴细胞浸润。真皮浅层血管未见改变,但其周周有少数淋巴细胞浸润。

脉象:弦细。

舌苔:苔薄白,舌质红。

西医诊断:紫癜性色素性苔癣样皮炎。

中医辨证:血虚血热,热伤血络而外溢。

立法:养血凉血,活血化斑。

方药:

全当归五钱　赤白芍各三钱　丹皮三钱　干生地五钱　川芎钱半　黄柏五钱　鸡血藤四钱　丝瓜络三钱　橘络二钱　木瓜二钱　川牛膝三钱

上方连服6剂，两下肢搔痒有明显减轻，出血性皮疹颜色转淡。全身情况尚好，只觉午后身有烦热，自汗，偶觉心悸，两脉弦细，舌苔薄白，为阳虚不能固表之症。故在原方中加黄芪一两，连服5剂。身热解，自汗止，皮肤搔痒基本消失，出血性皮疹完全消退，遗留黄褐色色素沉着斑，皮肤表面粗糙，仍有轻度苔癣化。再外用无刺激性油膏润泽皮肤（凡士林、羊毛脂），很快皮肤光滑润泽恢复正常。服药共11剂，病情巩固，治愈出院。

〔**按语**〕　本病相当于中医学的“血风疮”。多因风邪入于血分化热，热迫血行，溢于孙络而见发斑，郁久血燥伤阴，肌肤失养则皮肤粗糙作痒。一般多属实证。治以凉血散风、活血化斑；因日久灼阴耗血，佐以养阴补血为其总则。因其血溢脉络，阻隔气血，辅以活血通络，使之气血归经，脉络得通，紫癜得以消退。赵老医生习惯使用的凉血药物为：丹皮、生地、紫草根、茜草根、槐花等；活血通络药物为：鸡血藤、桃仁、红花、川芎、丝瓜络、橘络等；祛风止痒药为：浮萍、川槿皮、白鲜皮等。他认为浮萍、川槿皮入血分能祛血分之风；白鲜皮表里相兼，祛风止痒。

例一体质较好，热象偏盛，所以曾用丹皮、板蓝根、黄柏、茜草根、炒栀子、炒槐花以清解血分之毒热；生熟地、二冬、白芍养阴补血凉血；赤芍、桃仁、红花活血通络，破瘀化斑；地肤子、白鲜皮、浮萍、蛇床子、威灵仙祛风止痒。外用鲜芦荟蘸云苓粉、寒水石粉、冰片粉外搽，止痒效果比较理想。后期血热逐解，用方侧重于祛风止痒。并用楮桃叶、苍耳秧煎水洗浴，局部祛风止痒效果也很好。例二兼见心烦、自汗、惊悸不安，舌质红，脉弦细，素体虚弱，有心血不足的征象。开始多次使用清热凉血解毒之剂，半月余而未获效；改用养血凉血、活血化斑，以当归、地黄补血养血；川芎、芍药、丹皮、鸡血藤、丝瓜络、橘络凉血活血、通络去瘀以生新；黄柏清下焦热；木瓜、牛膝引药下行以达病所，始获显效。后来又加用生芪除益气补血外，尚能升阳固表而敛汗。从而说明临床辨证，不拘泥一方一法。

限局性硬皮病（2例）

【例一】 臭某，男，42岁，简易病历，初诊日期1971年7月20日。

主诉：右小腿有一块皮肤发硬，色淡红，已4个多月。

现病史：2月间发现右小腿下方有一块皮肤变硬，色淡红，有时稍痒，有时小腿抽筋，范围逐渐扩大。曾经某医院诊断为“限局性硬皮病”。经埋线3次，因反应较大而中断治疗。又服中药20多剂，效果不理想。现觉纳食不香，便溏泻，夜寐不安，失眠，多梦，全身无力。

检查：右小腿伸侧中1/3处有一块约为7厘米×8厘米及右侧足背有一块约4厘米×6厘米大小之硬皮，色淡红，表皮有蜡样光泽，触之坚实，皮肤之毳毛脱落，皮损四周可见毛细血管扩张。

脉象：沉细而弱。

舌象：舌苔薄白，舌质淡红。

西医诊断：限局性硬皮病。

中医辨证：脾肾阳虚，气血两亏，风寒外袭，经血痹塞不通。

立法：补肾养血，益气健脾，温经通络。

方药：

全当归三钱　党参五钱　黄芪一两　川芎三钱　白术五钱　茯神三钱　龙眼肉五钱　远志三钱　桂枝三钱

1. 用黑色拔膏棍（方见经验方与常用方），加温外贴包紧。

服上方2周后，失眠情况好转，饮食稍增，局部皮损色转淡粉红，周围粉红晕渐退，全身疲乏已好转。按前方加鹿角霜二钱，菟丝子五钱，补骨脂五钱。外用药同前。

服前方2周后，局部皮损转淡色，渐软，有时局部微微出汗，继服前方。又进上方2周，共治疗6周后，全身情况基本恢复正常，局部皮肤蜡样光泽消失，接近正常皮肤色，触之柔软，有皮纹出现，并见新生之毳毛，症获显效。

【例二】　栗某，女，37岁，简易病历，初诊日期1970年8月26日。

主诉：眉间有条状硬皮，已10余年。

现病史：10余年来眉间有一条皮肤发硬，并逐渐变长，颜色也逐渐变深暗。经某研究所诊为“限局性硬皮病”，经多种治疗无效。

检查：眉间发际至鼻梁骨约6厘米～7厘米长沟形病灶，凹陷，皮肤粗糙较硬，边界清楚。

脉象：沉细。

舌象：舌苔薄，舌质淡。

西医诊断：限局性硬皮病。

中医辨证：脾虚湿蕴，经络阻隔，气血凝滞。

立法：健脾除湿，通经活络，健脾软坚。

方药：阳和丸（附方 40）、人参健脾丸（附方 88）、人参归脾丸（附方 89）。

外用脱包拔膏棍一两。

服药 10 天后，硬皮变软，变红，内服与外用药 20 天后，硬皮红软，中间凹陷变浅，自觉发痒。仍服前药 2 个月后获效。

〔**按语**〕 本病多为脾肾阳虚，卫外不固，腠理不密，风寒之邪乘隙外侵，阻于皮肤肌肉，以致经络阻隔，气血凝滞，营卫不和，而痹塞不通。所以称之谓“皮痹疽”。脾主肌肉，主运化水谷之精微，以营养肌肉、四肢；若脾运失职，则肌肉失养，卫外不固，腠理不密，则易感受外邪而得病。本病的治疗，多以健脾助阳、温经通络，佐以软坚为法。

经验方：

怀山药一两　生黄芪一两　云苓四钱　鸡血藤一两　伸筋草一两　全丝瓜五钱　白芥子五钱　贝母三钱　三棱三钱　莪术三钱　鬼箭羽一两　刘寄奴三钱　徐长卿三钱

肾阳不足者加上肉桂一～二钱，附片二钱，炮姜三钱，鹿角胶三钱，淫羊藿二～三钱。

局部治疗可用浸浴。

方药：伸筋草一～二两　透骨草五钱～一两　祁艾五钱～一两　刘寄奴三～五钱　自然铜一两

取水 5～10 斤，煎 20 分钟后浸浴。或用虎骨酒（附方 90）局部按摩，或用脱色拔膏棍加温外贴。

前述二例均按此法则进行治疗。在具体施治时，还要根据全身情况，具体分析。例一开始见证以脾虚，血虚为主，所以用归脾汤作主方进行加减，而后加用温肾之鹿角霜、菟丝子、补骨脂；局部用黑色拔膏棍，活血破瘀。例二用丸药，取其势缓而持久的特点，经过一阶段治疗均获得一定的疗效。

本病此较顽固，治疗也较困难。上二例临床疗效尚称满意。虽未能彻底痊愈，但充分说明中医治疗本病，是值得进一步重视和深入研究的。

红斑性肢痛病（1 例）

刘某，男，11 岁，门诊号：894945，初诊日期 1971 年 7 月 12 日。

主诉：两下肢发红、灼痛，已 5 年余。

现病史：5 年前出麻疹时高烧，胸憋，喘促，曾住院 1 周余烧退。第 2 年春天开始，自觉两侧下肢怕热，睡觉时喜欢外露，灼热成逐渐加重。平时必须用凉水泡脚后，始能缓解。皮肤变粗糙，数月后局部发痒，灼痛。两侧膝以下肿胀，痛疼逐年加重，皮肤变硬、变厚，尤以两足底部更厚，不能穿鞋，夜不得眠。曾在几个医院诊治，确诊为“红斑性肢痛病”。服用中、西药均未效。每年春天发作明显，迁延至秋后稍有缓解。因痛疼、烧灼感影响食欲及睡眠，全身健康情况日趋低下。

今年 5 月份开始，灼痛比以往几年更加严重，两手也开始出现红斑及灼热感。痛时难以忍受，每天因痛而昏厥二三次。经常用凉水浸泡，睡眠时仅能露宿于木板上，家长用扇子搧脚部才能入睡，不时又疼醒。7 月份以来，疼痛症状更加重，两手抱脚，嚎啕大哭，或用手捶打双脚。红肿比以往更明显，下肢皮肤紫黯色。

检查：患儿两手抱脚呈踡缩状，痛苦病容，不时啼哭，两眼矇松无神，面色萎黄，发育、营养较差。两侧下肢自膝以下皮肤紫红色，呈高筒靴状，皮肤粗糙角化，胫前、足跟部有皲裂，脚跟部皮肤最厚。整个下肢皮肤如椿树皮样，两下肢肿胀，按之尚无凹陷性水肿。但患儿拒绝抚摸，触之即大声哭喊疼痛难忍。两手也发红斑，呈手套样。手、脚皮肤触之发热，足背动脉搏动增强。四肢被动活动不受限制。

脉象：滑数。

舌象：无苔，舌质紫红。

西医诊断：红斑性肢痛病。

中医辨证：疹后余毒未清，湿热下注，经络阻隔。

立法：清热解毒，活血内托止痛。

方药：

金银花五钱　公英五钱　地丁三钱　花粉三钱　白芷一钱半　木瓜一钱半　赤芍二钱　鬼箭羽三钱　乳香一钱　没药一钱　炒山甲一钱半　炒皂刺二钱

犀黄丸（附方9）每次一钱，每日2次。

外用马齿苋煎水调如意金黄散（附方6）外敷。

服上方1周后，病情稳定，疼痛有所缓解，已不哭叫，未再发生痛厥现象。7月22日，足跟部开始流脓，而后肿胀逐渐消退，继服六神丸（附方31）、蟾酥丸（附方30）、犀黄丸。7月26日，前后足部角化厚皮开始脱落，最厚处为0.4厘米。仅遗留足心部限局性厚皮。下肢皮肤也变软，病情明显好转，已停止用凉水泡脚。8月9日复诊时疼痛已基本缓解。继服活血解毒丸

（附方91）、活血消炎丸（附方27）。能穿鞋、能盖被入睡和外出玩耍。皮肤发红也逐渐消退，仅遗留淡红色痕迹，足背动脉搏动恢复正常。9 月 13 日复诊时已基本缓解。

〔按语〕 红斑性肢痛病是一种原发性血管疾病（原发型），也可以由于其他疾病而继发（继发型）。症状主要表现为肢体的皮肤发红、充血，温度显著增高，同时有跳痛性或灼热性神经痛。活动、受热或长期站立都可以使症状加重。患部动脉搏动明显，静脉扩张，皮肤温度往往比正常增高 2℃～3℃，当温度升至 30℃～36℃时，就可以发生疼痛及灼热感。患部可有轻微的肿胀，有时有指压性水肿，休息或冷敷后，症状稍减轻。损害可发生于一侧或两侧手部或足部，有时患部同时发生萎缩性变化。本例患儿发生在麻疹之后，这与体质虚弱、疹毒未尽有关，属于继发型。

患儿面色萎黄、消瘦，营养、发育较差，说明素体脾虚，脾运失职，湿热内生，又因疹后余毒未尽，疹毒不能透达，反而浸淫内陷，与湿热相合，蕴久而生毒热，湿毒热邪下注则下肢红肿、灼热。日久阻隔经络，气血凝滞，不通则痛，气血不能通达四末，手脚均可受累，肌肤失去濡养，故皮肤粗糙、变硬、变厚，甚而发生皲裂。

治疗时重用金银花、公英、地丁、花粉以清热解毒生津；赤芍、山甲、皂刺、白芷以托毒软坚；乳香、没药、鬼箭羽活血化瘀、通络止痛；木瓜舒筋缓急，载药下行；又以犀黄丸清热散痈，消肿止痛；外敷药用马齿苋调如意金黄散清热拔毒。内则清解托毒，外则消肿拔毒，标本兼顾，所以经过一阶段治疗，疼痛减轻，足跟部排出脓汁，因而毒随脓解，症状逐渐缓解。配合使用蟾酥丸、六神丸，以清热解毒，活血散痈，消坚化结，消肿止痛。毒随脓解之后，症状大为缓和，继服活血解毒丸和活血消炎丸，侧重于活血化瘀通络，其中主要成分为菖蒲、乳香、雄黄、没药等，功能活血止痛，消坚化结，解毒消肿，以巩固疗效。本例开始以解毒托毒为主，化瘀通络为辅。毒解之后，则以化瘀通络为主，清热解毒为辅。症状得以缓解，取得了比较满意的效果。

银屑病（牛皮癣，11例）

【例一】 曲某，男，24岁，住院号：584761，住院日期1966年1月14日，出院日期1966年2月12日。

主诉：全身起红色皮疹，奇痒，已半月。

现病史：半月前因患急性咽炎后，发现躯干部出现红色皮疹，当时未注意，后来逐渐增多，而且表面有白屑，瘙痒明显。曾在某医院诊断为“急性牛皮癣”，经过半个多月西药治疗，未见好转，皮损泛发全身，遂来我院住院治疗。

检查：一般内科检查未见异常。皮肤检查：头发内、躯干、四肢泛发高粱粒至榆钱大之红色斑，表面附着较薄之银白色鳞屑，日光下发光，鳞屑周围有明显红晕，基底呈红色浸润，鳞屑强行剥离后底面可见筛状出血点，下肢皮损部分融合成片。

脉象：微数。

舌象：舌苔薄白，舌质微红。

西医诊断：牛皮癣进行期。

中医辨证：血热受风，发为血热型白疕。

立法：清热凉血，活血散风。

方药：

生槐花一两　鲜茅根一两五钱　生地一两　紫草根一两　白鲜皮一两　蜂房一两　刺蒺藜五钱　土茯苓二两

清血散（附方92）一钱，日2次。

上方连服11剂，红退，上半身皮疹基本消退。去鲜茅根加丹参八钱、当归一两，又服3剂后，改白疕1号（方见经验方与常用方）方服15剂，红斑、鳞屑全部退尽。住院期间仅用凡士林润泽皮肤，未给外用药，配合楮桃叶、侧柏叶煎水洗疗每日1次，共12次。共住院29天，临床痊愈出院，追踪4年半未见复发。

本例患者属于血热型，而且热偏盛、病程较短，仅用中药内服未用外用药，效果较好。追踪4年未复发，除服汤药外另外配合清血散以加强凉血清热的作用。清血散服用后，皮肤红斑消退较快，多服则易引起腹泻。

【例二】　王某，女，22岁，住院号：607982，住院日期1966年3月24日，出院日期1966年4月21日。

主诉：全身起红色皮疹，瘙痒，已6年余。

现病史：6年来四肢、躯干发生红色皮疹一直不愈，经某医院诊断为“牛皮癣”。多年来，经多次、多种疗法，一直未能痊愈，而且连续不断有新皮疹出现，发病原因不明。

检查：一般内科检查未发现异常。皮肤检查：由头开始向下四肢、躯干泛发大片红色皮疹，表面覆盖多层性厚的、银白色鳞屑，鳞屑强行剥离底面有筛状出血点，鳞屑周围有明显红晕，四肢、躯干均有多数较小的新发皮疹，同时又有大片肥厚之皮损。

脉象：沉弦。

舌象：苔白滑。

西医诊断：牛皮癣进行期。

中医辨证：血热发为白疕。

治法：清热，凉血活血。

方药：白疕1号，外用5%～15%的黑红软膏（方见经验方与常用方）。

按白疕1号全方，连续服28剂，配合外用药，皮损逐渐消退，共住院28天，临床痊愈出院。

【例三】 刘某，女，41岁，住院号：575198，住院日期1965年12月6日，出院日期1965年12月24日。

主诉：全身泛发皮疹13年之久，最近1个月来加重。

现病史：13年来全身泛发皮疹，最近1月来又加重，开始发病系因产后受风，以后时轻时重，一直未愈。此次皮疹加重又经某医院多次治疗未愈，皮疹泛发全身，痒感明显。

检查：一般内科检查未见异常。皮肤检查：头面、四肢、躯干泛发指盖大皮损，表面鳞屑薄，基底轻度浸润，新发皮疹多，自觉痒感明显。

脉象：沉细。

舌象：苔白，舌质红。

西医诊断：牛皮癣进行期。

中医辨证：血热受风，发为白疕。

立法：清热凉血，活血散风。

方药：

白茅根一两　生槐花一两　生地一两　白鲜皮一两　露蜂房五钱　刺蒺藜一两　土茯苓一两

配合楮桃叶水洗浴后外用2.5%黑豆油软膏（附方59）。

用上方及外用药，住院16天皮疹消退，临床治愈出院。

【例四】 黎某，女，10岁，简易病历，初诊日期1970年6月23日。

主诉：全身起红疙瘩及白屑已2年。

现病史：2年前发现下肢出现红色点状皮疹起白色鳞屑，今年7月份皮疹泛发全身，曾口服“白血宁”，外用药水均未见效。目前皮疹泛发头部，四肢及躯干呈红点状皮疹，脱屑、搔痒较重。

检查：皮疹呈滴状，色潮红密布于头部、四肢及躯干，表面有银白色较厚之鳞屑，基底色潮红、浸润。

脉象：弦滑细。

舌象：苔薄白，舌质红。

西医诊断：牛皮癣进行期。

中医辨证：血热受风，发为血热型白疕。

立法：清热凉血，散风解毒。

方药：

粉丹皮三钱　干生地五钱　白茅根五钱　生白术三钱　车前子（包）三钱　白鲜皮五钱　乌蛇肉二钱　秦艽三钱　川连二钱　川军二钱　漏芦二钱

外用楮桃叶一斤，煎水洗浴，每日1次，京红粉膏（方见经验方与常用方）外搽。

1971年8月16日前药服7剂，配合外用药皮损变薄，色由潮红转淡红，未见新生皮疹，痒感减轻，前方再继续服用。8月24日前药又用7天后，头部及躯干皮疹大部分消退呈现色素脱失，四肢皮疹仍色红作痒，前方乌蛇肉改用三钱，川军改用三钱，干生地改一两。9月1日全身皮疹消退呈现色素脱失，唯双上肢皮损未退净，改用养血润肤法，停外用药。

干生地一两　天麦冬四钱　全当归五钱　乌蛇肉三钱　白鲜皮一两　地肤子五钱　鸡血藤一两　秦艽三钱　漏芦三钱　生白术三钱　川连钱半

9月15日服前药后，皮疹已全部消失，临床痊愈。患者要求带成药准备返回原籍，带回秦艽丸（方见经验方与常用方）20丸、八珍丸（附方32）20丸，早晚各分服1丸。

本例患儿属于白疕血热型而风湿并重，主要特点为皮疹泛发面积大，自觉痒感明显。方中丹皮、生地、茅根清热凉血；白术、车前子、白鲜皮健脾利湿祛风；秦艽、大黄、黄连、漏芦清热除湿；乌蛇肉为血肉有情之品，搜风祛湿解毒力较强。外用楮桃叶煎水洗疗后在皮肤表面形成薄油脂层，并有滑润感，这是值得注意的。此药洗浴有杀虫润肤止痒之效，多用于顽固搔痒性皮肤病。

【例五】　远某，男，33岁，住院号：115015，住院日期1964年9月1日。

主诉：全身起皮疹，已20多年。

现病史：全身发生皮疹已20多年，时轻时重，反复不断。由14岁开始，先由两肘部出现小的皮损，逐渐发展，无自觉症状，曾经治疗未愈。1956年曾在某医院住院治疗，仅给外用药，1月余好转出院。于1964年因工作紧张，精神疲劳，皮疹骤然发展至全身，搔痒甚为明显，表面脱屑。饮食、二便如常。

检查：发育营养中等，一般检查均属正常。头皮、躯干、四肢、会阴、龟头均有散在扁豆至榆钱大的皮损，基底呈淡红或鲜红色浸润，表面有银白色多层性鳞屑，剥离鳞屑后底面有出血点，并有散在抓痕血痂。皮疹分布以两上肢与腹围较多，手指甲有轻度顶针样凹陷。

化验：血尿便常规未见异常，血生化检查亦属正常。血清蛋白电泳、白蛋白 51.9%，球蛋白 16.5%、甲 29.1%，乙 11.7%，丙 20.8%。肝肾功能均属正常。

脉象：弦缓。

舌象：舌苔薄黄而腻，舌质红。

西医诊断：牛皮癣进行期。

中医辨证：湿热内蕴，郁久化火，而为白疕。

立法：清热凉血祛湿。

方药：

藏红花一钱　黄柏五钱　生栀子三钱　丹皮三钱　生地黄五钱　生槐花五钱　黄芩三钱　茵陈蒿三钱　枣仁一两

外用 5% 黑红软膏，每日 2 次。

9 天以后皮损变淡，浸润变薄而软，痒感已减，舌苔薄黄而少，脉弦缓而细。又服原方 3 剂，治疗 12 天后，皮损明显变淡变薄，表面鳞屑已消失。改用健脾去湿润肤之剂：

厚朴三钱　陈皮二钱　茯苓三钱　茵陈蒿三钱　白鲜皮一两　法夏二钱　五味子钱半　生熟枣仁各五钱

连服 12 剂，外用 10% 黑红软膏，共住院 25 天，临床痊愈出院。

本例患者病程较长，因脾湿蕴热，外受风热之邪而发病，缠绵不愈，时轻时重，为其发病之本。又因工作紧张，过劳后骤然发展至全身为其标。所以开始治以清热凉血，佐以祛湿，数日后标象已解，皮损变淡，痒感已减，遂改用健脾去湿润肤之剂，收到良效。这一例不但说明了银屑病的血热、血燥两型不是截然分开的，而且也说明了赵老医生在治疗时重视标本先后和谨守病机辨证论治的特点。

【例六】 彭某，女，28岁，病历号：368426，住院日期1963年10月8日。

主诉：全身起红色皮疹已10多天。

现病史：由于情志不遂，突然全身出现红色斑丘疹，伴有搔痒10余日。开始发于阴部，皮疹由米粒大至高粱粒大，表面有白皮。病初无明显自觉症状，3天后开始搔痒，皮疹泛发全身。烦躁善怒，贪少纳呆，四肢乏力。未经任何治疗，月经正常，大便干，小便赤。

检查：发育营养中等，一般体检无异常。四肢、躯干呈均匀散在有蚕豆至扁豆大的红色斑、丘疹。表面覆盖灰白色鳞屑，搔之呈银白色多层性。用力剥离鳞屑后底面有出血点，腹围皮疹有时与抓痕一致成线状，皮损基底浸润不明显，分布以胸、腹、背最多，四肢次之，手足面颈较少。化验：血、尿、便常规均属正常。

脉象：弦细稍数。

舌象：苔薄黄，舌质红。

西医诊断：牛皮癣进行期。

中医辨证：湿热内蕴，郁久化火，心肝热盛，兼感风邪而致血热型白疕。

立法：清热凉血利湿。

方药：

丹皮六钱　连翘四钱　生槐花一两　生黄柏五钱　建泽泻三钱　大黄五钱　生甘草三钱　藏红花一钱　生栀仁三钱

黄芩三钱

服上方3剂后，皮疹变淡红，鳞屑减少，搔痒减轻。又原方连服5剂，原有皮疹消退近三分之一，未见新发皮疹。原方去大黄加凌霄花三钱，茵陈蒿三钱，又服3剂。四肢皮损消退，残留皮损鳞屑很少，色变淡。又进前方9剂，胸以上皮损绝大部消退，胸以下臀部皮损消退近一半以上，共住院34天，出院时皮损已基本消退未见新疹，基本痊愈出院。

本例发病与情志不遂有关，肝郁脾困，湿热内蕴，心肝热盛而致。所以方中佐用栀子、黄芩、黄柏、大黄以清三焦火热，并且针对血热之病因，重用藏红花、丹皮、槐花、凌霄花以凉血清热，是本例的治疗特点。另外也可以看到病程的长短和所经过的治疗，对于疗程关系不是太大。本例过去未经任何治疗，发病后即服用中药，其疗程也不比其他病例为短，这与患者的病情和机体状况密切相关的。

【例七】 邵某，女，38岁，住院号：868481，住院日期1969年7月11日。

主诉：头部及躯干、四肢起红疹，大片脱白屑，已10余年。

现病史：10余年前在头顶部出现少数斑块，上盖银白色鳞屑，以后皮疹逐渐增多，融合成片，覆盖全头顶，剧痒。曾到某医院就诊，诊为“牛皮癣”，使用多种药物均未治愈，仍留少数皮疹。1967年四肢出现同样皮疹，在我院门诊治疗。入院前1个月，在前胸、腹、背部又有多数皮疹出现，并互相融合成大片，同时还不断有新的皮疹出现，于1969年7月11日住院。

检查：一般情况尚好，内科检查无明显异常。全头顶覆盖银白色鳞屑，密无空隙，银屑状如云母，大片脱落，躯干、四肢均有散在的大如榆钱、小如针头的皮疹，鳞屑附着较薄，搔抓后银屑增多，强行剥离基底色红且有筛状出血点。胸、腹部皮疹较多，部分融合成片。

脉象：沉细缓。

舌象：苔薄白，舌质淡。

西医诊断：牛皮癣静止期。

中医辨证：血燥脾湿，发为白疕。

立法：养血润肤，健脾利湿。

方药：

炒白术五钱　炒黄柏一两　炒薏苡仁三钱　干生地六钱　大熟地四钱　天麦冬四钱　全当归四钱　杭白芍三钱　云茯苓五钱　紫丹参五钱　白鲜皮一两　地肤子一两

外用5%黑豆油软膏10克、大枫子油（附方64）30克、甘草油（方见经验方与常用方）30克混匀外用搽头部皮损；10%黑豆油软膏外用搽躯干、四肢皮损。

7月25日，服药10余剂后，病情稳定，未见新疹出现，原有皮疹鳞屑减少，基底呈暗红色，部分较大片皮损中心已有消退趋势，近几日来入睡差。拟用养血安神之剂：

柏子仁五钱　酸枣仁四钱　炒黄柏一两　炒白术一两　白鲜皮一两　全当归五钱　赤苓皮一两　槐花一两　威灵仙五钱　生甘草三钱

7月30日服药5剂后，皮疹明显消退，部分皮疹消退后呈现色素脱失斑，患者入睡佳。外用药改5%黑豆油软膏。8月4日病情稳定，拟用：

露蜂房一两　白鲜皮一两　川槿皮五钱　威灵仙五钱

土茯苓一两　猪苓一两　稀莶草一两　全当归五钱　地肤子一两　生甘草四钱

8月18日因病情好转，汤药改隔日一剂，每晚服用；外用药改10%黑红软膏。8月25日全部皮疹基本消退，内服药改用养血润肤之剂继服以收功。处方：

全当归五钱　生地一两　泽泻四钱　天麦冬四钱　土茯苓一两　猪苓一两　白鲜皮二两　扁豆皮五钱　地肤子一两　生甘草四钱

9月1日观察1周，病情稳定，临床治愈出院。带回八珍丸、人参养荣丸（附方28）内服，以求巩固。

本例反复发作已有10余年，皮损分布广泛，且有大片融合。因为湿性黏腻缠绵不愈，经常反复发作，表现形式常有“散者一尺，聚者一寸”之说。赵老医生根据多年来的经验，体会到一些病程较长，皮损呈散发、肥厚的皮肤病多为湿邪所致；湿邪久羁，精气内耗，精亏则液燥；患者脉沉细缓，舌质淡，说明阴虚血燥之象。所以治疗时除了健脾利湿之外，还重用养血润燥之剂。方中白术、黄柏取二妙之意，不用苍术既可清热祛湿，又防苍术燥烈之性；薏苡仁、茯苓健脾利水除湿；二冬、生地养阴清热；熟地、当归、白芍养血润肤；丹参活血；白鲜皮、地肤子散风清热利湿止痒。以后随症加减，服药40余剂，收到临床治愈的效果。

【例八】　高某，男，43岁，门诊号：877611，初诊日期1971年11月23日。

主诉：全身泛发红斑起脓疱已4年。

现病史：1967年发现肘部出现红斑，脓疱有鳞屑，时轻时重，当时未能明确诊断。1970年10月份泛发躯干、四肢。当时住某医院，诊为“脓疱型牛皮癣”，曾用过“组织疗法”、肌肉注射“维生素 B_{12}”、口服“强地松”每日 40 毫克，外用芥子气软膏等连续用药 2 月余，开始缓解，停药 1 周以后又复发。此后连续用药 13 个月至 1971 年 11 月份强地松减至每日 30 毫克，病情稍有好转而出院，来我院门诊治疗。

检查：四肢、躯干密布红斑鳞屑，个别皮疹上有脓疱，双肘部、胁部皮疹融合成片，银白色鳞屑较厚，基底潮红，浸润明显，双手指甲变形有顶针指。

脉象：弦滑。

舌象：苔白腻，舌质红。

西医诊断：脓疱型牛皮癣。

中医辨证：湿热内蕴，气血失和，兼感毒邪。

立法：清热解毒除湿，佐以调和气血。

方药：

乌蛇肉三钱　秦艽五钱　漏芦三钱　川军三钱　川连二钱　防风二钱　生槐花一两　苍白术四钱　丹参一两　白鲜皮一两　土茯苓一两　苦参四钱

服前方 7 剂后，痒感明显减轻，激素开始减至每日 20 毫克，肘部、胁部片状皮损已开始分散，前方乌蛇肉改用五钱。12 月 9 日前方连续服 8 剂，大部分皮损消退，肘、胁部皮损变薄色淡红，未出现脓疱，痒感减轻，强地松改用每日 10 毫克，续用前方。12 月 23 日前方服 10 剂，全身皮疹消退，肘、胁皮损未退净仍痒，无明显减轻，改用解毒驱风、养血润肤之剂：

乌蛇肉八钱　秦艽五钱　全虫三钱　漏芦三钱　川军四钱　川连二钱　防风二钱　紫丹参一两　苦参三钱　白鲜皮一两　地肤子一两　全当归五钱

1972 年 1 月 4 日服前方 10 剂后痒止，皮损退，改用秦艽丸、除湿丸（方见经验方与常用方）。2 月 22 日，近日来原皮损处潮红、痒，有复发之势，用 1971 年 12 月 23 日处方，乌蛇肉增至一两，加干生地一两。4 月 6 日前药连服 15 剂，潮红退，痒止，原皮损处色素沉着稍粗糙，继服秦艽丸、八珍丸。7 月 4 日原皮损处已光滑留有色素沉着，激素已停服，继服秦艽丸、八珍丸。10 月 12 日来门诊复查，近 3 个月来病情稳定未复发。

【例九】 段某，女，40 岁，外院会诊病历号：46033，会诊日期 1962 年 5 月 3 日。

主诉：周身发红斑肿胀及小脓疱，反复发作已 15 年余。

现病史：15 年前第一次妊娠时，在两大腿内侧、腋窝部发红斑、肿胀及小脓疱。当时诊断不明，经治疗后缓解。1955 年第二胎妊娠后期，突然高烧，并在躯干、四肢发现红斑、小脓疱，当时在某医院住院，诊断为“疱疹样脓疱病”，产后皮损逐渐缓解。1957 年第三次妊娠时皮损加重，住某医院诊断为：“疱疹样脓疱病”、“疱疹样皮炎”、“脓疱性牛皮癣”、“脓疱性湿疹”等，经治疗 2 月余，产后病情趋于缓解。但至 1958、1959 年仍然未愈，于 1959 年 11 月又泛发全身，再次住院 2 个多月，病情减轻而出院。1960 年 3 月第四次妊娠病情加重，至 1961 年皮疹又泛发全身，曾在某医院住院，病理诊断为“脓疱性牛皮癣”，住院一个月好转而出院。出院后 1 周，再次泛发全身。1962 年 2 月至 5 月一直在某医院皮科门诊治疗，经用各种西药、理疗等均未获疗效，皮损继续发展，自觉痒甚，睡眠欠佳，饮食如常，二便自调，平素白带较多。5 月 3 日我院会诊。

检查：发育、营养中等，神清合作，毛发生长良好，胸透正常，血、尿、便、肝功能等化验均属正常。病理检查：符合脓疱性牛皮癣。头部、胸、腹、背及腰围均可见脓疱广泛分布，表面糜烂，痂皮，有轻度渗出液，基底轻度肿胀、色红浸润不深，部分皮损表面有黄色脂性落屑，发疹无特殊部位，手足掌、两下肢及黏膜无皮疹。

脉象：沉缓。

舌苔：舌光无苔，舌质淡。

西医诊断：脓疱性牛皮癣。

中医辨证：寒湿内蕴，气血失和，兼感毒邪。

立法：温中燥湿，养血润肤，佐以解毒。

方药：

中肉桂二钱　白芥子二钱　苍术三钱　陈皮二钱　泽泻二钱　刺蒺藜三钱　当归二钱　厚朴二钱　干生地三钱　大熟地三钱　海桐皮三钱　金银花三钱　净连翘三钱　炙甘草二钱

5月14日服前方10剂，皮损明显好转，搔痒消失，皮损鳞屑、痂皮减少，部分脓疱消退吸收露出深红色基底，表面无糜烂，舌体胖而淡，舌光无苔，脉象沉缓。再以前方加减：

中肉桂钱半　白芥子二钱　苍术三钱　陈皮二钱　泽泻二钱　茯苓三钱　刺蒺藜五钱　当归二经　生地三钱　熟地三钱　白鲜皮五钱　赤芍三钱　海桐皮三钱　白芍三钱　炙甘草二钱

5月19日皮损明显好转，色较前转淡，搔痒完全消失，夜间已能安静入睡。但腰围部仍有少数皮疹新生，舌体胖嫩，脉沉缓。前方加土茯苓一两，炒槐花五钱，又服3剂。5月24日原有皮损大部消退，遗有色素沉着斑，未见皮疹新生，原方又服3剂。5月28日未见新发皮疹，原方肉桂改用一钱，去海桐皮加黄芪二钱。6月4日亦无新生皮疹，局部皮疹继续消退。肉桂改五分，又服4剂。6月11日皮疹已基本消退，但见少数皮损边缘仍残留有鳞屑，继以养血润肤之品2剂：

当归二钱　生地三钱　熟地三钱　赤芍三钱　白芍三钱　茯苓三钱　土茯苓五钱　泽泻二钱　炒槐花五钱　苍术二钱　白鲜皮五钱　刺蒺藜五钱　炙甘草二钱

6月18日皮损全部消失，皮肤除遗有色素沉着外，均已恢复正常。遂给以除湿丸巩固疗效。2周后复查，一般情况良好，无新生皮疹，共历时1个半月而治愈。追访半年余，有少数皮疹复发，再投以中药又获缓解。

例八、例九均属较为少见的脓疱性牛皮癣。两者虽为同病异治，例八偏清热，例九偏温中，然而异中有同。脓疱、浸润，系感受毒邪所致。所以均佐用金银花、土茯苓、连翘等解毒之剂。除此之外，更为重视全面而辨证地看待疾病，例如对例九的治疗就表现的比较突出，因为祖国医学对于皮肤潮红焮肿，浸淫作痒之症，多以毒热或风热立论，而此患者面色苍白无华，舌体胖嫩，质淡无苔，两脉沉缓，表现了阳气不足，阴气有余，寒从内生之征；又湿疮发于遍体浸淫作痒，经久不愈，实乃蕴湿不化之象，故当投以温中燥湿之剂。复因久病伤阴，气血失和，血虚不能濡养肌肤，气虚不能托邪外出，故佐以养血润肤解毒之剂。

方中肉桂温中散寒；白芥子温中开胃；苍术、厚朴、陈皮、泽泻、茯苓等燥湿健脾；刺蒺藜、海桐皮、白鲜皮祛风止痒；金银花、连翘、土茯苓解毒；生地、熟地、白芍、赤芍养血行血，和血润肤。

【例十】 胡某，男，19岁，门诊号：426720，初诊日期1964年5月18日。

主诉：全身弥漫性潮红脱屑已2周。现病史：患者2月前先在头顶、四肢出现散在红斑，表面有白屑，曾在家乡多次治疗无效。入夏以来，皮疹逐渐加多，遂来北京治疗。2周前曾在某医院治疗，确诊为“牛皮癣”，外用药（药名不详），两天后全身皮损呈现广泛性潮红肿胀，自觉奇痒，伴有大量脱屑，两小腿肿胀更加明显，部分皮损有黄水浸润，渗出不止，遂来我院治疗。

检查：从头到足全身皮肤弥漫潮红，轻度肿胀，表面有白色或黄白色之皮屑，躯干部可见散在块状银白色多层性鳞屑灶，所有潮红皮损之间，可见有少量正常皮肤。两手背、两足、两小腿高度肿胀，不能穿鞋，在左小腿有7×5厘米的糜烂面，有浆液渗出，中心有污黄色痂皮。体温37.8℃，化验：血常规正常，尿常规蛋白（+++），红细胞5~6，白细胞0~1，上皮细胞0~1，尿糖（-）。

脉象：弦数。

舌象：无苔，舌质红绛。

西医诊断：牛皮癣继发红皮症。

中医辨证：湿热内蕴，血热炽盛。

立法：清热利湿，凉血活血。

方药：

紫草三钱　茜草三钱　南红花三钱　鲜生地五钱　生栀仁二钱　酒黄芩三钱　生槐花一两　土茯苓一两　泽泻三钱　茵陈蒿三钱　车前子三钱　生甘草三钱

外用普连软膏（方见经验方与常用方）。

按上方服12剂后，皮损发红逐渐减退，鳞屑减少，两手背及两下肢肿已全消，唯有小腿伸侧下1/3尚有3厘米×3厘米的浅在溃疡。以原方去茜草、泽泻，加当归、黄芪、赤芍、茯苓又服4剂。6月6日复诊时，皮色发红全退，已无鳞屑，皮损大部分呈色素沉着，脉弦滑，舌苔薄，舌质淡。尿检查：蛋白（++），红血球1~2，余无异常。又服原方4剂后，症状消失，尿检阴性。共服中药20剂，治疗24天临床痊愈。

【例十一】 王某，男，30岁，病历号：338805，初诊日期1964年7月1日。

主诉：全身皮肤发红，明显搔痒3天。

现病史：四肢出现皮疹已3年余，每年冬春发作，夏秋自愈。曾经多次治疗，未能根除，确诊为"牛皮癣"。1964年春又发作，到5月份始终未退，反而加重。经某医院治疗，外用药后，两下肢全部变红，逐渐蔓延全身，头皮、躯干及两上肢有多数散在红斑，表面有白色鳞屑，两下肢呈弥漫性潮红水肿，大便干燥，小便黄赤。

检查：头部皮肤有散发扁豆到指甲大的红斑，轻度浸润，表面有少量银白色鳞屑，下腹部及腰部、臀部有散在榆钱大的红斑，有鳞屑，四肢伸侧以肘、膝关节为中心向四周扩散或大片融合，有较厚的银白色多层性鳞屑，两下肢潮红，皮损表面有较多的细小鳞屑，两足轻度肿胀，手足掌广泛性角化脱屑。

脉象：弦数。

舌象：苔白，舌质红。

西医诊断：牛皮癣继发红皮症。

中医辨证：湿热内蕴，血热炽盛。

立法：清热利湿，凉血活血。

方药：

藏红花一钱半（另煎兑服） 生黄柏三钱 生栀仁三钱 生槐花一两 酒黄芩三钱 建泽泻三钱 车前子三钱 干生地一两 凌霄花三钱 紫草三钱 粉丹皮三钱 土茯苓三钱 生甘草五钱

外用普连软膏。

连服 3 剂后，皮红转暗，潮红区已有小块健康皮肤出现，原来融合成片的皮损有分化现象，自觉发痒。原方去丹皮加白鲜皮、大黄，又服 3 剂，皮红较前更减，仅有小腿皮红仍为明显，表面有鳞屑，上臂及屑背皮损部分呈色素脱失斑，痒减轻，又按原方加入木通，去白鲜皮、大黄。药后，红皮基本消退，残留原牛皮癣损害，原方去藏红花加熟地，继服 3 剂。共服中药 12 剂后，皮损基本消退，残留少数红点状皮损，手足掌角化亦较前脱落。舌质变淡，脉沉缓。又以利湿养血润肤之法：

干生地一两 大熟地五钱 泽泻三钱 车前子三钱 木通二钱 生槐花一两 土茯苓一两 炒黄柏三钱 全当归三钱 生栀仁三钱 生甘草二钱 白鲜皮一两

上方连服 15 剂，皮肤完全恢复正常，临床痊愈。

例十、十一为牛皮癣继发红皮症，由于湿热俱盛，热在血分，血热灼蒸皮肤，血燥不能荣外而致。故在治疗初期，以清热利湿、凉血活血为主；复因久病伤阴，气血两亏，故在后期又投以养血、益阴润肤之剂，以使病情很快痊愈。

在用药方面，红皮症早期，全身潮红焮肿，形寒身热，肌肤燥竭，湿从热化，湿热郁火流串血分，以致血热血燥，皮红而脱屑。故用红花、紫草、丹皮、茜草、赤芍等药，因其甘寒、苦寒之性具有清热利湿、凉血活血之功；黄柏、黄芩、土茯苓、泽泻、车前子、白鲜皮、茵陈蒿、生薏苡仁、木通等清热利湿；同时用干生地清热凉血兼以益阴润肤。在后一阶段，热势渐退，阴液亏耗，气血两伤，故而投以当归、黄芪、生熟地以补血养血，养阴润肤。

〔**按语**〕 上述11例的治疗经验，概括归纳如下：

银屑病是一种慢性具有复发倾向的红斑鳞屑性皮肤病，有人认为相当于中医学中的“松皮癣”、“干癣”、“风癣”等。根据赵老医生的看法，他认为本病相当于中医学中所说的“白疕”（俗名“蛇虱”）。如果从古代文献的记载中认真推敲一下，可以看出“白疕”一症还是比较接近的。如《外科证治全书》中说“白疕（一名疕风）皮肤燥痒，起如疹疥而色白，搔之屑起……”。《外科大成》中说“白疕，肤如疹疥，色白而痒，搔起白屑，俗呼蛇虱，由风邪客于皮肤，血燥不能荣养所致”。《医宗金鉴》中说“白疕之形如疹疥，色白而痒多不快，由风邪客皮肤，亦由血燥难荣外”。不但描写了白疕的主要症状是皮肤干燥，有白颜色的皮屑，伴有奇痒的临床特点，而且还阐明了其发生的原因是由于风邪客于皮肤，或阴血枯燥不能营养于外而致。按“疕”字，早在公元前14世纪，殷墟甲骨文中就有“疕”字的记载，当时泛指一般皮肤病，从其字形结构上看，是病字头加上一个匕首的匕，如同匕首刺入皮肤一样以形容其病情的顽固性。而且他还提到，在早年行医，看到西医牛皮癣的诊断时，想到中医也有牛皮癣一词，是指“状如牛领之革，厚而且坚”的皮损，误以为“癣”，所在治疗上先用针刺，而后涂以杀虫之剂，结果难以奏效。后来经过认真研讨，始知中医所谓之牛皮癣实际上指的是西医的神经性皮炎；西医所指的牛皮癣并不是六癣中之癣，而应当包括在中医学“白疕”的范围。

本病的发生血热是机体和体质的内在因素，是发病的主要根据，然而血热的形成，是与多种因素有关的。可以因为七情内伤，气机壅滞，郁久化火，以致心火亢盛；因为心主血脉，心火亢盛则热伏营血或因饮食失节，过食腥荤动风的食物，以致脾胃失和，气机不畅，郁久化热；因为脾为水谷之海，气血之源，功能统血而濡养四肢百骸，若其枢机不利则壅滞而内热生。外因方面主要是由于外受风邪或夹杂燥热之邪客于皮肤，内外合邪而发病，热壅血络则发红斑，风热燥盛肌肤失养则皮肤发疹，搔之屑起，色白而痒。若风邪燥热之邪久羁，阴血内耗，夺津灼液则血枯燥而难荣于外。所以根据其病理特点，将本病分为血热和血燥两种类型，也可以说是本病互为因果和相互关连的两个阶段。若血热炽盛或外受毒热刺激，蒸灼皮肤，则可出现全身潮红形寒身热，肌肤燥竭，郁火流串，积滞肌肤，即可形成牛皮癣性红皮症。

基于上述看法，在临床辨证论治时大致上可以归纳为以下两种类型：

1. 血热型：皮疹发生及发展比较迅速，泛发潮红，新生皮疹不断出现，鳞屑较多，表层易于剥离，底层附着较紧，剥离后有筛状出血点，基底浸润较浅，自觉搔痒明显，常伴有口干舌燥、大便秘结、心烦易怒、小溲短赤等全身症状，舌质红绛，舌苔薄白或微黄，脉弦滑或数（相当于西医所谓之牛皮癣进行期）。法宜清热凉血活血。

经验方（白疕1号）：

生槐花一两　紫草根五钱　赤芍五钱　白茅根一两　大生地一两　丹参五钱　鸡血藤一两　方中生槐花、白茅根、生地清热凉血，其中槐花苦微寒，入肝、大肠经，《药品化义》中说“此凉血之功独在大肠也。大肠与肺为表里，能疏皮肤风热，是泄肺金之气也”；赤芍、紫草根、丹参、鸡血藤凉血活血。若风盛者，可加白鲜皮、刺蒺藜、防风、秦艽、乌梢蛇；若夹杂湿邪者，可加薏苡仁、土茯苓、茵陈、防己、泽泻；若热盛者，可加胆草、大黄、栀子、黄芩、丹皮；血瘀者可加红花。

2. 血燥型：病程日久，皮疹呈硬币状或大片融合，有明显浸润，表面鳞屑少附着较紧，强行剥离后基底部出血点不明显，很少有新鲜皮疹出现，全身症状多不明显，舌质淡，舌苔薄白，脉沉缓或沉细（相当于西医所谓的牛皮癣静止期）。法宜养血润肤，活血散风。

经验方（白疕2号）：

鸡血藤一两　土茯苓一两　当归五钱　干生地五钱　威灵仙五钱　山药五钱　蜂房五钱

方中当归、鸡血藤养血活血润肤；生地、山药养阴清热；土茯苓、蜂房清解深入营血之毒热；威灵仙性急善走，通十二经，宣通五脏，搜逐诸风。若兼脾虚内湿者，加白术、茯苓、生薏苡仁、猪苓、扁豆皮；阴虚血热者，加知母、黄柏、二冬、槐花；痒感明显者，加白鲜皮、地肤子；血虚明显者，加熟地、白芍、丹参。

此外还有极少数病例，未能包括在以上二型之内，如脓疱性牛皮癣。可以根据上述原则及具体情况辨证论治。

外用药：血热型用普连膏、清凉膏（方见经验方与常用方）、香蜡膏（附方94）。血燥型用10%～20%京红粉软膏、2.5%～25%黑豆油软膏、5%～10%黑红软膏、豆青膏（方见经验方与常用方）。

注意事项：

1. 京红粉系汞制剂，大面积使用时容易引起口腔炎，对肾脏也有刺激作用。故在使用时应注意口腔卫生。肾炎患者应禁用。

2. 对汞制剂过敏的患者，禁用含京红粉的外用药。

3. 选用外用药物时，应由低浓度向高浓度过渡，最好选一小块皮损试用，如无不良反应，再用于全身，以免发生过敏引起红皮症。

另外赵老医生还主张用楮桃叶或侧柏叶适量煮水泡浴。楮桃叶甘凉无毒，功能祛风除湿，清热杀虫，润肤止痒，治受风身痒、癣疮、恶疮。泡浴后一般感到轻松，搔痒减轻，皮屑脱落。泡浴后，外用药膏，更能发挥其外用药效能。

我们根据赵老医生的经验和在他的指导下，在门诊与病房比较系统地观察了200例牛皮癣患者。其中男性146例、女性54例；年龄最小者9岁，最大者65岁；20～50岁之间者165例，占总数的82.5%；50岁以上者25例，20岁以下者10例。病程在1年以内者44人，1年以上者36人，5年以上者37人，10年以上者83人。病最短者10余天，最长者30年。除24例首次发病未经任何治疗者外，176例均经过多次西药等多种疗法治疗。从过去的治疗情况来看，相当一部分病例自发病以来从未治愈过，足以说明本组病例大多数均为比较顽固的牛皮癣患者。

200 例中属于血热型者 171 例，属于血燥型者 29 例。在治疗方法上，177 例采用内服与外用药综合治疗，23 例单纯采用内服药进行治疗。

治疗结果：临床痊愈者 126 例（63.0%），基本痊愈 71 例（35.5%），显效 3 例（1.5%）。疗程最短者 12 天，最长者 83 天，平均 38.5 天。其中 171 例血热型患者，结果临床痊愈者 113 例，基本痊愈者 55 例，显效 3 例；29 例血燥型患者，结果临床痊愈 13 例，基本痊愈 16 例。

我们对于单纯使用内服药而未用任何外用药的 23 例患者进一步作了分析。23 例均属血热型新发患者（住院观察 6 例，门诊观察 17 例），治疗结果全部达到临床痊愈，平均疗程为 29 天（住院患者平均疗程为 24.6 天，门诊患者平均疗程为 33.4 天）。这说明单纯用内服药，能改变机体的状况扭转病机，也可以达到皮疹消退，症状消失，无新疹发生的临床痊愈标准。从而更加支持赵老医生认为血热是内因根据的论点。

由于本病具有极易复发的特点，所以我们对于治愈的 42 例患者进行了随访。随访时间为 4～18 个月，复发者 21 例占半数，2 个月以上复发者 5 例，3 个月以上复发者 2 例，半年以上复发者 14 例，说明使用中医药治疗，对于复发问题还解决的不够理想。为了进一步评价其治疗作用，我们与文献中单纯使用白血宁、牛皮癣素治疗的有关随访资料进行对比，前两组的平均复发时间为 17.4 天、39.6 天，而我们中医中药治疗组的平均复发时间为 135 天，复发时间稍有延长。分析其复发因素，发现大部分患者均有明显的诱因，而且大部分患者均在治愈后终断服药未能坚持服药。这一点就提示我们应当在治愈后，再服一个相当阶段的中药为宜。

牛皮癣性红皮症合并带状疱疹（1 例）

刘某，女，28 岁，外院会诊病例，住院号：105058，入院日期 1968 年 3 月 28 日，出院日期 1968 年 7 月 5 日，会诊日期 1968 年 4 月 20 日。

主诉：全身突然发现红斑，脱发，痒痛，有 1 周。

现病史：患者自 1967 年冬天开始，躯干、四肢散发大小不等之红斑片状皮疹，表面有白色脱皮，痒感明显，诊为“牛皮癣”，使用多种疗法皮疹未退。1968 年 3 月上旬，曾外用“浓斑蝨酊”外涂 1 周后，皮疹骤然加重，脱皮增多，而且出现象小米粒样大小的水疱，又痒又痛；又曾涂花椒油，当天晚上，周身皮肤发红剧痛，而且密集起小水疱，发烧，病情日渐加重。

检查：体温 38.1℃，脉搏 120 次/分，血压 100～120/60～86 毫米汞柱，双侧腹股沟淋巴结轻度肿大，有触痛，其他内科情况未见明显异常。皮科情况：面部以下躯干、四肢弥漫潮红，表面附着黄白色鳞屑，口腔黏膜未见异常。

化验检查：白细胞计数 18 000/立方毫米，中性粒细胞 75%，嗜酸性粒细胞 3%，淋巴细胞 19%，大单核粒细胞 3%，其他肝功能、血糖、血浆蛋白、钾、钠、氯检查物均属正常范围。

西医诊断：牛皮癣性红皮症。

入院后（3 月 28 日～4 月 5 日）曾给以大剂量激素治疗（地塞米松 0.75 毫克，每日 4 次；静脉点滴氢化考地松 100 毫克，每日 1 次，间断给以 ACTH 12.5 毫克静脉点滴)，半个月以后，皮肤损害基本消退，面容已呈满月状，逐渐停服激素；停药 2 天后，躯干、四肢剧烈搔痒，显著潮红，又复发作。4 月 20 日请赵老医生会诊，症状如上，躯干、四肢弥漫潮红，胸背部有很多红色丘疹，剧烈搔痒。

脉象：弦滑。

舌象：苔薄白。

中医辨证：蕴湿日久化热入于营血，外受风毒。

立法：清热凉血，行气活血，疏风利湿。

方药：

鲜生地一两　鲜茅根一两　紫草根三钱　茜草根三钱　赤芍五钱　丹参五钱　红花三钱　丹皮三钱　凌霄花五钱　白鲜皮一两　防己五钱　鸡血藤一两

5 月 14 日上方服用 9 剂，配合用强的松每日 3 次，每次 10 毫克，躯干、四肢皮损显著消退，痒感已消失，皮肤光滑，强的松减为 10 毫克，每日 2 次。5 月 20 日，右肩及右侧胸部疼痛，出现多数集簇样疱疹样损害，有针刺样痛感。诊断为带状疱疹。综合病情来看，证属阴虚血热，肝胆火盛。拟以养阴凉血、清肝胆热：

生玳瑁二钱　龙胆草四钱　白茅根一两　紫草根四钱　板蓝根四钱　山豆根四钱　苎麻根四钱　生槐花一两　干生地一两　白鲜皮一两　丹参五钱

6 月 2 日，上方每日 1 剂，水疱逐渐消退，疼痛已止，带状疱疹痊愈。6 月 3 日强的松改为每次 10 毫克，每日 1 次。6 月 10 日强的松改为 5 毫克，每日 1 次。四肢不断有新生的牛皮癣皮疹，痒感明显。

方药：

丹皮三钱　生地五钱　凌霄花三钱　白鲜皮一两　赤苓皮五钱　桑白皮四钱　陈皮三钱　厚朴花三钱　玫瑰花二钱　野菊花三钱

6 月 13 日服上方后，一般病情稳定，停用强的松，继服上方，每日 1 剂。至 7 月 5 日，皮疹全部消退，无痒感，临床治愈出院。

〔**按语**〕　本例原有银屑病，经外用刺激性较强的斑蝥酊、花椒油继发牛皮癣性红皮症，治法已如前述。但是由于毒热入于营血，热灼阴血，肝阴被劫，阴虚血热，以致肝胆火盛；再加上余热未消而复燃，在住院期间又诱发带状疱疹，所以在治疗时重用大剂生玳瑁、胆草、白茅根、紫草根、板蓝根、山豆根、苎麻根以清肝胆热、解毒；生槐花、干生地养阴凉血解毒；丹参活血养血；白鲜皮清热解毒祛风湿。因为抓住了肝胆毒热炽盛的主要矛盾，而且用药力专，所以一剂药后，病有转机。本例说明，治疗本病凉血解毒是应当重视的。

玫瑰糠疹（3 例）

【例一】　梅某，男，40 岁，简易病历，初诊日期 1972 年 10 月 26 日。

主诉：皮肤起环状皮疹已 7 天。

现病史：1 周前发现躯干两胁部起两块环形皮疹，色红，有薄鳞屑，痒感明显。2 天以后发现前胸、后背、四肢密布同样皮损。经某医院诊为“玫瑰糠疹”。用“葡萄糖酸钙”静脉注射，内服“扑尔敏”、“维生素”等药，效果不明显。遂来我院门诊。

检查：躯干、四肢皮损呈环形、椭圆形皮疹，色红浸润，表面有微薄细鳞屑，胸背部皮损长轴与肋骨平行。

脉象：弦滑。

舌象：苔薄白稍腻。

西医诊断：玫瑰糠疹。

中医辨证：血热外受风毒湿邪。

立法：清热凉血，解毒除湿。

方药：

白茅根一两　干生地一两　大青叶五钱　粉丹皮四钱　尾连二两　黄芩三钱　紫丹参五钱　白鲜皮一两　猪苓三钱　泽泻三钱　车前子（包）四钱

10月30日，服上方4剂后，皮损红色明显消退，痒感减轻。

于上方中加地肤子一两，继服5剂。11月6日，大部分皮损消退，呈现淡红色半环状皮损，中心消退，边缘稍有浸润，痒感已不明显，脉缓，苦薄白。改用养阴凉血、除湿止痒为法：

干生地一两　粉丹皮四钱　白鲜皮一两　地肤子一两　紫丹参一两　苦参三钱　花粉五钱　二冬四钱　生薏苡仁一两　车前子（包）四钱　泽泻三钱　全当归五钱

11月13日，上方连续服6剂后，皮损全部消退呈现色素沉着，临床痊愈。

【例二】　贺某，男，28岁，门诊号：472795，初诊日期1964年9月8日。

主诉：全身搔痒起红疹已10多天。

现病史：10天前发现胸背两胁部起红色环状皮疹，搔痒。很快发展至四肢，剧痒。曾经本单位卫生所及某医院治疗未效。

检查：躯干、四肢近端散发红色米粒至高粱大的丘疹，两腋下及胁部有明显稍大之横列椭圆形之皮疹，边缘有菲薄鳞屑，皮疹之间可见正常皮肤。

西医诊断：玫瑰糠疹。

中医辨证：血热外受风毒。

立法：凉血疏风，清热解毒。

方药：

赤白芍四钱　当归三钱　茜草根三钱　白茅根一两　蝉衣二钱　浮萍一钱　白鲜皮一两　刺蒺藜五钱　金银花五钱　生枳壳三钱　生甘草三钱

外用寒水石面五钱，炉甘石面五钱，滑石粉一两，冰片五分，加水至200毫升混匀外用。

前方连续服用8剂而治愈。

【例三】　范某，女，15岁，门诊号：482809，初诊日期1972年2月22日。

主诉：胸背部及上肢起红疹，痒感明显，已半个月之久。

现病史：半个月以前自觉前胸部起一红斑，有痒感，开始如指盖大，表面有脱皮现象，未加注意。数日后，胸背部及两侧上肢突然发起类似样红色皮疹，大小不等，痒感更加明显，曾在某医院诊为玫瑰糠疹，经治疗未效，遂求我院门诊。

检查：患者胸背部、颈部、上肢、大腿部散在大小不等的红色斑疹，疹形呈椭圆形或不规则圆形，基底颜色不一，鲜红至褪色，皮疹边缘不整齐，长轴与肋骨平行，表面附有较多的细碎糠秕状鳞层。

脉象：弦细滑。

舌象：苔薄白稍腻。

西医诊断：玫瑰糠疹。

中医辨证：血热兼感热毒湿邪。

立法：凉血清热散风止痒，佐以利湿。

方药：

生地四钱　紫草三钱　茜草三钱　白茅根五钱　苦参五钱　土茯苓五钱　白鲜皮一两　当归二钱　胆草二钱　泽泻三钱　薏苡仁五钱

2 月 25 日，服上方 3 剂后，自觉痒感减轻，皮损表面鳞屑见少，未再起新的皮疹。仍按上方加白术三钱，黄柏三钱，茯苓二钱，继服 3 剂。3 月 2 日复诊时，痒感已基本消失，皮疹逐渐消退，颜色转暗。按前方加减。3 月 16 日复诊时，皮疹已退尽，症状消失，临床治愈。

〔**按语**〕　玫瑰糠疹是一种原因不明的红斑鳞屑性皮肤病。初起往往发生于躯干、颈部或四肢某处的较大皮疹称母斑，约一二周后，相继成批发出较小皮疹，并有不同程度的搔痒。本病多发生于春、秋季节，以中年和青年人较多。乃中医六癣中之“风癣”，多因内有血热，外感风毒，内外合邪而致。血热热毒凝结。故见黄红色环形红斑，若夹湿邪则病程迁延时间较长。

治疗原则：凉血解毒，祛风止痒。经验方：

鲜茅根五钱～一两　凌霄花三钱～五钱　鸡冠花三钱～五钱　大青叶三钱～五钱　青黛二钱～三钱　玫瑰花三钱～五钱　粉丹皮四钱　荆芥三钱　防己三钱　防风三钱　黄连二钱　金银花五钱～一两　紫草三钱～五钱

鲜茅根清热凉血，解毒，退红斑；凌霄花、鸡冠花、丹皮清热凉血；大青叶、青黛解毒清热退斑；玫瑰花理气化瘀；荆芥、防风祛风止痒；金银花清热解毒；紫草凉血活血，解毒退斑；防己清热除湿。

热盛者可加大黄，以清热凉血破瘀；搔痒明显者可加白鲜皮；心烦口渴明显者可加生玳瑁，以凉血解毒、镇静安神。

病程超过4周以上，一般多因挟湿而致。治宜凉血祛风，除湿止痒。经验方：

紫丹参五钱～一两　白鲜皮五钱～一两　苦参三钱～五钱　粉丹皮三钱～四钱　茵陈五钱～一两　威灵仙五钱～一两　赤苓皮三钱～五钱　土茯苓五钱～一两　槐花五钱～一两

丹参、丹皮凉血活血，化瘀退斑；苦参、白鲜皮清热除湿，祛风止痒；茵陈，赤苓皮利湿清热；威灵仙除湿散风止痒；土茯苓清血分之毒热；槐花清热凉血，主清胃肠之热，因大肠与肺相表里，能疏理皮肤风热。

外用药：小面积的皮损可用玉树油（附方26）搽。皮损泛发的可用百部酒（方见经验方与常用方）加20%雄黄解毒散（方见经验方与常用方）及20%化毒散（附方5）；或用止痒药粉（方见经验方与常用方）加50%云苓粉及5%川椒粉混匀外扑。

以上3例治疗大法均一致，但用药不尽相同。是在经验方药的基础上，根据病人的实际情况进行加减的。重点在于掌握本病的血热这一特点，以凉血为主。另外根据外因条件的差异，也就是区别风、湿、热毒的轻重而加减。在这里应该提出的，对于湿的理解赵老医生的看法是：除了一般认为渗出、糜烂、流津为湿象之外，他认为皮肤枯燥、脱屑、搔痒也是内湿的外在表现；甚而对于皮肤干燥、肥厚增生而明显搔痒的皮损，也是属于“顽湿聚结”。其主要根据是由于机体内部水湿不化，津液不能输布，肌肤失于营养，所以发生干燥、脱屑、搔痒。因此，在治疗时除了凉血，清热之外，此效习惯用一些清热利湿的药物如赤苓皮、猪苓、泽泻、车前子、薏苡仁等，往往收效较好。

红斑性天疱疮（2例）

【例一】 洪某，男，40岁，简易病历，初诊日期：1972年9月19日。

主诉：躯干发生红斑水疱已半年余。

现病史：于1972年2月间开始发现右侧乳房下有3厘米×3厘米大小皮损，发痒，有渗出液和结痂。6月份因乘车受热，皮损发展到腋下及前胸有四五块。7月份，因气候闷热，皮损发展到前胸、后背、腋下及两侧鬓角、鼻两侧陆续起疱、破裂、结痂，渗出液较多。皮损逐渐发展约占后背的60%及前胸的50%以上，口腔内未发现水疱。确诊为“寻常性天疱疮”。曾用多种西药，包括“氨苯砜（D. D. S.）”等20多种药物10余天，仍未能控制病情的发展。7月18日开始使用“氢化考的松”、“维生素丙”和“葡萄糖”点滴，口服“强的松”等其他西药治疗两周，病情逐渐减轻，痂皮脱落过半。8月22日开始停药，症状又复发，颈部、腋下和上臂均起疱渗液。8月25日又开始使用西药治疗，并服用“地塞米松”，肌注“ACTH”，病情继续发展，遂请赵老医生协助治疗。

检查：体温正常，血压140/100毫米汞柱，脉搏80次/分，呼吸21次/分，白细胞计数6 900/立方毫米，中性粒细胞84%，淋巴细胞16%，血色素13克，血沉7毫米/第一小时，尿便检查均正常，肝功能正常。周身皮肤轻度水肿，有大小不等的散在色素沉着斑。部分区域仍有红斑水疱及糜烂结痂。

脉象：沉细缓。

舌象：舌苔薄白，中部厚腻，舌体胖，舌质红。

西医诊断：红斑性天疱疮。

中医辨证：脾虚湿毒，蕴郁血分。

立法；健脾除湿解毒。

方药：

生芪五钱　生扁豆三钱　生薏苡仁一两　生白术四钱　云苓皮四钱　怀山药一两　生芡实三钱　车前子（包）四钱　白鲜皮一两　地肤子一两　丹皮四钱　淡竹叶三钱

因病情较重，已服用强的松，每日30毫克，继续维持原量。服用中药7剂后，皮肤水肿逐渐减轻，舌苔薄白，按上方加减：去白鲜皮、淡竹叶、云苓皮、生白术，加冬瓜皮五钱，扁豆皮三钱，泽泻三钱，花粉一两，南北沙参各五钱。1972年10月5日，上方服14剂，自觉症状稳定，微觉有些腹胀，拟以益气养阴、健脾理气：

生黄芪一两　生地一两　生白术四钱　生芡实五钱　车前子（包）四钱　南北沙参一两　花粉一两　白鲜皮一两　厚朴三钱　仙人头三钱　莲子心二钱　生薏苡仁一两

10月12日，上方服7剂后，未见新生皮疹，范围也缩小，有色素沉着及红斑水疱。激素已开始减量，强的松口服每日15毫克，分3次服。化验检查：白细胞计数11 600/立方毫米，中性粒细胞83%。脉弦滑，舌质红，舌苔薄白。处方：

南北沙参一两　花粉一两　佩兰三钱　泽兰三钱　生薏苡仁一两　生白术三钱　莲子心三钱　仙人头三钱　陈皮三钱　厚朴三钱　金银花炭五钱　生地炭五钱

1972年11月2日，上方服7剂，皮损基本消退，症状已消失。服用秦艽丸（方见经验方与常用方）、地黄丸（附方85）、除湿丸（方见经验方与常用方）。激素已停用1周余，未再复发，未见新生疱疹，体质较以前增强。继服丸药，巩固疗效。

【例二】 高某，男，45岁，简易病历，初诊日期1971年10月9日。

主诉：周身反复发生水疱已5年。

现病史：1966年初，于颜面、躯干、四肢突然出现红斑，随之即有水疱发生，界限清楚，疱壁薄易破，内容透明液体，破后皮损红而潮润，流黄水，尼氏征阳性。曾在某医院确诊为“红斑性天疱疮”。开始服用“强的松”每日40毫克，未效。同年10月住某医院治疗，服用“强的松”每日32片（160毫克）及氨苯砜（D. D. s. ）”50毫克每日2次，病情稍有控制，激素减量后，病情反复发作，伴有高血压（160/104～170/110毫米汞柱），大便秘结。1971年10月转我院门诊。

检查：体温正常，身体暴露部位头、颈、颜面、上肢及躯干有红斑水疱，糜烂、结痂，疮面恶臭，奇痒不得眠，皮肤抓痕成片，口腔黏膜也有红疹，影响进食。

脉象：弦滑。

舌象：舌苔薄白，舌质红。

西医诊断：红斑性天疱疮。

中医辨证：内有湿热，外感毒邪，郁结成疮。

立法：活血解毒兼清利湿热。

方药：

乌梢蛇三钱　秦艽五钱　漏芦三钱　川连二钱　鬼箭羽

一两　鬼见愁[1]三钱　川萆薢一两　白鲜皮一两　地肤子一两　车前子（包）四钱

外用冰片鸡蛋油（方见经验方与常用方）、化毒散膏（方见经验方与常用方）。

10月27日，上方服10剂后，症状好转，原皮损红斑渐退，水疱糜烂亦见结痂萎缩，搔痒减轻，无新生疱疹出现。服用秦艽丸、除湿丸、二妙丸（附方68），交替服用。外用珍珠散（附方42）、化毒散（附方5）扑撒，症状稳定，逐渐好转。

〔**按语**〕 以上两例均系中西医结合综合治疗，采用激素和中医辨证施治。其共同特点都是长期和大量使用激素后，病情仍控制的不够满意。特别是使用大量激素后，病情虽暂时好转，但不能减量，稍减量后病情即又加重。配合中药后，则能逐渐减少激素使用量，甚或停用激素，仍能巩固疗效。这类病主要是由于脾虚湿盛，气阴两伤，虚热、湿热交织蕴久生毒，内伏于血分，故见皮肤生红斑，起水疱，大量渗出液。治疗原则是健脾益气，养阴除湿。毒热明显时佐以解毒清热。例一脾虚湿盛明显，所以健脾除湿为主，佐以解毒，方中生芪、生薏苡仁、生扁豆、生白术、云苓皮、车前子、怀山药益气健脾除湿；生芡实补脾固肾，开胃助气；白鲜皮、地肤子清热祛湿；丹皮、竹叶凉血、清热。药后湿象渐除，脾胃之气渐升，因势利导，加减使用。厚朴、仙人头理气消胀，开胃升阳，重点治在脾胃。例二病程较久，反复发作，湿毒深窜肌肤，入血阻络，所以用秦艽丸方进行加减。方中鬼箭羽、鬼见愁二药同伍，

① 鬼见愁：列当科寄生草本植物黄花列当，药用全草。

既能活血破瘀，又能解毒散风，滋阴补肾。在这种情况下，用之最宜。

上二例，经用中西医结合综合治疗，取得例一临床痊愈、例二好转的结果。为治疗此类病症，摸索出一些初步经验。

褥疮（1例）

陈某，37岁，男，外院会诊，病历号：127667。

现病史：患者于1971年9月患乙型脑炎，高烧40℃，昏迷，二便失禁。因长期卧床，背部肩胛处、脊柱处及髋部等发生七处大面积褥疮，于10月19日请赵老医生会诊。

当时患者神智不清，卧床不起，体温持续在39℃～40℃之间，已近数十日，下肢抽搐。背部两侧肩胛处各有约10厘米×20厘米的溃疡面，脊柱部有约8厘米×10厘米的溃疡面，两侧髋关节外侧部各有约12厘米×25厘米的溃疡面，总共全身共有大小不等的皮肤坏死性溃疡7处。疮面有暗紫色坏死组织及黑褐色稀薄的分泌物，嗅之恶臭味，疮面边缘部正常组织与坏死组织无明显之分界，病状有继续扩展之势。

脉象：洪大。

舌象：舌苔黄白厚腻，舌质红。

中医辨证：毒热郁于营血，正气已伤，毒邪不得外托，逆传心包。

立法：凉血解毒，扶正内托。

方药：

丹参一两　丹皮三钱　蒲公英六钱　天花粉三钱　银花炭三钱　生地炭三钱　生黄芪一两　赤白芍各三钱　炒山甲

三钱　炒皂刺三钱　乳香一钱半　没药一钱半　生甘草二钱

外用甘草油（方见经验方与常用方）清洁疮面，以紫色疽疮膏（方见经验方与常用方）、化毒散软膏（方见经验方与常用方）各等量外敷疮面上。

如上法处理20余日，于11月10日第二次会诊时，患者持续多日的高烧已降至38.5℃左右，神智仍不清，时有狂叫，皮肤7处溃疡面之坏死组织已与边缘部之正常皮肤有明显之分界线，部分坏死组织已脱落现象，分泌物较前减少，少数区域有新生肉芽。脉弦微滑，舌苔白微黄腻，舌质红。法宜扶正，解毒内托，清心醒脑安神。处方：

生黄芪一两　赤白芍各三钱　当归三钱　蒲公英一两　象贝母三钱　山甲炭三钱　皂刺炭三钱　云茯苓五钱　陈皮丝三钱　石菖蒲三钱

另服马宝每次1分，日服2次。

外用甘草油清洁疮面后，外敷紫色疽疮膏、甘草归蜡膏（附方49）各等量混匀。

如上处理约1个月，于12月14日第三次会诊时，患者神智已清楚，能正常回答问题。食欲增进，皮肤7处溃疡面的坏死组织均已脱尽，新生肉芽良好，疮面边缘出现白色新生上皮。自觉口渴，盗汗，自汗无力。脉细缓软。舌苔白腻，舌质淡。法宜益气养血固表，健脾生肌。处方：

炙黄芪一两　党参五钱　白芍三钱　冬虫夏草三钱　桑椹三钱　山药六钱　云茯苓五钱　鸡血藤一两　泽泻三钱　麻黄根三钱　浮小麦一两　炙甘草三钱

外用甘草油清洁后，外敷甘草归蜡膏。

如上法连续治疗2个多月，痊愈出院。出院后来我院门诊复查，除左髋部尚留有一块约2厘米×2厘米小疮面外，其余溃疡全部愈合，均未见留有明显之大瘢痕。小疮面经门诊短时治疗后，也告痊愈。

〔**按语**〕 褥疮，中医学称为席疮。治疗多采取内外兼治，内服宜扶正托里生肌、活血解毒，外用宜化腐生肌，促使坏死组织脱落，新生肉芽愈合。特点是对正常组织损伤小，愈合后瘢痕组织亦较小，又可减少合并症。另对皮肤深部化脓性疾患如痈、蜂窝织炎、下肢顽固性溃疡等，运用这一法则进行治疗，均能取得较满意的效果。

本例因长期卧床,神智不清,身体极度虚弱,皮肤发生7处大面积褥疮,坏死组织毒素吸收,中毒现象严重,高烧数10日持续不退。在这种情况下,根据毒热郁于营血,正气已伤,毒邪不得外托,逆传心包的特征,投以大剂凉血解毒、扶正内托的方药。以丹参一两,丹皮三钱,蒲公英六钱,天花粉三钱,凉血解毒;又加用银花炭三钱,生地炭三钱,加强清解血分毒热的作用,这是赵老医生用药独到之处。再以生黄芪一两,赤白芍各三钱,扶正益气,助长炒山甲,炒皂刺内托之功,用此药后,使持续数十日的高烧,退至38℃~39℃之间(本例从入院后一直用多种西药体温不降,服中药期间西药亦未停用)。第二次会诊时,患者体温在38℃左右,溃疡部坏死组织与正常皮肤分界已清楚,部分已有脱落,在此正气稍复,毒邪仍盛,神智仍不清楚的情况下,在前法的基础上改用了山甲炭、皂刺炭,既可托血中毒邪外出,又避免对正气的耗损,特别是在此阶段采用了马宝一药,清心镇惊,控制阳狂又可治疗恶疮(赵老医生并认为有醒脑之功)。用此方法后,神智日渐清醒,已不狂叫,疮面清洁,新生肉芽良好,第三次会诊时只给补气养血活血、健脾生肌之药而收全功。

在外治方面，用的是化腐生肌法：这种方法是用一些具有刺激和腐蚀性的药物，如轻粉、红粉等，来促进坏死组织溶解、脱落，相应的刺激新生肉芽组织生长。根据我们体会，赵老医生应用化腐生肌法，有以下特点：

1. 疮面有坏死组织（腐肉），炎症仍有扩散，表面看来坏死组织与正常组织分界不清时，宜用紫色疽疮膏（方见经验方与常用方）、化毒散软膏各等量，混匀外敷。

2. 坏死组织（腐肉）已深达肌肉，或更深而形成窦道时，宜用红血药捻（方见经验方与常用方）蘸紫色疽疮膏插入疮口内，外加盖化毒散软膏。

3. 坏死组织与正常皮肤分界清楚，而且开始脱落时，宜用紫色疽疮膏、化毒散软膏、甘乳膏（附方11）或甘草归蜡膏各等量，混匀外敷。

4. 坏死组织已经脱落，疮面新生肉芽开始生长时，宜用甘乳膏或甘草归蜡膏80克、紫色疽疮膏20克，混匀外敷。

5. 新生肉芽组织良好，疮面边缘已有白色上皮生长时，宜用珠香散（方见经验方与常用方）薄撒疮面，再加盖甘乳纱条或甘草归蜡纱条。

附：甘乳纱条制法：用甘乳膏摊在纱布条上，经高压消毒后备用（甘草归蜡纱条做法同上）。

另外，外用药应注意以下几点：

（1）外用药膏一定要敷在疮面上，避免腐蚀正常组织，药膏应敷得稍厚一些。一般每日换药一次，换药前用甘草油清洁疮面。

(2)新生肉芽出现后要注意保护，避免再用强烈腐蚀性药物。

(3)用药过程如疮面分泌物增多时，是正常现象，不必停药，可在换药时用3%双氧水清洁疮面。

(4)对汞类药物过敏的患者，应禁用紫色疽疮膏，可改用乌梅膏（硇砂二钱，乌梅肉一两，共研捣碎成膏备用)。

(5)用药期间，若刺激周围皮肤出现皮疹时，可用祛湿散（方见经验方与常用方）甘草油调敷。

斑秃（1例）

刘某，女，25岁，简易病历，初诊日期：1971年8月17日。

主诉：脱头发已有2年，现大部已脱光。

现病史：由1970年10月开始发现头部有一小块头发脱落，由指盖大发展成为大片脱落，皮肤光秃，偶痒，不脱皮，自用生姜外擦效果不显。后又外擦酒精制剂多种及服中西药，效果均不理想。现眉毛、睫毛也开始脱落，不思饮食，二便一般，月经后错，夜寐不安，多梦。

检查：头发及眉毛、睫毛约2/3脱落，头皮光亮。其间散在少许毳毛，残存之毛发稍触动即容易脱落。

脉象：缓弱无力。

舌象：舌苔薄白而滑，舌质淡红。

西医诊断：斑秃（全秃）。

中医辨证：肝肾不足，血虚脱发。

立法：滋补肝肾，养血生发。

方药：

生地五钱　熟地五钱　鸡血藤五钱　首乌藤五钱　生黄芪一两　川芎三钱　白芍五钱　明天麻二钱　冬虫夏草二钱　旱莲草三钱　桑椹五钱　木瓜二钱

服上方1月后，饮食稍增，月经已正常，睡眠稍安定。头皮部分可见少许新生之毳毛，原残存之毳毛较前变黄，色稍深，变粗，变硬，未再继续脱发。继服前方两个月后，头部毳毛已有新生，原有之毳毛已大部分变黄或棕黑色，较粗硬，饮食调，夜寐安，精神已较愉快。改用桑椹膏（附方95）和七宝美髯丹（附方96），服药1月后头发大部恢复正常。唯毛发及眉毛颜色稍淡、稍软，临床已基本治愈。

〔**按语**〕　斑秃中医称之为“油风”，表现为毛发成片脱落，头皮色白而光亮，有时有痒感或无任何自觉症状。多因阴血不足，肝肾虚亏，心肾不交，血虚不能荣养肌肤，腠理不固，风邪乘虚而入；发为血之余，风盛血燥，发失所养则脱落。

本病治则滋补肝肾，养血祛风。本例患者属于肝肾阴虚，心肾不交，气血不和所引起的脱发，方中生地、熟地、首乌藤、白芍、桑椹、旱莲草、冬虫草养血滋补肝肾；生芪、川芎益气固表，活络；天麻、木瓜散风，镇静。后改用滋补肝肾、养血祛风的桑椹膏及养血补肝益气的七宝美髯丹，都是治本为主的法则。赵老医生认为天麻加补血补肝肾的药有促进生发的作用。有时惯用神应养真丹（附方102）加减，外用鲜椰子汁或椰子油搽局部，也有疗效。

酒皶鼻（1例）

赵某，女，40岁，简易病历，初诊日期1968年2

月22日。

主诉：鼻部红斑已三四年。

现病史：三四年前鼻尖及鼻两侧出现潮红，逐渐发展扩大延至两颊、前额，起红色米粒大之丘疹，鼻尖部有红丝，自觉微痒，平时大便经常干燥。久治不效，来我院门诊治疗。

检查：鼻部潮红，并有明显的毛细血管扩张及毛囊孔扩大，鼻周围面部散在高粱米粒样大的红色丘疹和稍大之坚硬结节。

脉象：沉弦。

舌象：薄白苔。

西医诊断：酒皶鼻。

中医辨证：肺胃积热，血瘀蕴结。

立法：凉血清热，活血化瘀。

方药：

生栀仁四钱　干生地三钱　紫丹参四钱　赤芍三钱　黄芩三钱　枇杷叶五钱　生白术五钱　地丁二钱　天花粉四钱　紫草根三钱　茜草根三钱　红花一钱半

服上方10剂后，鼻部红斑颜色转淡，原坚硬结节变软，红斑上脓疱见吸收，痒感减轻。继服上方，配合栀子金花丸（附方33）、大黄䗪虫丸（方见经验方与常用方）等交替服用。同时并用颠倒散（方见经验方与常用方）水调外用。两周后，鼻部红斑已明显好转，颜色渐趋于正常，鼻尖部毛细血管扩张已全部消失。再投以养阴清肺膏（附方84）、栀子金花丸，外用普榆膏（方见经验方与常用方），继续治疗1月后，基本痊愈。

〔**按语**〕 酒皶鼻好发于青、壮年。本病的发生，多因肺胃积热，复感风热之邪，血瘀凝结而致。根据病情的发展，可分为三期：

1. 红斑期：开始时鼻部表面出现油腻发亮，红斑时隐时现，以后红斑可以扩大，持久不退。法宜清宣肺热，凉血活血。处方：

枇把叶五钱　桑白皮五钱　黄芩三钱　黄连一钱半　赤芍三钱　白茅根一两　龙胆草二钱　菊花三钱　生甘草二钱　地骨皮三钱

外用颠倒散，凉开水调敷。

方中枇杷叶、桑白皮、黄芩清热宣肺和胃；黄连泻心经之火；胆草清肝经之热；配以赤芍、白茅根、凉血活血；加地骨皮取其凉血清肺，配合桑白皮，为泻白散；甘草和中解毒。

2. 毛细血管扩张期：在红斑的地方出现扩张的毛细血管，毛囊孔扩大，可经常出现针头至高粱粒大小样红色丘疹或脓疱。治宜清热凉血，活血化瘀。处方：

当归三钱　生地三钱　赤芍三钱　川芎一钱半　黄芩三钱　生栀子三钱　桃仁三钱　红花一钱半　丹参三钱

外用大枫子油（附方64）加珍珠散（附方42）调敷。

方中以四物汤养血和营，配合桃仁、红花、活血化瘀；黄芩、栀子清利三焦之热；丹参活血软坚散结。血热明显者可加紫草根、茜草根凉血活血之剂。

3. 肥大期：鼻部逐渐肥厚变大，称鼻赘。治宜活血化瘀，通络散结。大黄䗪虫丸加减：

大黄三钱　䗪虫三钱　桃仁三钱　红花三钱　甘草三钱　丹参四钱　牡蛎四钱　川贝三钱　公英四钱　生地四钱　云苓五钱　黄芩三钱

方中大黄、䗪虫、桃仁、红花活血通络，消肿破瘀；地黄、甘草濡养血脉，和中，祛邪化瘀而又扶正；丹参、牡蛎、川贝母养阴活血软坚；公英宣肺气，清解郁热。若患者体质较好，可加三棱、莪术破瘀化结；若患者体弱兼有虚象者，加生芪、党参补气之品以扶正。

外治可用三棱针放血后，加用脱色拔膏棍（方见经验方与常用方）贴敷，每2～3日换药1次。

白赛综合征（4例）

【例一】 高某，女，34岁，外院会诊病例，住院号：7542，住院日期：1968年7月25日。

主诉：口腔、会阴部长期溃疡，反复发作9年余。

现病史：9年前一次感冒后，发现口腔、会阴部有溃疡，双眼也发红。以后经常发作，见有鼻塞流涕，腹痛、腹泻、大便带血、阴道不规则流血、咯血等症，时好时坏，此起彼消。近几年来疲乏无力，心悸多汗，午后低烧，食欲不振。先后多次会诊，会诊为“过敏性鼻炎”、“结肠炎”、“子宫内膜异位症”等，经常住院，最后经三个医院联合会诊确诊为“白赛综合征”。虽经抗感染、“强的松”、“胎盘球蛋白”、“多种维生素”等长期治疗，仅能取得暂时效果，不能控制复发，且有逐渐加重的趋势，最后症状加重再次入院。

检查：体温36.4℃，脉搏84次/分，血压130/96毫米汞柱，精神欠佳，多汗，皮肤散在汗疱疹、但无多形性红斑及结节性红斑，左右锁骨上淋巴结触到两个，双眼结膜充血，视网膜可见散在黄白色斑，边缘污秽，眼底小血管有炎症现象及小出血点，咽部发红，双侧扁桃腺Ⅰ°肿大，两肺无异常，心尖部可闻及Ⅰ级收缩期杂音，腹软，肝脾未触及，上腹部及右下腹有轻压痛未扪及包块，无肌紧张，无移动性浊音，下肢无浮肿，大、小阴唇间糜烂溃疡1厘米×0.7厘米。化验检查：血色素15.2克，白细胞计数12 100/立方毫米，中性粒细胞68%，单核细胞7%，淋巴细胞20%，嗜酸性粒细胞3%，尿、便常规均正常，肝功正常，血沉第一小时5毫米，血钾16.8毫克%，血钠294毫克%，血糖95.2毫克%。心电图：窦性心律，Ⅱ导出现室性早期收缩，室性期前收缩。

入院后开始西药治疗，大量使用激素、多种维生素、胎盘球蛋白等，治疗效果不明显，口腔、会阴部溃疡及腹痛仍然存在。8月10日请赵老医生会诊。

脉象：沉细稍数。

舌象：白厚腻。

西医诊断：白赛综合征。

中医辨证：脾虚失运，蕴湿不化，病久伤阴（狐惑）。

立法：养阴健脾利湿。

方药：

金钗石斛（另包）一钱半　黑玄参五钱　天门冬五钱　麦门冬五钱　茯苓四钱　车前子四钱　姜厚朴二钱　姜黄连一钱半　莲子心二钱　甘草二钱　玉竹三钱　白术二钱

上方服10剂后，腹痛已止。另用激素去氢皮质素5毫克每日2次，中药按上方加减：

知柏各三钱　玉竹三钱　麦冬三钱　天冬三钱　姜厚朴三钱　石斛五钱　莲子心二钱　姜黄连二钱　车前子三钱　北沙参三钱　炒枳实三钱

9月4日上方服7剂，一般症状均趋于好转，溃疡面缩小但未完全愈合，激素已开始减量：去氢皮质素

2.5 毫克每日 3 次。处方：

黑玄参五钱　石斛五钱　玉竹五钱　知母四钱　炒黄柏四钱　建泽泻四钱　山萸肉三钱　炒枳实三钱　土茯苓四钱　白术三钱　车前子四钱　白芍三钱

另外用十香暖脐膏（附方 97）贴脐部。

9 月 17 日病情已经稳定，口腔与会阴部溃疡已基本愈合，去氢皮质素减到 2.5 毫克每日 1 次。上方去泽泻、山萸肉、土茯苓、白芍，加黄精三钱，莲子心二钱，茯神三钱，炒薏苡仁四钱。9 月 27 日口腔及会阴部溃疡及腹痛全部消失。复查眼底改变已恢复正常。仍按前方加减：

金钗石斛一钱半　玄参五钱　玉竹五钱　知柏四钱　茯神三钱　茯苓三钱　生地五钱　麦冬三钱　白术五钱　黄精三钱　莲子心二钱　车前子五钱

10 月 5 日上方继服 10 剂，停用激素。全部检查均属正常，出院，以后未再入院。

【例二】　白某，男，39 岁，简易病历，初诊日期 1972 年 10 月 9 日。

主诉：口腔、生殖器、双眼溃疡，反复发作八九年。

现病史：1963 年初开始口腔溃疡，三四个月以后，龟头部出现溃疡，12 月底双眼发红，视力减退，同时下肢起红斑结节。经住某医院检查确诊为“白赛病”。用“激素”治疗 3 个月以后，症状有所缓解，但溃疡从未完全愈合，“激素”每日仍用 30～60 毫克。出院后于 1971 年 2 月份突然双目失明，口腔、生殖器溃疡糜烂，下肢不断出现红斑结节，病情加重。经治疗近年余，视力稍有恢复，右眼视力 0.02，左眼仅能见手动，溃疡仍时轻时重从未愈合过。1972 年 10 月 9 日来我院门诊。

检查：口腔黏膜及舌面均有不规则圆形小溃疡，阴茎近龟头部散在小溃疡，总计 10 余个，小腿散在多个红斑结节。右眼视力 0.3，左眼视力 0.02。

脉象：沉弦细。

舌象：舌苔薄白，舌质红。

西医诊断：白赛综合征。

中医辨证：肝肾阴虚，湿热漫延（狐惑）。

立法：养阴补肝肾，清热除湿毒。

方药：

南北沙参一两　玄参一两　生地炭五钱　花粉五钱　枸杞子三钱　粉丹皮四钱　耳环石斛三钱　菟丝子三钱　泽泻三钱　山萸肉三钱　黄芪五钱　苦参三钱

10 月 16 日服上方 10 剂后，口腔、生殖器溃疡大部分愈合，个别未愈合者也较前变浅，自述视物较前清楚，红斑大部分消退。脉沉细缓，舌质微红，苔薄白。按前方加减：

南北沙参一两　玄参一两　石斛三钱　枸杞子三钱　生地炭三钱　丹参五钱　粉丹皮三钱　黄芪五钱　山萸肉三钱　菟丝子三钱　泽泻三钱　二冬四钱

10 月 30 日上方服 10 剂后，口腔、生殖器部溃疡已全部愈合，视力有所恢复，下肢红斑结节消失。用赤小豆一两（水浸发芽风干），全当归二两，共研细末冲服，每次二钱，每日 2 次。另外养阴清肺膏（附方 84）每次三钱，日 1 次。地黄丸（附方 85）每次二钱至三钱，日 1 次。石斛夜光丸（附方 98）每次 1 丸，日 1～2 次。

11月18日近半月余，未再出现新的溃疡，激素已由每日60毫克减少至每日15毫克。继续服用前药。12月1日激素已戒至每日5毫克量，仍无新生溃疡，左眼视力由0.02提高到0.1，右眼视力由0.3提高到0.5。

【例三】 王某，男，38岁，简易病历，初诊日期1972年6月17日。

主诉：口腔经常反复发作溃疡14年。

现病史：患者14年来口腔内口颊部、嘴唇、牙龈部反复出现溃疡，每年发作数次，每次持续一、二个月，多在春、夏季发作，发作时皮肤也出现红斑和红色小疙瘩。经某医院中西医治疗数年之久，疗效不显著，近1年来会阴部也出现溃疡，经某医院最后确诊为“白赛综合征”。1972年5月份溃疡发展至咽部和食道，饮水进食均疼痛，影响吞咽，阴囊部也有小溃疡，伴有身倦乏力、低热、大便秘结等，经过多次、多种疗法，均未获得疗效。

检查：体温在37.5℃～37.6℃之间，内科一般检查未见明显异常，口腔内有四处溃疡面，直径在0.5～1厘米左右，散在唇部、两颊内侧面、牙龈及舌部，近龟头部有一不规则小圆形溃疡，直径0.2厘米左右，溃疡表面有少量分泌物，有剧疼。

脉象：沉细稍数，尺较弱。

舌象：舌苔薄白，舌质红而稍绛。

西医诊断：白赛综合征。

中医辨证：脾肾阴虚，虚火上炎（狐惑）。

立法：滋阴降火。

方药：

南北沙参五钱　玄参五钱　丹皮三钱　耳环石斛四钱

山萸肉三钱　枸杞子三钱　锦灯笼三钱　花粉五钱　黄芪三钱　金莲花四钱　马蔺子三钱

外用锡类散（附方83）。

上方连服35剂后，溃疡基本消失，未出现新的溃疡，低烧已减轻，但未全息，饮水进食吞咽已不痛，食纳尚好。按前法上方去锦灯笼、马蔺子加生地、地骨皮继服10余剂，溃疡完全愈合，精神体力均好转，二便正常，低烧已退。改用赤小豆一两水浸生芽风干，当归四两，共研细末，每日2次，每次二钱，白开水冲服。随访3个月未再复发。

【例四】　叶某,女,21岁,未婚,住院号:533745,住院日期:1965年7月20日。

主诉：会阴部溃疡已四五年之久。

现病史：5年前时值夏日，外出劳动后面肿、眼、鼻、口腔先后出现大小不等的溃疡，自觉疼痛，会阴部也有疼痛，经检查发现也有溃疡，住某医院服用激素治疗痊愈。2年后又发作，以后每年都发作，逐渐加重。最近1年来虽经中西药治疗，溃疡一直未完全愈合，转我院住院治疗。

过去史：既往有贫血病史，近1个月来伴有发烧、身倦无力、食纳不佳、大便干燥等。

家族史：母亲有类似病史。

检查：体温38℃，发育营养良好。内科检查未见明显异常。口腔溃疡基本愈合，会阴部左侧大阴唇偏下方呈蚕蚀状溃疡，左侧小阴唇全部蚀烂，右侧小阴唇内侧面有数个大头针帽大小样溃疡，表面颜色暗淡，有少量脓性分泌物，尿道口红肿，阴蒂水肿，整个溃疡面积有5.5厘米×3.5厘米大小，自觉剧疼，行走困难，两眼结合膜充血。化验：血色素12.4克，红细胞计数4 060 000/立方毫米，白细胞计数、尿、便均正常。

脉象：沉缓。

舌象：舌苔白腻，舌质淡。

西医诊断：白赛综合征。

中医辨证：湿毒下注。

立法：清热解毒，健脾除湿。

方药：

黄柏四钱　土茯苓五钱　茵陈三钱　茯苓五钱　炒白术四钱　泽泻三钱　车前子四钱　炒薏苡仁五钱　女贞子三钱　当归三钱　白芍三钱　苍术二钱　厚朴二钱　陈皮二钱

局部先用1‰黄连溶液冲洗后，外用川连2克、青黛面1克、紫色疽疮膏（方见经验方与常用方）7克、香腊软膏（附方94）17克调匀，制成纱条外敷。

7月30日按上法内、外兼治，药后第三天体温即恢复正常。药后10天一般情况良好，外阴部溃疡面开始缩小，表面清洁。上方生白术、生薏苡仁、生黄柏均改为炒用。8月23日一般情况良好，外阴部溃疡面50%已愈合。治法同前。9月4日会阴部溃疡面已大部愈合。7日会阴部溃疡面已基本愈合，改服除湿丸（方见经验方与常用方）。9月12日痊愈出院。

〔**按语**〕　白赛综合征又称口、眼、生殖器皮肤综合征，是一种原因不明的皮肤黏膜综合病象。相当于《金匮要略》中所描述的狐惑一症。所谓狐惑，是说明其症状狐疑惑乱不定。而且有“蚀于喉为惑”与“蚀于阴为狐”的区别。赵老医生认为，白赛综合征相当于狐惑，但不能按照《金匮要略》中用清热化湿解毒的甘草泻心汤主治。本病主要是由于脾肾阴虚、湿热蕴毒所致，更由于每个人的体质不同，症状特点也不同，所以必须要抓住本症的病理实质，结合每个人的特点辨证论治。例一病程已9年余，口、眼、生殖器皮肤症状俱全，长期使用激素治疗未能控制，病情日久，正气已衰，兼见疲乏、纳差、腹泻、咳血、阴道不规则出血、午后低烧等脾虚失运、蕴湿不化、阴虚血热的征象，所以方用石斛、玄参、天麦冬、玉竹、莲子心养阴清热；白术、茯苓、车前子健脾利湿和中；姜黄连、姜厚朴清热而不过于苦寒，宽中理气而不过于走散，对于气虚的患者用之最为相宜。而且姜黄连与莲子心相伍又能清心经之浮火。后来又曾加减使用过养阴清热药知母、黄柏；利湿而不伤阴的药泽泻；滋补肝肾药白芍、山萸肉、黄精；解毒利湿药土茯苓；理气药炒枳实等，并使用过十香暖脐膏贴脐部以温中焦、散寒气，调理脾胃，助中焦之升发阳气。这主要是治疗脾肾两脏的功能失调，脾阳振，中气充，湿热毒邪得化，阴津足，虚火涵，毒蚀得以修复，治在其本。所以，不但症状治愈，而且很稳定地停止使用激素未见反跳现象。例二病程也是八九年，口、眼、生殖器皮肤症状具备，而且视力极差，肝开窍于目，目得血而能视，肝阴虚亏不能上荣则视力差。方用六味地黄丸之四味地黄、山萸肉、丹皮、泽泻两补两泻。地黄生用养阴清热，炒炭入于血分，滋阴凉血而解毒；泽泻宣泄肾浊以济之；山萸肉温涩肝经；丹皮清除肝火以佐之；更加南北沙参、玄参、花粉、石斛、枸杞子、菟丝子滋补肝肾以助之；生黄芪益气，使之气血阴阳调合；苦参清热除湿，并加减使用过二冬、丹参养阴补血活血。在病情稳定阶段用养阴清肺膏、地黄丸、石斛夜光丸巩固疗效，并且用《金匮要略》古方赤小豆当归散和血解毒清热利湿。赵老医生称赤小豆有凉血解毒、清热利湿的作用，发芽风干后升发力强，不发芽则入下焦、能通利肾经之积滞。而且强调一定要用真正的赤小豆（长圆形，色紫红），不能用花赤豆（椭圆形，表面有花斑）代替，功在健脾除湿。现在赵老医生用丹参代替当归，也就是赤小豆丹参散剂治疗，取丹参功同四物，加强调和气血的作用，剂量同前而效果优于赤小豆当归散，通过治疗激素降至强的松每日 1 片（5 毫克）不但皮损愈合而且视力也有所提高。例三病程长达 14 年之久，口腔、生殖器溃疡，但以口腔溃疡为主。症属脾肾阴虚，湿毒与虚火交织上炎而为患，治以养阴补脾平肝益肾为主。因其临床表现在口腔，所以用锦灯笼、金莲花、马蔺子清上焦之湿毒热。其中锦灯笼清上焦热解毒；金莲花性苦寒无毒，功能明目益人，解毒治浮热，而且有引药上行的作用。赵老医生从近几年的实践经验证明金莲花具有消炎解毒、消肿止痛、收敛口腔溃疡的作用，是他用于治疗口腔溃疡比较常用药味之一（如用市售的金莲花片口含，效果也好）。马蔺子其性甘平无毒，能生津止渴，清热解毒，对于口腔溃疡有消炎止痛的作用；马蔺花、马蔺根均有同样的功能。例四过去曾先后出现过眼、口皮损历时 5 年之久的病史，当时以外阴溃疡为主，曾使用激素治疗，但停药后立即复发，而且溃疡比以前更重。本例有似狐惑中的“狐症”或“阴蚀”，症属阴虚、湿热蕴毒下注而以湿毒为主。所以用除湿胃苓汤加减，佐以女贞子、当归、白芍养肝阴和血以扶正；炒白术、苍术、茯苓、炒薏苡仁、车前子健脾利湿；黄柏、土茯苓、茵陈利湿清热解毒；陈皮、厚朴理气和胃助脾胃运化之功。外用药用1‰的黄连液冲洗后敷以清热化腐生肌的药膏，内外兼治，未用激素及其他任何西药取得较好的效果。

总之，从上述4例的治疗情况来看，赵老医生是紧紧抓住肝肾阴、湿热蕴毒的病理实质而辨证施治的，内服方药以肝肾阴为主，兼健脾利湿清热解毒为辅，外用药物：

1. 口腔溃疡：常用西瓜霜（附方99）、锡类散、珠黄散（附方86）或用冰片二分、人工牛黄粉二分、珍珠一分，共研极细末外敷。

2. 会阴部溃疡

洗药方：

蛇床子五钱　当归尾五钱　威灵仙五钱　土大黄五钱　苦参五钱　老葱头七个

水煎外洗或用1‰黄连素溶液冲洗。

脓性分泌物较多有坏死组织者，可外用紫色疽疮膏3克、川连粉1克、青黛粉0.5克，用凡士林调至10克，直接外用或制成油纱条外敷。

坏死组织已脱落，为促进疮面愈合，可用黄连面1克、青黛面1克、乳香面1克或加珍珠粉1～2分，用凡士林调至10克，直接外用或做成油纱条外敷。

另外，我们还总结了赵老医生与原中国科学院皮肤性病研究所中医科共同观察的116例本病患者，其中经过系统治疗而且资料比较完整的中医中药组67例，单纯西药治疗组24例，共91例。结果发现中医中药组治愈率高，疗程短，复发时间间隔延长，有的追踪7年未见复发。从近年来的病例来看，对于激素治疗的协同作用也能看出一定的苗头。中西医结合治疗，疗效高，疗程短，激素减量比较平稳，而且在停激素后反跳现象比较少。还可以看到在使用激素无效的情况下，加用中医中药可以促进疗效（如例一、二）；或在激素治疗无效而停用激素，单独使用中医中药治疗时，也可以取效（如例四）。所以中医学对于本病的治疗，是应该进一步发掘和研究的。

系统性红斑性狼疮（5 例）

【例一】 佟某，女，24 岁，外院会诊病例，本院病例号：877865，初诊日期 1972 年 11 月 3 日。

患者于 1972 年 8 月，因外出烈日曝晒归来后，突然感到四肢关节疼，发烧，面部起红斑，自觉疲乏无力，心慌，不思饮食，月经量少，大便干。经化验检查：白细胞计数 4 300/立方毫米，血沉 60 毫米/第 1 小时，麝香草酚浊度试验 10 单位，转氨酶 150 单位，尿中有管型，血中红斑狼疮细胞阳性。住某医院诊断为“系统性红斑性狼疮”。曾服大量“强的松”、“地塞米松”，体温仍不平稳，遂请赵老医生会诊，证如上述，体温 38.5℃左右。

西医诊断：系统性红斑性狼疮。

脉象：数软。

舌象：苔白腻，舌质红。

中医辨证：毒热炽盛，经络瘀阻。

立法：清热解毒，凉血活血通络。

方药：

金银花炭五钱　生地炭五钱　白茅根一两　生军三钱　秦艽五钱　刘寄奴五钱　鬼箭羽五钱　金莲花三钱　乌蛇二钱　漏芦三钱　生黄芪五钱　川连二钱

上药服7剂，11月9日，体温仍波动在38℃左右，尿少色黄，心慌而惊，食纳不佳，关节微疼。化验检查：肝功能：麝香草酚浊度试验14单位，血沉14毫米/第1小时。大便已正常，脉滑微数，舌质红，苔白腻。按上方加减：

双花炭五钱　生地炭五钱　地骨皮五钱　秦艽一两　乌梢蛇三钱　漏芦三钱　黄芪一两　党参五钱　藿香三钱　车前子一两　首乌藤一两　厚朴二钱　蔻仁二钱　继服7剂。

继服7剂，12月13日，体温逐渐平稳，维持在37℃左右，激素开始减量，有时有咳嗽，自汗，关节疼，腰痛，舌质红，苔白，脉象细数。继以养阴清热，凉血解毒为法：

秦艽一两　乌蛇三钱　生黄芪五钱　党参五钱　地骨皮三钱　银柴胡三钱　旱莲草三钱　女贞子一两　鸡血藤一两　首乌藤一两　川断五钱　川贝三钱

上方共服15剂，低烧已退，病情稳定，唯自觉乏力，脘腹胀满，月经过期未至，脉沉弦，舌苔白黄腻。继以前法调理，又服7剂，强的松已停用，地塞米松已减至每日一片半（11.25毫克），出院后继续我院门诊治疗。1974年春因再次急性恶化而死亡。

【例二】　王某，女，45岁，病历号：877676，初诊日期1972年2月22日。

患者自1971年12月份开始不断发烧，时高时低，一直不退，过1个多月后在面部发现红斑，后经某医院检查血中找到狼疮细胞，确诊为“系统性红斑性狼疮”，给“强的松”治疗稍有控制，但不能戒量，稍戒量症状即加重。目前虽然每日服用“强的松”30毫克，仍有低烧，自觉全身乏力，手足心发热，自汗，关节酸痛，头晕，遂来我院门诊治疗。

检查：体温 37.5℃，面部有典型蝶形红斑，肝脾（－），心脏（－），白细胞计数 4 800/立方毫米，血沉 24 毫米/第 1 小时。

西医诊断：系统性红斑性狼疮。

脉象：沉细无力。

舌象：苔白腻，舌质淡。

中医辨证：阴血虚亏，毒热未清。

立法：养阴补血，凉血解毒。

方药：

黄芪一两　黄精五钱　鸡血藤一两　秦艽一两　乌梢蛇二钱　丹参一两　莲子心四钱　玉竹三钱　白人参二钱　白芍五钱　当归五钱　女贞子一两　熟地一两　川连二钱

按上方曾加减使用过冬虫夏草、漏芦、枸杞子、山萸肉等，1 个月以后，关节疼痛渐止，低烧渐退，自汗已止，唯自觉仍有头晕。在上方基础上曾加减使用茺蔚子三钱，钩藤三钱，川芎三钱等药连服 7 剂，头晕亦明显减轻。1973 年 1 月 25 日复查白细胞计数 6 500/立方毫米，血沉 14 毫米/第 1 小时。服药三个月后，强的松每日只服 5 毫克，病情稳定，门诊继续观察。1974 年已恢复半日工作。

【例三】　王某，女，23 岁，病历号：877620，初次会诊日期 1970 年 10 月 14 日。

患者于 1967 年因高烧而住某医院，经检查确诊为“系统性红斑性狼疮”，长期服用“激素”类药物，稍有控制，数年来时轻时重。近 1 年来病情有所发展，于 1971 年 6 月突然高烧不退，喘憋不能平卧，检查心界向两侧扩大，心率 120 次以上/分，心尖部有限局性心包磨擦音，两肺有啰音，肝肿大，在肋下3厘米，脾在肋下1厘米，心电图检查显示心肌受损，经积极抢救，暂时缓解。6月28日心包磨擦音消失，心界仍向两侧扩大，心率70～80次/分，可以平卧，两肺尚有少量啰音，经常感胸痛，憋气，心慌，服“地塞米松”每日5～9片，病情控制不满意。1971年10月14日请赵老医生会诊。当时化验检查：血沉56毫米/第1小时，转氨酶123单位，麝香草酚浊度试验7单位，非蛋白氮（N. P. N.）24毫克%。

西医诊断：系统性红斑性狼疮。

脉象：沉细无力。

舌象：舌苔薄白，舌质红。

中医辨证：气阴两伤，毒邪攻心。

立法：益气养阴，安神解毒。

方药：

紫石英三钱　石莲子三钱　莲子心三钱　健莲子三钱　合欢花三钱　白人参三钱　生芪五钱　党参一两　南北沙参五钱　乌梢蛇二钱　秦艽三钱　川连二钱

按上方连续服药5个月，曾加减使用过厚朴、苏梗、玉竹、黄精、冬虫夏草等，症状逐渐好转，激素逐渐减量。1972年3月心电图复查仍有轻度异常，以丸药，汤药交替服用至1972年5月，病人已能来我院门诊就诊。1972年7月，患者一般情况良好，7月25日复查心电图大致正常，血沉45毫米/第1小时。11月26日出院，目前病情较稳定，仍在我院门诊继续观察。

【例四】　宋某，女，32岁，病历号：877808，1972年9月7日外院会诊。

患者于1965年2月顺产一男婴，产后10天自觉手指关节痛，以后周身关节痛。5月份开始腹泻，伴有肝区痛，当时检查肝功：转氨酶200单位，麝香草酚浊度试验20单位，经保肝等治疗无效，1966年开始经常低烧。于1967年面部出现蝴蝶斑，曾诊断为“盘状红斑性狼疮”，经激素治疗后缓解。1968年3月开始发烧不退，持续在38℃左右，手指末梢关节疼，血中查到“红斑狼疮细胞”，经大量“激素”治疗后缓解。1971年2月因再次妊娠，病情加重，人工流产后，经治疗缓解。于1972年1月开始腰疼，全身浮肿，并出现腹水，诊断为“系统性红斑性狼疮合并尿毒症”，后住某医院治疗，当时检查血沉70毫米/第1小时，尿蛋白（+++），红细胞20～25个/高倍镜，白细胞0～3个/高倍镜，二氧化碳结合力34.4容积%，血中非蛋白氮59毫克%，胆固醇490毫克%。周身水肿，腹围98厘米，血压200/150毫米汞柱，血中红斑狼疮细胞大量，诊断为“系统性红斑性狼疮”、“肾炎”、“肾变期”，经大量“激素”、“消炎疼”、“环磷酰胺”等药治疗。

西医诊断：系统性红斑性狼疮，狼疮肾炎肾变期。

脉象：沉弦细稍数。

舌象：苔薄白，舌质稍红。

中医辨证：肾阴亏损，脾肾两虚。

立法：滋阴益肾，健脾利水，解毒。

方药：

白人参二钱　茯苓四钱　枸杞子四钱　生薏苡仁一两　生黄芪一两　车前子（包）五钱　白术四钱　抽葫芦三钱　乌梢蛇二钱　秦艽三钱　漏芦四钱　仙人头三钱　防己四钱

9月20日上方服10剂后，病情有所好转，按前法加减：

秦艽五钱　乌梢蛇二钱　漏芦三钱　川连二钱　鸡血藤一两　首乌藤一两　红人参二钱　黄芪一两　楮实子三钱　枸杞子三钱　车前子一两　泽泻一两

10 月 3 日上方又服 10 剂，水肿大消，病情有所好转，再按前方加减：

乌梢蛇二钱　秦艽五钱　漏芦三钱　川连三钱　黄芪一两　白人参二钱　佛手参三钱　党参五钱　黄精五钱　冬虫草三钱　鹿衔草二钱　厚朴二钱　蔻米一钱

10 月 15 日上方又服 10 剂。以后，按前几方加减使用过沙苑子、菟丝子、山萸肉、补骨脂、党参、紫河车、芍药总共服中药 112 剂，病情缓解。血压 140/90 毫米汞柱，化验检查：尿蛋白（＋）、红细胞 0～1，白细胞 0～2，非蛋白氮 35 毫克%，二氧化碳结合力 40.5 容积%，胆固醇 225 毫克%，血中红斑狼疮细胞仍有少量，血沉 20 毫米/第 1 小时，1973 年 1 月 10 日出院。出院后血沉 35 毫米/第 1 小时，血红蛋白 10.5 克，血小板 15 万，白细胞计数 7 500/立方毫米，激素仅用维持量，门诊观察。1974 年 3 月继续通信治疗，病情稳定。

【例五】　肖某，女，29 岁，病历号：877703，初诊日期 1972 年 5 月 10 日。

患者于 1966 年开始面部发现红斑，手足发凉，肝大三指，曾在某医院检查血查到红斑狼疮细胞，诊断为“狼疮性肝炎”，先后住过 4 次院，于 1972 年 5 月来我院门诊治疗。当时主要表现为疲倦无力，头晕，关节疼，肝区疼，低烧，月经不调，经化验检查血沉 84 毫米/第 1 小时，白细胞计数 4 600/立方毫米，麝香草酚浊度试验 19 单位，转氨酶 200 单位。尿蛋白（＋＋），有管型，红细胞 30～40/高倍镜。

西医诊断：系统性红斑性狼疮、狼疮性肝炎、狼疮性肾炎。

脉象：沉细缓。

舌象：无苔，舌质正常。

中医辨证：邪热犯肝肾，气滞血瘀。

立法：活血化瘀，舒肝益肾。

方药：

秦艽五钱　乌梢蛇二钱　生黄芪一两　黄精五钱　玉竹五钱　川军二钱　党参一两　女贞子一两　漏芦三钱　川连二钱　白蔻二钱　丹参五钱

同时服强的松 20 毫克/日。

5 月 29 日上方连服 7 剂，复诊时肝区疼好转，自汗，心烦，关节疼，脉沉细缓，舌苔白腻。再以上法加减：

乌梢蛇二钱　漏芦二钱　川连二钱　丹参五钱　丹皮三钱　香附二钱　延胡索三钱　黄精三钱　玉竹三钱　沉香一钱　荷梗三钱　厚朴二钱

再服 7 剂，服药后肝区不疼，关节仍疼，脉象细软，舌质微红，苔白腻，再以上方加减：

乌蛇三钱　秦艽一两　漏芦三钱　川连二钱　丹参五钱　徐长卿三钱　刘寄奴五钱　生黄芪一两　黄精五钱　玉竹四钱　延胡索三钱　川续断五钱

至 11 月 1 日共连服药 42 剂后，一般情况稳定，精神好转，食纳差，复查麝香草酚浊度试验 9 单位，血沉 31 毫米/第 1 小时。给秦艽丸（方见经验方与常用方）、黄精丸（附方 100）、地黄丸（附方 85）、人参鹿茸丸（附方 101）等交替服用，总共治 6 个半月，全身情况明显好转，每日仅服强的松 5 毫克，已恢复全日工作 1

个多月。1973年1月4日自觉无不适，饮食睡眠均好，月经已正常，肝区不痛，化验检查：麝香草酚浊度试验8单位，血沉31毫米/第1小时，转氨酶100单位，尿中蛋白（+），门诊继续观察。目前仍全日工作。

〔按语〕 系统性红斑性狼疮是一种全身性系统性疾病，症状比较复杂，病情也比较危重。特别是近几年来赵老医生接触这类病人较多，在实践中也逐步摸索了一些体会。对于本病的看法，他比较强调整体观念，人是一个完整的有机体，“阴平阳秘”则“精神乃治”，气血经络循行畅达则脏腑、皮毛、筋骨、肌肉得以濡养，维持机体的正常生理功能。本病的发生多由于先天禀赋不足，或因七情内伤，劳累过度，或因房事失节，以致阴阳气血失于平衡，气血运行不畅，气滞血瘀，经络阻隔为本病的内因。另外多数患者与曝晒强烈日光有关，而且病后若日光照射则症状加重，所以外受热毒是本病的条件；热毒入里燔灼阴血，瘀阻经脉，伤于脏腑，蚀于筋骨则可以发病。

热伤血络，血热外溢，凝滞于肌肤则见皮肤红斑；毒热凝滞，阻隔经络则关节肿痛；毒热内攻犯脏则五脏六腑均可以受累。毒邪攻心则见心悸、烦躁，甚或神智恍惚，毒热伤肝，灼阴耗血，肝脾失和则见纳呆，少食，胸闷，胁痛，腹胀，乏力等症；热耗肾阴，真阴亏损，则见低烧，颧红，五心烦热，盗汗，腰酸腿痛，发脱齿摇，耳目失聪，严重时肾阳衰微以致阳虚水泛，则见周身浮肿，尿少等症；毒热炽盛则见高烧，烦渴，甚则神昏谵语；热伤阴血则阴血虚亏。总之阴阳失衡，气血失和，经络受阻，再加上毒热为患，症情交错，所以有时可出现上实下虚，上热下寒，水火不济，阴阳失调的复杂病象。

总起来说，机体机能的失调的基本状态主要是阴阳、气血失和，气滞血瘀，经络阻隔是为本；临床病象以体质极度衰弱，精神委靡，少食纳呆，失眠，健忘，脱发，皮肤发生红斑（或无），月经失调，关节痛，有时伴有低烧，血沉快，白细胞计数减低，脉沉细数为主。但由于外邪毒热的作用和影响，在整个病程中又会相继或反复出现，整体或某脏腑的毒热现象，是为标；临床病象以持续性高烧、肝、肾功能障碍，心电图异常等。

在治疗法则上，以益气阴，调气血，活血化瘀通络治其本，清热解毒，补肝肾，养心安神，治其标。根据病人不同阶段和不同特点、标本兼治，扶正与祛邪兼顾。

通过多年来的摸索和临床筛选，目前他认为用《证治准绳》中的秦艽丸方加减进行治疗，还是比较有效的，是治疗本病的基本方。常用的药物如生芪、党参、秦艽、黄连、漏芦、乌梢蛇、鸡血藤、丹参等，也是用以巩固疗效的常用药。但是还要根据不同阶段的具体情况，辨证论治。

1. 毒热炽盛：临床上表现为突然出现高烧或高烧持续不退，面部或其他部位皮肤出现红斑或出血斑，全身无力，肌肉酸痛，关节疼痛，烦热不眠，精神恍惚；严重时神昏，谵语，抽搐，有的病人可出现吐血，衄血，便血等症状；自觉口渴思凉饮，舌质红或紫黯，舌苔黄白腻或见光面舌，脉象数而软（此时多数病人的血中可查到“红斑狼疮细胞”，血沉明显增快）。如例一即属此型。主要是由于热毒入于血分，血热炽盛故见高烧不退，热伤脉络，则皮肤发斑疹或见出血，衄血。毒热耗伤阴血，筋脉失养，则肌肉酸疼，关节疼，毒热攻心，则神昏，谵语，抽搐。此类病人死亡率较高。法宜清热解毒，凉血护阴。经验方：

生玳瑁二~四钱　干生地一两~二两　金银花炭五钱~一两　白茅根一两　丹皮三钱　花粉五钱　玄参五钱~一两　黄柏五钱　知母三钱　石斛五钱~一两

方中玳瑁镇心平肝，清热解毒；金银花炭、黄柏、知母、花粉清热解毒；丹皮、白茅根、生地养阴清热凉血；玄参、石斛养阴清热。毒热盛者加大黄、黄连、漏芦；高烧不退时可用羚羊粉二分或犀角粉二分冲服；低烧持续不退时可加地骨皮、银柴胡；邪热盛者加秦艽、乌梢蛇，毒热下注小便淋漓者可加海金砂、车前子。

2. 阴血虚亏：这阶段往往是在高烧后。长期低烧，手足心热，心烦无力，懒言，面色浮红，自汗，盗汗，关节疼，足跟疼，腰疼，脱发，有的病人出现视物不清，舌质红，镜面舌或苔白，脉象细数而软，或见芤脉。白细胞计数常低于5千以下，血小板亦较正常减少。如例二即属此型。主要由于阴血双亏，故有低烧，手足心热；阴虚阳亢，虚阳上越则面色浮红；心阳浮越则有心烦；血虚不能濡养四肢百骸，故见乏力，倦怠，脱发，关节疼；目不得血濡养，故视物茫茫；肾阴亏则足跟疼，腰酸疼。法宜养阴补血，凉血解毒。经验方：

南北沙参五钱~一两　石斛五钱~一两　玄参五钱~一两　丹参二钱~五钱　玉竹三钱~五钱　党参三钱~五钱　生黄芪三钱~一两　当归三钱~五钱　乌梢蛇三钱　赤白芍三钱~五钱　秦艽三钱

方中当归、党参、黄芪、白芍补气养血；沙参、石斛、玄参、玉竹养阴清热；乌蛇、秦艽通经络、解毒。脾虚明显时加白术、茯苓、陈皮；热毒盛者加漏芦、金银花炭；胸闷气憋者加石莲子、荷梗；心慌失眠者加紫石英、石莲子、茯神；头晕明显者加茺蔚子、钩藤、川芎、菊花。

3. 毒邪攻心：主要表现为心慌，心悸，气短：活动后更加剧，胸闷憋气，烦热，自汗不眠，心神不安，面色苍白，四肢逆冷，脉细弱或见结代脉，舌质淡，苔薄白（包括心肌炎、心内膜炎、心包炎等症状，心脏听诊有杂音，心电图检查多有异常）。如例三即属此型。由于毒邪攻心，心火亢盛，故证见胸中烦热，夜不能寐等，毒热耗伤气阴，表现为心阳虚或心阴虚，故见心悸，气短等症。法宜养阴清热解毒，益气安神。经验方：

紫石英一两　石莲子三钱　白人参三钱　南北沙参一两　生黄芪五钱～一两　当归三钱　秦艽五钱　乌蛇三钱　川连二钱　远志三钱　丹参五钱　合欢花三钱

方中紫石英甘温无毒，上能镇心，下能益肝，配合石莲子、远志、合欢花、川连清心热：安心神；白人参、南北沙参、生芪、当归、丹参补益气阴，养血安神，活血通络；秦艽、乌梢蛇解毒通络。脾虚明显者加党参、白术；胸闷气郁者加厚朴、苏梗；阴虚明显者加玉竹、黄精、冬虫草。

4. 肾阴亏损：此阶段多为毒热侵及肾脏，出现肾阴亏损的症状，多见于病程后期，有的还可出现“尿毒症”，这类病人尿的检查多有异常，部分病人肾功能检查亦不正常。主要症状有腰疼，腿疼，足跟疼，四肢无力，有的肢端发凉发白，面部发热，甚或口舌生疮，五心烦热，精神委靡，有时有低烧、浮肿。脉见沉细软。舌体胖嫩，舌质淡或尖红。如例四即属此型。法宜滋阴补肾，活血解毒。经验方：

枸杞子三钱　女贞子五钱　川连三钱　生黄芪五钱~一两　黄柏三钱　白芍五钱　党参三钱　山萸肉三钱　乌梢蛇三钱　秦艽三钱　丹参三钱　南北沙参一两

方中枸杞子、女贞子、山萸肉滋阴补肾；党参、白术健脾；南北沙参、白芍、生黄芪补益气阴；丹参、乌梢蛇活血解毒通络；黄柏、川连解毒清火。下焦湿热明显者加车前子、萆薢、瞿麦；腰脊疼痛者加菟丝子、川断；关节肿疼者加徐长卿、刘寄奴、伸筋草、松节、鸡血藤。

5. 邪热伤肝：此阶段多见有食纳不佳，两侧胁痛，腹胀，头晕，失眠，痛经，月经不调，闭经，皮肤红斑，瘀斑，或舌有瘀斑等，临床检查病人多有肝脾肿大，肝功能不正常，血小板减少，白血细胞减少等。如例五即属此型。主要是因为肝阴虚，不能制阳，虚阳上扰清窍，则见头晕失眠，肝血不足，月经涩少或闭经，肝郁气滞，肝胃不和则两胁疼痛，食纳不佳，腹胀，痛经。法宜滋阴凉血解毒，活血化瘀通络。经验方：

女贞子一两　玉竹三钱　黄芪五钱　丹参五钱　丹皮三钱　党参五钱　秦艽五钱　乌梢蛇三钱　漏芦三钱　赤白芍各五钱　川连二钱　延胡索三钱

方中女贞子、赤白芍、玉竹养肝益阴；党参、黄芪补气；丹参、延胡索、丹皮活血凉血化瘀；秦艽、乌梢蛇、漏芦、川连清热解毒通经。血瘀明显者加鬼箭羽、三棱、莪术、川军；腹胀胁痛明显者加厚朴、陈皮、香附；气虚毒热未清者重用黄芪、乌蛇、秦艽；血热红斑明显者加凌霄花、鸡冠花、玫瑰花。

另外，我们把赵老医生治过的系统性红斑狼疮，疗程在3个月以上（最长者为1年半），并能坚持治疗得到随访，而且资料比较完整的患者80例，做了一些分析：其中中西医结合（激素、中医辨证论治）治疗者63例，单纯服用中药者17例。从总的情况来看，这80例患者在治疗前均系全休患者，通过治疗，临床症状消失，有关化验正常，恢复整日工作者8例，恢复半日工作者6例，共计14例，占总数的17.5%。从激素使用情况来看，通过中医辨证论治，停用激素者11例，激素减量者36例，维持原量者10例，激素加量者6例，在减激素的方法上，多在服用中药超过2个月以后主要症状有所改善，有关化验趋向好转的情况下开始减量为宜。

通过治疗，我们从临床症状，化验检查，死亡情况等方面进行了分析。

1. 对临床症状的影响，如表1所示。

表1　80例系统性红斑性狼疮治疗前后症状变化分析表

症状	变化	例	百分比
精神症状（80）	好转	71	88.8
	同前	6	7.5
	恶化	3	3.7
关节疼（80）	消失	25	31.3
	减轻	43	53.7
	同前	12	15
体力状态（80）	增强	47	58.7
	同前	27	33.8
	减退	6	7.5

续表

症状	变化	例	百分比
低烧	消失	18	75
（24）	同前	6	25
心慌心跳	消失	16	44.5
（36）	减轻	9	25
	同前	11	30.5
肝区痛	消失	12	46.2
（26）	减轻	11	42.3
	加重	3	11.5
月经失调	恢复正常	18	75
（24）	同前	6	25
皮疹	消退	17	63
（27）	减轻	3	11
	同前	7	26

注：括号内数字表示治疗前的例数。

从上表可以看出，服中药后大部分（88.8%，58.7%）病人精神体力均有所好转，说明中医药对于患者机体防御机能的增强起到了一定的作用。从中医观点分析，通过治疗使气血调和，经络疏通，阴阳调节；由于气血阴阳得以调和，相应的症状也会逐步得到改善，诸如低烧（75.0%）、关节痛（31.3%）、心慌心跳（44.5%）、月经失调（75.0%）等均有不同程度的改善。

2. 对于化验检查的影响，如表2所示。

表 2　80 例系统性红斑狼疮治疗前后化验检查变化分析表

化验项目	变化	例	%
白血球（42）	正常	26	62
	同前	12	28.5
	降低	4	9.5
血沉（59）	正常	16	27.1
	降低	27	45.7
	同前	8	13.6
	增高	8	13.6
尿常规（35）	正常	7	20.0
	好转	13	37.1
	同前	13	37.1
	恶化	2	5.8
血色素（27）	升高	13	48.2
	同前	7	25.9
	降低	7	25.9
肝功能（23）	正常	9	39.1
	好转	7	30.4
	同前	6	26.1
	恶化	1	4.4

注：括号内为治疗前异常例数。

从上表可以看出，由于机体整体机能得以增强，气血阴阳趋于调和，脏腑机能逐步得到改善，有关化验也能得到一定的恢复。同时也看出，对于血象的改变，对于贫血的纠正比肝肾实质性损害的改善结果要好一些；对于血沉的影响，29.6% 的患者可以恢复正常，50% 的患者有一定程度的降低（较治疗前降低 10 毫米以上者始例入降低一栏）。关于肝功能的损害，本病多表现为麝香草酚浊度试验的升高，通过治疗也有 39.1% 的患者恢复正常，20% 的患者尿化验也可以恢复正常。总之从客观的化验指标，也能反映中西医结合治疗的作用。

3. 死亡率：本病无特殊疗法，而且又是全身系统性实质性的病变，因而预后较差。通过中西医结合治疗，如能降低死亡率，延缓病情的发展也是值得进一步探讨的。本组127例中通过3个月到1年半的观察死亡者2人，总的死亡率为1.5%，似比一般报告为低。分析起来可能与病情轻或观察时间短有关，现正在做进一步和较长时间的观察。

总之系统性红斑性狼疮，采用中医辨证论治的法则，从调整整体机能为主，配合激素进行治疗，从本组的结果来看，不但自觉症状普遍有所好转，精神体力增强，而且化验有所好转，同时病程延缓，死亡病例减少。从80例的实践来看，其治则是以调理气血、阴阳，活血化瘀，疏通经络为基本法则，并根据其临床特点，针对外邪毒热所侵犯某脏器的病象辨证论治；总的精神是扶正祛邪，调理阴阳，增强其体质，纠正其“偏盛偏衰”的病象。这是否影响到人体的免疫系统，增强其机体的防御机能，促使体内一些病理过程逆转，从而达到治疗和修复的目的，有待于今后进一步探讨的。

系统性红斑性狼疮病情重，发展快，预后差，有时会出现危急症候，所以西药的抢救措施或使用激素还是起到积极作用的。但是长期使用激素副作用多，不能减量和停药。实践证明，随着症状和化验检查的好转，可以缓慢的减用激素或停用激素，如能严密观察协调，一般是比较稳定的。从上述病例疗程在3个月以上的患者来看，激素逐渐减量者36例，已停用者11例，结果病情尚属稳定。

赵老医生也认为，虽然在中医辨证论治的过程中治疗了一些危重患者，但对于掌握住本病的特殊规律还差的很远。在分析和归纳赵老医生的经验时也比较困难，主要是本病的病情复杂累及的脏器较多，同时从客观效果也还很难找出系统的规律，所以我们用标本的概念初步加以概括，以期能够抓住本症，并注意不同阶段可能反复出现的标象进行分析。在治疗上我们也看到赵老医生的特点是，在抓住主要矛盾的同时，也不忽视每个病人各阶段的不同情况，而进行辨证论治的。

三种独特疗法

熏药疗法

熏药疗法，是我国劳动人民在长期临床实践中，在灸法的基础上发展起来的治疗外科、皮肤科疾病的一种外治法。群众中流传有用桑枝、谷糠、草纸等各种中药配方点燃后烟熏治疗疾病的方法。赵老医生在早年行医时，曾看到一位老太太用草纸熏治顽癣（相当于神经性皮炎）疗效很好，引起了他的注意；在古中医书中也有不少类似这方面的记载，于是，研究并在临床上应用了这一疗法。

1. 熏药的组成和使用方法、适应症

（1）癣症熏药方：苍术、黄柏、苦参、防风各三钱，大枫子、白鲜皮各一两，松香、鹤虱草各四钱，五倍子五钱。

制法：共碾粗末。

用法：用较厚草纸卷药末成纸卷，燃烟熏皮损处。每日 1～2 次，每次 15～30 分钟，温度以病人能耐受为宜。

功用：除湿祛风，杀虫止痒。

方中苍术燥湿；黄柏、苦参、防风清热祛湿毒，消炎止痒；大枫子杀虫解风毒止痒而又润肤；鹤虱草杀虫；白鲜皮杀虫止痒祛湿；五倍子收涩杀虫；松香收敛止痒。

适应症：神经性皮炎（癣症），慢性湿疹（顽湿疡），皮肤淀粉样变（松皮癣），皮肤瘙痒症（瘾疹）。

（2）子油熏药方：大枫子、地肤子、蓖麻子、蛇床子、祁艾各一两，苏子、苦杏仁各五钱，银杏、苦参子各四钱。

制法、用法：同上。

功用：软坚润肤，杀虫止痒。

方中蓖麻子、苏子、银杏软坚润肤；蛇床子、地肤子润肤止痒；苦杏仁润肤软坚引药深入，渗透力强；苦参子润肤杀虫；蕲艾润肤暖血；大枫子杀虫止痒，解风毒而润肤。

适应症：牛皮癣（白疕），鱼鳞癣（蛇皮症），皮肤淀粉样变（松皮癣）。

（3）回阳熏药：肉桂、炮姜、人参芦、川芎、当归各三钱，白芥子、蕲艾各一两，白蔹、黄芪各五钱。

制法、用法：同上。

功用：回阳生肌，助气养血。

方中黄芪、当归补益气血；人参芦解毒助气血；肉桂、炮姜、蕲艾祛寒回阳暖血；川芎活血；白芥子回阳祛寒湿；白蔹收敛固气血。

适应症：久不收口之阴疮寒症，顽固性瘘管，顽固性溃疡，慢性汗腺炎所致瘘管，结核性溃疡（鼠疮），踝关节结核（穿踝瘘）。

2. 临床体会及注意事项

（1）方法简便，经济实用，易于推广。经多年来的临床使用已逐步成为我们外治法的一种独特的给药途径。适用于多种顽固性、慢性皮、外科病症。在中药烟熏之后，可以不用敷料保护或配合其他相应外用药。也未见不良的反应和副作用。

（2）对于角化过度和搔痒明显的皮肤病，止痒和软化皮肤作用较好。一般轻症熏药5次后，搔痒减轻，皮疹有白色落屑失去原来光泽；有的10次搔痒即止；皮肤粗糙而厚者20余次皮肤明显变软变薄。同时在临床使用过程中，往往一开始疗效较快，但使用一个阶段见效渐慢；如果中断治疗，有时前功尽弃，坚持使用，才能治愈。

（3）皮损较大而且粗糙变厚者，熏疗时应浓烟温度高，但也不能过高，一般50℃～70℃为宜。应经常用手试温，以免引起烧伤。

（4）熏完后，往往有一层油脂（烟油），不要立即擦掉，保持时间越久，治疗作用越好。

（5）从临床使用过程中体验，熏药的药烟并无任何毒性，对人体也没有任何严重的损害。尤其是药卷烟熏，因其烟熏部位比较集中，烟量不大，不会引起剧烈的反应。但是由于药味组成中大都是祛湿杀虫的药物，因此在药烟中也含有一些刺激性臭味，对呼吸道黏膜、眼结膜有一定的刺激，个别人可以引起轻微的头痛、轻微的咳嗽及眼结膜的不适，停止烟熏后很快就会消失。但为了慎重起见，一般对于严重高血压、孕妇和体质较弱的患者慎用或禁用。对于病损比较局限的患者，根据其耐受情况适当地缩短熏疗时间。对于急性炎症性皮损，一般禁用。

3. 典型病例

例一：朱某，阴囊湿疹、股癣6年余，阴囊皮肤粗糙变厚，两侧股部内上侧各有手掌大小皮肤粗糙变厚，周围有少量脱屑及多数抓痕，瘙痒明显，使用多种疗法均未见效。某年9月3日开始使用癣症熏药方，因自觉症状较重，故每日烟熏4次，每次15～30分钟；三四天后自述搔痒减半，已能安睡，2周后搔痒基本消失、阴囊及股内侧皮肤开始变薄及轻度脱屑，阴囊皮肤因变薄恢复一定的弹性而出皱折，股部皮损逐渐缩小，熏疗次数减少到每日2次，局部皮肤有轻度色素沉着。10月14日搔痒完全消失，股癣基本痊愈，阴囊皮损部外用少量狼毒膏，以后熏疗即减少到隔日1次或数日1次，内服薏苡仁每次五钱，每日1次。经长期观察未再复发。

例二：吴某、肛门瘙痒已2年余。检查肛门周围皮肤粗糙变厚，奇痒，发作时难以忍受，用多种疗法均不能止痒。遂嘱他人用金属圆形铜刷（刷毛如针尖样锐利）不时敲打局部直至表面轻微出血才能安静片刻，方能入睡或久坐。因经常用铜板刷敲打，肛门周围皮肤如莲蓬头状。诊查后嘱用癣症熏药方，特制一马桶式熏箱坐熏。第一次熏疗时不久，病人即感搔痒明显减轻，在家属的搀扶下入睡达1小时之久，因其搔痒明显难忍故发作时立即熏疗，1周后搔痒发作次数减少。因其病程较久，嘱其长期使用，自熏疗后未再使用过铜刷敲打，3个月后日熏1次，而后隔日1次，4个月后而愈（此例系回忆病历）。

拔膏疗法

拔膏疗法是赵老医生在1958年根据临床的实际需要，吸取了前人的经验，不断摸索，不断改进，逐渐形成起来的。所谓拔膏疗法，就是使用黑色、脱色拔膏棍与稀释拔膏，温热后外贴治疗某些皮肤病。其药味组成和剂型源于古代的膏药，但有不同。其特点是使用方便，易于保存，价钱低廉，疗效较好。

1. 拔膏疗法的种类、制法及作用：目前我们所使用的拔膏，有黑色拔膏棍、脱色拔膏棍与稀释拔膏三种。其基本药物组成（群药）相同，但是由于所加的基质类药物不同，而各有其特点。

（1）药物组成

1）群药类：鲜羊蹄根梗叶（土大黄）、大枫子、百部、皂刺各二两，鲜凤仙花、羊踯躅花、透骨草、马前子、苦杏仁、银杏、蜂房、苦参子各一两，山甲、川乌、草乌、全蝎、斑蝥各五钱，金头蜈蚣十五条。

2）药面类：白及面一两，藤黄面、轻粉各五钱，硇砂面三钱。

（2）制法：香油八斤、生桐油二斤倾入铁锅内，浸泡群药后，文火炸成深黄色，离火后过滤；再将药油置武火熬炼至滴后成珠（温度大约为240℃左右）然后下丹。

黑色拔膏棍：每斤药油加樟丹十两，药面三两，松香二两。脱色拔膏棍：每斤药油加官粉十四两，樟丹二两，药面二两，松香二两。

稀释拔膏：每斤药油加樟丹一两，官粉七两，药面一两，松香二两。

（3）功用：总的作用为杀虫、除湿、止痒、拔毒提脓、通经止痛和破瘀软坚。

黑色拔膏棍作用较强；脱色拔膏棍作用与之相同，因脱去黑色，外贴时较为美观；稀释拔膏作用较为缓和。

2. 主要适应证

（1）皮肤湿热毒类：带状疱疹（缠腰火丹、蛇串疮）神经疼，多发性毛囊炎（发际疮、蝼蛄串），结节性痒疹（顽湿聚结）。

（2）皮肤增生性病变类：寻常疣、出血性疣（瘊子、枯筋箭），鸡眼、胼胝、甲癣（油炸甲），瘢痕疙瘩（锯痕症），局限性神经性皮炎（干癣），局限性牛皮癣（白疕）静止期，手足癣（鹅掌风），乳头状皮炎（肉瘤），颜面盘状红斑性狼疮（流皮漏），睑黄疣等，均有一定疗效。

（3）其他：白癜风（白驳风），圆形脱发（油风脱发），硬皮症，黧黑斑（黧黑皯点），聚合性痤疮（粉刺聚毒）等，也有部分疗效。

3. 临床体会及典型病例：拔膏疗法具有改善局部血液循环，利于促进其化脓的形成及炎症吸收，并可密闭皮损软化角质层，使之剥脱，促进皮肤的代谢过程。举例说明如下：

（1）对于瘢痕疙瘩的治疗：我们曾系统地观察了19例本病患者，平均疗程为10个月以后即可收效（最短1例为30天，最长1例为27个月）。结果：6例基本痊愈，4例显著进步，5例好转，4例无效。瘢痕疙瘩是真皮内纤维组织的一种坚硬赘瘤，目前尚缺乏特效疗法，使用拔膏的有效率达78%。其中基本痊愈患者的自觉症状完全消失，赘生皮损90%以上均见萎缩，疗效尚称满意。

（2）对于上皮角化过度类的皮肤病（如疣、胼胝、鸡眼等）有一定的效果。这类疾病虽不大，但有时影响走路与劳动生产。经治疗，一般对于4个月以内的鸡眼贴敷2周后均可以脱落；对于胼胝效果也称满意。

（3）对于睑黄疣也有一定的作用：如一例患者，两侧上眼睑近内眦部，有两个对称的黄白色团块，稍高出皮面，如倭瓜子大小，色黄白如牛油样，自述为时已久，无自觉痛痒，也未经任何治疗。嘱内服秦艽丸（方见经验方与常用方）早晚各1丸，除湿丸（方见经验方与常用方）早晚各二钱；外用脱色拔膏，每隔2～3日换药1次，坚持40余天，睑黄疣逐渐消退，面部接近正常皮肤样。

（4）对于长期反复发作的多发性疖病的治疗：本病比较顽固，生于颈部者中医称为发际疮。外用拔膏有时可以促进炎症过程和软化瘢痕。

何某，男，39岁，简易病历，初诊日期1971年7月5日。主诉：颈部反复生疮已18年之久。

现病史：后颈部发际处经常长小疙瘩，出脓头，经治疗有时治愈，但极易反复发作；治愈后形成瘢痕突起，非常痛苦，发作时影响颈部转动和劳动。

检查：后颈部发际处散在多发性毛囊炎症，有白色脓头及40多个瘢痕突起。

脉象：沉弦。

舌象：苔薄白稍腻。

西医诊断：颈部多发性、穿掘性毛囊炎。

中医辨证：肺胃湿热，蕴久成毒聚于发际而成发际疮。

立法：解毒利湿。

内服秦艽丸早、晚各一丸，小败毒膏（附方21）早、晚各一勺。外用黑色拔膏棍（方见经验方与常用方）一两温热外贴。

1971年8月12日复诊时称：坚持用药8周后颈部

疙瘩逐渐消退，未再复发。内服药改用连翘败毒丸（附方3）、内消连翘丸（附方39）、大黄䗪虫丸（方见经验方与常用方），继续外用黑色拔膏棍。11月5日复诊时，后颈部瘢痕样疙瘩绝大部分已消失。11月18日复诊时，后颈部疙瘩已全部消失而治愈。另外自述右手拇指处有一寻常疣自用黑色拔膏棍温热外敷10余天后也自行脱落。

（5）可作为盘状红斑性狼疮的外用药。

张某，女，35岁，病历号：894847，初诊日期1971年9月13日。

主诉：面部有7块不规则圆形红斑，皮肤变厚，轻度搔痒3年余。

现病史：患者自1969年春天开始发现颜面右侧颧骨部出现一块红斑，没有任何自觉症状，逐渐增大，而且红斑陆续增多，未经任何治疗。到1971年为止，面部红斑已增至7块之多，面积大小不等，呈不规则圆形，稍为高突皮面，有轻度搔痒。曾到某医院诊为"盘形红斑性狼疮"，自觉全身疲乏无力，食欲不佳，消瘦，经治未效，转来我院门诊。

检查：面部散在有7块不规则圆形斑，色鲜红，周围稍高出皮肤，中央皮色发白，表面萎缩，散在有粘着很紧的角鳞层，用力剥离后鳞屑背面有角栓。

脉象：沉细数。

舌象：苔薄白，舌质红。

西医诊断：盘形红斑性狼疮。

中医辨证：风湿蕴毒，血热，气血不足。

立法：补益气血，凉血活血解毒。

方药：

生黄芪五钱　丹参五钱　秦艽四钱　凌霄花三钱　乌蛇肉二钱　漏芦二钱　川军二钱　黄连二钱　威灵仙五钱　鬼箭羽四钱

外用脱色拔膏棍一两，加温后外贴。

上药服10剂，9月28日复诊时，颜面部皮损由红转暗褐色，皮损变薄，鳞屑逐渐消失，疲乏无力等症状也减轻。内服药改用秦艽丸、养阴清肺膏（附方84）、人参鹿茸丸（附方101）以调整机体状态。外用脱色拔膏。10月20日继服养阴清肺膏、人参鹿茸丸以阴阳双补。外用脱色拔膏。颜面部皮损基本变平，有少量色素沉着，左侧面部皮损已趋于光滑，右侧颧部（初发皮损）尚未完全退尽，继续用药治疗2个多月皮损消失。

（6）可作为慢性盘形湿疹的外用药。

段某，女，35岁，简易病历，初诊日期1971年10月7日。主诉：双侧手背皮肤粗糙变厚，流水奇痒8年余。

现病史：8年多来双手背皮肤粗糙，变厚，有奇痒，流水结痂，每逢秋冬季加重。曾诊为“慢性盘形湿疹”，久治未效。

检查：双侧手背皮肤粗糙，略高出皮面，角化过度，有干裂及少量渗出液，结痂，有明显抓痕血痂。

西医诊断：慢性盘形湿疹。

中医辨证：湿热蕴久而成湿毒疡。

立法：除湿解毒止痒。

内服秦艽丸，外用稀释拔膏。

10月16日复诊时，局部皮损表面发白，有水样分泌物，表面软化，痒感已减轻大半，继续用前法。10月26日复诊，双手背皮损已基本消退，表面光滑变平，痒止。内服秦艽丸，外用冰片鸡蛋油（方见经验方与常用方）、大枫子油（附方64）外涂。

（7）对于带状疱疹可作为外用药，在止痛方面作用较好。主要是针对病程较长，在消退期疼痛仍未见好转；或者是疱疹已消退，但仍然后遗局部疼痛者，效果较为满意。使用时加温外贴后，还要加重包扎。如压迫包扎不好，药物与皮肤黏敷的不紧，作用发挥的不好，因而效果也不理想。

周某，女，50岁，简易病历，初诊日期1971年11月16日。

主诉：左侧腰部起水疱疼痛，已12天。

现病史：12天前左侧下胸部及腰部开始皮肤稍有痒痛而后起水疱，逐渐增多，疼痛加剧。曾经某医院诊为"带状疱疹"，用西药治疗，水疱未消，疼痛不止，不想吃饭，甚而影响睡眠。遂来我院门诊。

检查：右侧腰肋部暗红色疱疹，呈集簇状排列，触痛明显。

脉象：弦滑。

舌象：苔薄白。

西医诊断：带状疱疹。

中医辨证：肝胆火内炽，湿热内蕴。

立法：清肝胆火，利湿清热，佐以活络止痛。

方药：

龙胆草四钱　茵陈五钱　蒲公英五钱　紫丹参五钱　木通三钱　川军三钱　干生地一两　乳没三钱　赤芍三钱　滑石块一两

黑色拔膏棍一两，加温外贴疱疹处。

11月19日用前药第2天痛止，疱疹已退，饮食睡眠均已恢复正常，唯有局部皮损发痒。此为湿邪未尽，改用除湿胃苓汤加减：

苍术二钱　厚朴三钱　陈皮三钱　滑石块五钱　赤苓四钱　猪苓四钱　炒黄柏四钱　炒白术四钱　泽泻三钱　炙甘草三钱　青皮三钱

外用祛湿散（方见经验方与常用方）一两，川椒粉五钱，化毒散（附方5）

一两并混合外扑。3 天后症状完全消失而治愈。

黑布药膏疗法

黑布药膏是赵老医生在行医过程中收集到的一个有效的祖传秘方，用以治疗“背痈”等化脓性疾病。不论面积多大，即或是很深的疮面治愈后瘢痕都很小。

1. 药味组成：老黑醋五斤，五倍子一斤十二两，金头蜈蚣十条，蜂蜜六两，梅花冰片一钱。

2. 制法：砂锅盛黑醋火上熬开 30 分钟，加入蜂蜜再熬至沸腾状，用铁筛将五倍子粉慢慢撒入，边撒边按同一方向搅拌，撒完后即改用文火熬成膏状离火；再兑入蜈蚣粉和梅花冰片粉搅匀即成。做成的黑布药膏质量要求光亮、黑润，储存在瓷罐或玻璃罐中备用（勿用金属器皿储存）。

3. 用法：外涂此药时需 2 ~ 3 毫米厚（不要用金属器械涂药），用黑布或厚布盖上，换药前清洁皮肤，两三天换药 1 次。对于化脓性皮肤病，常与化毒散软膏（方见经验方与常用方）各半调和外用。

4. 功用：破瘀软坚。方中老黑醋软坚解毒，五倍子收敛解毒，蜈蚣破瘀以毒攻毒，冰片镇痒止痛解毒，蜂蜜调和诸药。

5. 主治：瘢痕疙瘩（锯痕症），疖，痈，毛囊炎初期，乳头状皮炎（肉龟）。

6. 临床体会及典型病例：关于本药的炮制，一定要按上述的操作规程，储备时一定勿用金属器皿，使用时也不要用金属器械涂药，这一点是很重要的。另外在使用黑布药膏时往往由于病人求治心切，每日换药一、二次，结果效果反而较差。而隔二三天换药一次，由于药膏干硬后与皮肤粘连得更为紧密，使瘢痕出现成层的脱皮，通过不断脱皮效果就会好一些。所以用黑布药膏时最好是隔二三天换药一次。

治疗化脓性皮肤病，往往与化毒散软膏各半调和外用，能促进其解毒、消炎的功效。

许某，女，12 岁，外院病例。

右侧膝关节内侧，3 年前烧伤后创面愈合而后遗瘢痕如蟹足，面积如手掌大，致使膝关节屈曲不能伸直，行走时跛行。外用黑布药膏后瘢痕逐渐软化，膝关节渐渐能够伸直，用药 4 个月以后，瘢痕完全软化，膝关节伸直能正常行走。

〔按〕 根据中国医学科学院皮肤性病研究所使用黑布药膏治疗 81 例瘢痕疙瘩的报告来看，通过临床观察及组织病理检查，均证明黑布药膏对瘢痕疙瘩有一定的疗效。81 例中显著进步者 26 例（32.1%），进步者 44 例（54.3%），无效者 11 例（13.6%）。连续治疗不间断者疗效较佳。从病程来看，疗效与病程没有明显的关系。从不同治疗期的治疗结果可以看出，能坚持继续不断治疗 6 个月以上者，疗效较好些。同时也观察到黑布药膏中加麝香等药物或用黑布药膏前先作针刺的疗效，较单用黑布药膏者为佳。然而伴用内服药物如小金丹（附方 36）、犀黄丸（附方 9）等的疗效，不比单用黑布药膏好。

同时还观察到，黑布药膏不仅可使瘢痕疙瘩的痒，痛感觉减轻或消失，而且可使其成层脱皮或自行穿破而渐趋平软消退。瘢痕疙瘩在黑布药膏的作用下于组织病理上可见一种纤维组织的疏松和变性，这对病变的平软和消退可能很有关系。故对瘢痕疙瘩不失为一种较好的治疗方法。

经验方与常用方

中医方剂，是医疗实践的具体体现，是医生根据中医的基本理论和治疗原则，在正确辨证的基础上，在治疗实践中逐步摸索出来的合理而有效的药味组成。一个成方，往往是几经修改，通过实践、认识、再实践、再认识的过程，逐步定型下来的。赵老医生在数十年的临床实践中同样也摸索了一些有效的经验方。这些成方，绝大多数是他自己的经验方，少数为习用的古代成方，但也都经赵老医生在临床使用中扩大了疗效范围。为了便于参考，我们归纳为内服药方和外用药方两类。并且根据他的看法记述其组方大意，整理出体会、加减化裁和使用时注意事项等，有的并加了按语。

一、内服药方

汤　　剂

汤剂也就是煎剂。汤者荡也，有荡涤病邪、速收疗效的含意。一般均用净水煎煮药味两次（如剂量大的，也可煎煮3次），早晚各服1次。如果病情需要也可以每日服用3～4次。

(一) 经 验 方

解毒清热汤

公英一两　野菊花一两　大青叶一两　紫花地丁五钱　蚤休五钱　花粉五钱　赤芍三钱

功用　清热解毒。

主治　疔、疖、痈、急性丹毒初期及一切体表感染初起。

〔按语〕　本方为赵老医生解毒清热的首选经验方。力专解毒清热。方中公英解毒长于消痈；紫花地丁解毒长于治疗毒；大青叶解毒清热凉血，常用于治疗瘟疫斑疹、丹毒等症；蚤休能解肝胆之郁热，息上扰之火毒，善治上焦痈肿疮毒。佐以赤芍凉血活血散瘀；花粉清热生津护阴。药少力专，各尽其用。既能协同解毒清热，且各有专长，故适用于疔、疖、痈肿、急性丹毒等一切体表感染的初期。

解毒清营汤

金银花五钱～一两　连翘五钱～一两　公英五钱～一两　干生地五钱～一两　白茅根五钱～一两　生玳瑁三钱～五钱　丹皮三钱～五钱　赤芍三钱～五钱　川连一钱～三钱　绿豆衣五钱～一两　茜草根三钱～五钱　生栀子二钱～四钱

功用　清营解毒，凉血护心。

主治　疔、疖、痈肿毒热炽盛，气营两燔及一切化脓性感染所引起的毒血症早期。

〔按语〕　本方适用于皮、外科一般感染，毒热入于气营，毒气攻心，症见高烧、烦渴，甚或出现神志方面症状，相当于败血症的初期症象。金银花、连翘、公英清热解毒；栀子清三焦热，配合川连重在清心热；丹皮、赤芍、茜草根清热凉血活血；干生地、白茅根养阴凉血护心；生玳瑁清热解毒镇心平肝；莲子心、绿豆衣能清心中之邪热。诸药相辅相成，清解之中又能养阴扶正，养阴之中又能凉血活血。若见高烧显著者，可重用生玳瑁，另加犀角粉一至二分水煎兑服或冲服。大便干燥数日未解，可加大黄。

解毒凉血汤

犀角镑二～四分　生地炭五钱～一两　双花炭五钱～一两　莲子心三～五钱　白茅根五钱～一两　花粉五钱～一两　紫花地丁三～五钱　生栀仁二～四钱　蚤休五钱～一两　生甘草二钱　川黄连三钱　生石膏二～四两，煎水煮群药

功用　清营，凉血，解毒。

主治　本方适用于皮、外科感染性疾病，毒热入于营血，相当于败血症阶段。方中犀角镑清热凉血，解毒定惊；生地炭、双花炭能入血分清血分之毒热，又能养阴护心，根据赵老医生经验两药同伍可有犀角之功能；地丁、蚤休清热解毒；花粉、白茅根、莲子心养阴凉血清心；栀子、黄连清三焦毒热而重点在于清心热；生甘草解毒调和诸药。煎煮方法用生石膏先煮水后，去渣煮群药，以增强清热之功。

解毒养阴汤

西洋参一～三钱（另煎兑服）　南北沙参五钱～一两　耳环石斛五钱～一两　黑玄参五钱～一两　佛手参五钱～一两　生黄芪三～五钱　干生地五钱～一两　紫丹参三～五钱　金银

花五钱～一两　公英五钱～一两　二冬三～六钱　玉竹三～五钱

功用　益气养阴，清热解毒。

主治　本方适用于皮、外科感染性疾病，毒热伤气伤阴，正气已伤而毒热未尽阶段。相当于败血症的后期。方中以西洋参、南北沙参、石斛、玄参、佛手参、二冬、玉竹大剂养阴清热为主；生芪、丹参补气血又能活血；银花、公英解余毒。热病后期气阴大伤，正气不能鼓邪外出，虽见毒邪未尽，若再过用苦寒清解之剂中伤脾胃，正气则更衰，至使毒邪滞留膏肓，不能逆转。所以以益气养阴为主。重点在于扶正佐以清热，使之正复邪去，扶正以祛邪。

消痈汤

金银花五钱～一两　连翘三～五钱　公英五钱～一两　赤芍三～五钱　花粉三～五钱　白芷二～三钱　川贝母三～五钱　陈皮三～五钱　蚤休三～五钱　龙葵三～五钱　鲜生地五钱～一两

功用　清热解毒，散瘀消肿，活血止痛。

主治　蜂窝组织炎，痈症初起，深部脓肿等化脓感染。

〔**按语**〕　本方适用于痈症、蜂窝组织炎等一切深部感染。属于毒热壅阻经络，气血阻隔诸症。方中大剂金银花、连翘、公英、龙葵、蚤休清热解毒；花粉、赤芍、鲜生地凉血活血护阴；川贝、白芷、陈皮理气活血透脓。诸药协同脓未成则促其内消，脓已成则促其溃破。

回阳软坚汤

上肉桂一～三钱　白芥子三～五钱　炮姜二～四钱　熟地

五钱～一两　白僵蚕二～四钱　橘红三～五钱　三棱三～五钱　麻黄一～二钱　莪术三～五钱　全丝瓜二～五钱

功用　回阳软坚，温化痰湿。

主治　腋窝淋巴结核，胸壁结核，胸前疽、腋疽及一切表面皮肤不变肿硬聚结的阴疽症。

〔**按语**〕　本方为治疗阴疽的主方，适用于一切表皮不变肿硬聚结的阴症，属于肺外结核类的疾患。方中麻黄、肉桂、白芥子、炮姜回阳软坚通络散结；三棱、莪术化瘀软坚散结；熟地养血和阴；橘红、白僵蚕理气化痰散结；全丝瓜通经活络，健脾祛湿化痰。

荆　防　方

荆芥穗二钱　防风二钱　僵蚕二钱　金银花四钱　牛蒡子三钱　丹皮三钱　紫背浮萍二钱　干生地三钱　薄荷一钱半　黄芩三钱　蝉衣一钱半　生甘草二钱

功用　疏风解表，清热止痒。

主治　急性荨麻疹，血管神经性水肿。

〔**按语**〕　本方是赵老医生治疗急性荨麻疹的常用经验方。以荆芥、防风、薄荷、蝉衣为主要药。荆芥辛苦而温，芳香而散，气味轻扬入气分，驱散风邪；防风其气不轻扬，能散入于骨肉之风，故宣在表之风邪，用防风必用荆芥；薄荷清轻凉散，善解风热之邪，又能疏表透疹解毒；蝉衣凉散风热，开宣肺窍，其气清虚，善于透发。以上四味主药，清热疏风，表散的作用较强，因而赵老医生视为本方的第一线辛散解表清热药组；而牛蒡子、浮萍、僵蚕为第二线药组，作用稍缓。牛蒡子疏散风热，解毒透疹；浮萍轻浮升散，善开主窍；僵蚕祛风散结，单用也可治风疮瘾疹。协助上述四味主要药以透达表热之邪。金银花、黄芩解毒清肺热以泄皮毛之邪；丹皮、干生地理血和血；生甘草解毒调和诸药。

本方适用于急性荨麻疹偏于风热的，为病程在1个月以内的专用方。若见恶寒重，发热轻，风团皮损偏白者属于风寒，本方去薄荷，重用荆芥，另加干姜皮也可使用。若服用一二剂后皮损逐渐消退，可以减去第一线药组，以免辛散太过大汗伤气。若兼见高热不必另加其他药物，但可增加服药的次数，每日服药四次。若兼见吐泻、腹痛等胃肠道症状时，可加服周氏回生丹，每次7～10粒，效果较好。

麻黄方

麻黄一钱　杏仁一钱半　干姜皮一钱　浮萍一钱　白鲜皮五钱　陈皮三钱　丹皮三钱　白僵蚕三钱　丹参五钱

功用　开腠理，和血止痒。

主治　慢性荨麻疹。

〔按语〕 本方是赵老医生对慢性荨麻疹的常用经验方之一。从其治疗特点来看，为血虚又外受寒湿之邪传经入里而致的痞瘖。方中以麻黄、杏仁、干姜皮为主要药，取其辛温宣肺以开腠理，推邪外出。佐以浮萍、白鲜皮走表扬散寒湿；丹参、丹皮、白僵蚕（或用白僵蛹代替）养血润肤和血止痒。陈皮、干姜皮同伍，能理气开胃，醒脾化湿，以期内外兼治。干姜皮与麻黄相配，又能缓和麻黄辛温透发之性，以免大汗伤正。所以本方对于年老因寒湿而引起的急性荨麻疹也可以应用。

全 虫 方

全虫（打）二钱　皂刺四钱　猪牙皂角二钱　刺蒺藜五钱～一两炒　槐花五钱～一两　威灵仙四钱～一两　苦参二钱　白鲜皮五钱　黄柏五钱

功用　息风止痒，除湿解毒。

主治　慢性湿疹，慢性阴囊湿疹，神经性皮炎，结节性痒疹等慢性顽固搔痒性皮肤病。

〔**按语**〕　本方是以大败毒汤（五虎下西川）为借鉴而化裁的经验方。功在息风止痒，除湿解毒。主要是用于治疗蕴湿日久，风毒凝聚所引起的慢性顽固性以搔痒为主症的皮肤疾患。从其药味组成来看，是以全虫、皂刺、猪牙皂角为主要药。其中全虫性辛平入肝经，走而不守，能息内外表里之风；皂刺辛散温通，功能消肿托毒，治风杀虫；猪牙皂角能通肺及大肠气，涤清胃肠湿滞，消风止痒散毒。盖“热”性散、“毒”性聚，若欲祛其湿毒，非攻发内托辛扬不得消散，而全虫、皂刺、猪牙皂角三者同伍，既能息风止痒，又能托毒攻伐，对于顽固蕴久深在之湿毒作痒，用之最为相宜。白鲜皮气寒善行，味苦性燥，清热散风，燥湿止痒，协同苦参以助全虫祛除表浅外风蕴湿而止痒；刺蒺藜辛苦温，祛风“治诸风病疡”、“身体风痒”，有较好的止痒作用。刺蒺藜协同祛风除湿通络的威灵仙，能够辅助全虫祛除深在之风毒蕴湿而治顽固性的搔痒。另外脾胃气滞则蕴湿，湿蕴日久则生毒，顽湿聚毒客于皮肤则搔痒无度，故方中佐以炒枳壳、黄柏、炒槐花，旨在行气清胃肠之结热，以期调理胃肠，清除湿热蕴积之根源，标本兼顾，寓意较深。赵老医生称本方主要是针对病程日久的顽固性湿毒聚结，风盛搔痒诸症，如限局性或泛发的慢性湿疹、阴囊湿疹、神经性皮炎、结节性痒疹等，如用之不应，可加乌梢蛇。如搔痒甚烈，皮损肥厚，明显色素沉着或伴有大便干燥者，可加川军三钱至五钱。按川军一般都惧其通下太过，岂不知川军能活血破瘀，少用则泻下，多用反而厚肠胃，与诸药相配合不但止痒功效增强，而且可以促进肥厚皮损的消退。

本方对于慢性顽固的搔痒性皮肤疾病偏于实证者最为相宜。而对于血虚受风而引起的隐疹（如皮肤搔痒症）不宜用，除非患者素来体质健康，外受风邪，复因搔抓，皮肤苔癣样变，搔痒无度者，尚可加减使用。

服此方时禁食荤腥海味、辛辣动风的食物，孕妇慎用，儿童与老年人酌情减量。

多　皮　饮

地骨皮三钱　五加皮三钱　桑白皮五钱　干姜皮二钱　大腹皮三钱　白鲜皮五钱　粉丹皮三钱　赤苓皮五钱　冬瓜皮五钱　扁豆皮五钱　川槿皮三钱

功用　健脾除湿，疏风和血。

主治　亚急性、慢性荨麻疹。

〔**按语**〕　本方是根据《六科准绳》中五皮饮化裁而来（五皮汤原方为桑白皮、地骨皮、生姜皮、大腹皮、五加皮）。多皮饮主要是针对顽固性慢性荨麻疹，经常复发，而发作时以皮疹为主，而且湿重于热，用过麻黄方不效的患者为宜。对于亚急性的患者也可选用。从其功用来看，是以健脾除湿治本为主，佐以和血疏风而止痒。方中赤苓皮、冬瓜皮、扁豆皮、大腹皮健脾利湿，涤清胃肠的积滞，原方五皮汤中的生姜皮改为干姜皮，取其辛温和胃，固表守而不走；白鲜皮、川槿皮祛风止痒；丹皮凉血和血化斑；地骨皮、桑白皮泄肺而清皮毛。本方可以常服。若患者过冷而复发则重用干姜皮，过热而发作则去干姜皮，另加干生地五钱至一两效果较好。

除湿解毒汤

白鲜皮五钱　大豆黄卷四钱　生薏苡仁四钱　土茯苓四钱　山栀子二钱　丹皮三钱　金银花五钱　连翘四钱　地丁三钱　木通二钱　滑石块五钱　生甘草二钱

功用　除湿利水，清热解毒。

主治　急性女阴溃疡，急性自家过敏性皮炎，急性接触性皮炎，下肢溃疡合并感染。

〔**按语**〕　本方治疗由于湿毒所引起的皮肤病。赵老医生开始仅用于治疗急性女阴溃疡，后来通过临床扩大应用于急性接触性皮炎等，总的适应于湿毒而以湿盛于毒者为佳。方中白鲜皮、生薏苡仁、大豆黄卷、木通、滑石块、生甘草清热除湿散风止痒，其中大豆黄卷又名清水豆卷，是由黑豆泡水出芽取其分利湿热之功；土茯苓、山栀子、金银花、连翘、地丁、丹皮解毒清热凉血。本方利中有清，利清相辅相成。

健脾除湿汤

生薏苡仁五钱～一两　生扁豆五钱～一两　山药五钱～一两　芡实三～五钱　枳壳三～五钱　萆薢三～五钱　黄柏三～五钱　白术三～五钱　茯苓三～五钱　大豆黄卷三～五钱

功用　健脾除湿利水。

主治　慢性湿疹渗出较多，慢性下肢溃疡（湿臁疮），慢性足癣（脚蚓）渗出液较多者，下肢浮肿，盘状湿疹（瘸疮）。

〔**按语**〕 本方适用于脾虚湿盛的慢性渗出性皮外科疾病。方中生薏苡仁、生扁豆、山药、芡实、白术、茯苓健脾利湿；黄柏、萆薢清热利湿；大豆黄卷健脾除湿。脾被湿困则湿盛，脾健湿运则病白去，旨在治本扶正以祛邪。

疏风除湿汤

芥穗二～四钱　防风二～四钱　蝉衣二～三钱　生薏苡仁五钱～一两　生枳壳三～五钱　生白术三～五钱　生黄柏三钱～五钱　车前子五钱　车前草一两　菊花三～五钱

功用　散风消肿，清热除湿。

主治　血管神经性水肿（唇风），颜面部过敏性皮炎，颜面风肿，过敏性阴囊水肿初期（阴囊风肿）。

〔**按语**〕 本方适用于风湿侵犯上焦头面风肿，属于过敏性疾患者。方中芥穗、防风、蝉灰散风消肿；薏米、枳壳、白术健脾利湿消肿；车前子及草、黄柏清热利湿消肿；菊花清热扬散载药上行，热盛者可用野菊花。若见阴囊水肿去菊花，倍用薏苡仁，另加防已以祛湿消肿。

搜风除湿汤

全虫二～四钱　蜈蚣三～五条　海风藤三～五钱　川槿皮三～五钱　炒黄柏三～五钱　炒白术三～五钱　炒薏苡仁五钱～一两炒　枳壳三～五钱　白鲜皮五钱～一两　威灵仙五钱～一两

功用　搜内外风，除湿止痒。

主治　慢性湿疹，慢性顽固性神经性皮炎（顽癣），年久而致色素暗淡沉着及皮肤粗糙而显著搔痒感的皮肤搔痒症（隐疹），皮肤淀粉样变（松皮癣）有明显痒感者，结节性痒疹（顽湿聚结）。

〔**按语**〕　本方适用于风湿之邪深入肌腠的慢性搔痒类皮肤病。方中全虫、蜈蚣搜剔深入之内外风邪而止痒；白鲜皮、川槿皮、海风藤、威灵仙祛风通络止痒；炒枳壳、炒黄柏、炒白术、炒薏苡仁健脾燥湿止痒。疏风除湿汤中各药均为生用，适用于病情轻浅者；本方各药均为炒用，适用于病情深在者。

温经通络汤

鸡血藤五钱～一两　海风藤三～五钱　全丝瓜五钱～一两　鬼见愁二～四钱　鬼箭羽五钱～一两　路路通三～五钱　桂枝三～五钱　蕲艾三～五钱　全当归三～五钱　赤白芍五钱～一两

功用　温经通络，活血止痛。

主治　血栓闭塞性脉管炎初期（脱疽），雷诺病初期，静脉曲张（炸筋腿），象皮腿，关节痛（痹症）。

〔**按语**〕　本方为温经通络的常用方。方中桂枝、蕲艾温经暖血通络；全当归、路路通、鸡血藤、海风藤活血通络；赤白芍、鬼见愁补血理血养肾阴；全丝瓜通经活络，祛湿化痰。固定关节固定性痛者加透骨草；游走性痛者加橘络、伸筋草。

凉血五花汤

红花三～五钱　鸡冠花三～五钱　凌霄花三～五钱　玫瑰花三～五钱　野菊花三～五钱

功用　凉血活血，疏风解毒。

主治　盘状红斑性狼疮初期，玫瑰糠疹（风癣），多形性红斑（血风疮）及一切红斑性皮肤病初期。偏于上半身或全身散在分布者。

〔**按语**〕 方中凌霄花凉血活血泻热为主；玫瑰花、红花理气活血化瘀；鸡冠花疏风活血；野菊花清热解毒。本方适用于血热发斑、热毒阻络所引起的皮肤病。因为药味取花，花性轻扬，所以本方以治疗病变在上半身或全身散发者为宜。

凉血五根汤

白茅根一两～二两　瓜蒌根五钱～一两　茜草根三钱～五钱　紫草根三～五钱　板蓝根三～五钱

功用　凉血活血，解毒化斑。

主治　多形性红斑（血风疮），丹毒初起，紫癜，结节性红斑（瓜藤缠）及一切红斑类皮肤病的初期，偏于下肢者。

〔**按语**〕 本方以紫草根、茜草根、白茅根凉血活血为主，佐以瓜蒌根养阴生津，板蓝根清热解毒。适用于血热发斑，热毒阻络所引起的皮肤病。因为根性下沉，故所以本方以治疗病变在下肢者为宜。

活血散瘀汤

苏木三～五钱　赤白芍三～五钱　草红花三～五钱　桃仁三～五钱　鬼箭羽五钱～一两　三棱三～五钱　莪术三～五钱　木香一～三钱　陈皮三～五钱

功用　活血散瘀定痛。

主治　浅层静脉炎，皮下瘀血（隔血症）及跌扑损伤，瘀血胀痛。

〔**按语**〕 本方适用于气隔血聚初期，为活血汤方的轻剂。方中苏木、红花、桃仁、赤白芍、鬼箭羽活血化瘀；三棱、莪术化瘀软坚；木香、陈皮理气、气行则血行。由于外伤所引起者加刘寄奴、徐长卿；有热象者加大黄。

活血逐瘀汤

丹参五钱～一两　乌药二～四钱　白僵蚕二～四钱　三棱三～五钱　莪术三～五钱　白芥子三～五钱　厚朴二～四钱　橘红三～五钱　土贝母三～五钱　沉香五分～一钱

功用　活血逐瘀，软坚内消。

主治　腹部包块（癥瘕），乳房纤维瘤（乳气疽），体表小肿物或寒性脓肿，关节肿胀（鹤膝风）等。

〔**按语**〕 本方适用于气滞血凝有形肿块，为活血汤方的中剂。方中丹参、三棱、莪术、土贝母活血化瘀；白芥子、乌药温化凝滞；厚朴、橘红、沉香理气化痰散结。属于阴寒症者加炮姜、附子；肿块触之发凉者加小茴香、吴茱萸。

逐血破瘀汤

水蛭二～四钱　虻虫二～四钱　地龙三～五钱　䗪虫二～四钱　黑丑三～五钱　路路通五钱～一两　透骨草三～五钱　水红花子三～五钱　盘龙参三～五钱　紫草三～五钱

寒凉重者加紫油肉桂一至二钱。

功用　活血破瘀，通经活络。

主治　深部栓塞性静脉炎（血痹），腹腔瘀血（血痕），腹腔肿物（癥瘕）。

〔**按语**〕 本方为活血汤方的重剂。方中水蛭、虻虫、地龙、䗪虫破血逐瘀；紫草、水红花子软坚理气化痰；黑丑峻下可以清除陈旧的瘀滞；路路通、透骨草活血通络化瘀；盘龙参益气滋阴而扶正。本方祛邪扶正兼顾，但以祛邪为主。

土 槐 饮

土茯苓一两　生槐花一两　生甘草三钱

功用　除湿清热解毒。

主治　亚急性湿疹，慢性湿疹，植物日光性皮炎，脂溢性皮炎，牛皮癣。

〔**按语**〕　本方是一除湿清热解毒方，可以煎煮服用，也可以泡水代茶饮。可单独使用，也可以与其他方剂加减同伍。本方单用多适用于大病已去善后续治或预防复发。本方药少力专，土茯苓性甘淡平，清热解毒除湿，长于祛湿，多用于湿热疮毒，又为治梅毒之专药，能入络搜剔湿热之蕴毒；生槐花泻热凉血解毒，其凉血之功独在大肠，大肠与肺相表里，所以能疏皮肤风热；又槐花生用清热解毒力强，尤以槐花蕊效力更强，临床试用可代替银花；炒用力虽缓，但易于保存。佐以生甘草，解毒和中。临床应用：复发性疖病（如发际疮、坐板疮），可用于治疗或防止复发；慢性湿疹多用于皮损消退后预防复发；牛皮癣进行期、植物日光性皮炎、脂溢性皮炎，均可用于治疗。

祛湿健发汤

炒白术五钱　泽泻三钱　猪苓五钱　萆薢五钱　车前子三钱　川芎三钱　赤石脂四钱　白鲜皮五钱　桑椹三钱　干生地四钱　熟地四钱　首乌藤五钱

功用　健脾祛湿，滋阴固肾，乌须健发。

主治　脂溢性脱发。

〔**按语**〕　本方是赵老医生用于治疗脂溢性脱发的经验方。赵老医生称脂溢性脱发“发蛀脱发”。所谓“发蛀”是形容毛囊根部如同被虫蛀之后而引起的脱发。发为血之余，血为阴精所化生，肾藏精而固阴，肾阴虚则发焦黄而松动。所以阴虚湿盛为本病之根源，法宜健脾祛湿，滋阴固肾以治其本。方中炒白术、泽泻、猪苓、茯苓块、萆薢、车前子健脾祛湿利水而不伤其阴；赵老医生认为车前子不但能利水，而且还有养阴的作用；生熟二地、桑椹、首乌藤补肾养血，以助生发；川芎活血，且能引药上行；白鲜皮除湿散风止痒，以治其标；赤石脂能收敛，旨在减少油脂的分泌，可以选用（赵老医生认为赤石脂研末外用治疮痈久不敛合，能生肌收口。其收敛之力虽比枯矾缓和，但它一方面能敛，另方面又能解余毒。而枯矾则无解毒之功，所以当余毒未尽时，用后收敛虽然迅速，但聚毒又可以生疖；而赤石脂并无此弊。所以在内服赤石脂不但能收涩肌肤皮毛，减少油脂分泌，而且能解湿久之蕴毒）。诸药协同，使之湿从下走，阴血上充，皮毛腠理密固，标本兼顾。

苣胜子方

苣胜子三钱　黑芝麻三钱　桑椹三钱　川芎三钱　菟丝子四钱　首乌四钱　酒当归三钱　炒白术五钱　木瓜二钱　白芍四钱　甘草三钱

功用　养阴补血，乌须生发。

主治　斑秃，脱发。

〔**按语**〕 本方以苣胜子、黑芝麻为主要药。苣胜子味甘平，能养肝血益肾补阴；黑芝麻养血补肝肾，固精生须黑发；桑椹、菟丝子、何首乌、木瓜补肝肾，乌须黑发。另取八珍汤中的川芎、炒白术、当归、白芍、甘草益气补血。本方以补虚扶正为主，故适应于肝肾阴血虚亏而引起的脱发。

清眩止痛汤

芜蔚子三～五钱　制香附三～五钱　钩藤三～五钱　川芎一～三钱　桂枝二～四钱　菊花三～五钱　生甘草三钱

功用　调气和营，消风止痛。

主治　由于外科、皮科某些严重疾患而引起的头痛、眩晕等。

〔**按语**〕 方中芜蔚子活血止痛；香附理气止痛；菊花、钩藤平肝息风止痛；桂枝、川芎和营，调和气血而止痛。

（二）常用成方

加减龙胆泻肝汤

龙胆草三钱　青连翘五钱　干生地五钱　车前子四钱　淡黄芩三钱　生栀子三钱　粉丹皮三钱　泽泻二钱　苦木通三钱　生甘草三钱

功用　泄肝胆火，清利湿热。

主治　急性湿疹，带状疱疹（缠腰火丹），亚急性湿疹，传染性湿疹样皮炎，接触性皮炎，脂溢性皮炎等。

处方来源　《医宗金鉴·外科心法要诀》。

〔**按语**〕 方中胆草、黄芩泻肝胆火；连翘、栀子清热解毒；生地、丹皮、凉血解毒；泽泻、木通、车前子、生甘草清热通利、除湿。因此对一些热盛型的急性渗出性的皮肤疾病效果较好。临床遇有热盛型急性湿疹而具有热盛有湿的特征，即可应用本方，并根据具体情况进行加减：热盛者，若伴有高烧，可加生玳瑁二至四钱或加羚羊角、犀角一至二分。或用生石膏二至三两煎水，煮群药效果亦佳。皮肤潮红明显者，加大黄一至三钱，取其清热破瘀之功。痒明显者，加白鲜皮一两。若内有湿滞、食滞者，加枳壳二钱，以行气消导，使之湿滞从内解。

【验案一】 张某，男， 34 岁，工人，初诊 1971 年 7 月 5 日。

主诉：双侧耳壳及面颊部糜烂流水 2 个多月。

现病史：自本年 5 月开始双侧耳壳及面颊部糜烂流水未加注意，自己涂抹紫药水，逐渐加重，糜烂范围越来越大，曾外用桃花散稍见好，十几天后又复发，曾在某医院治疗诊为急性湿疹，涂过多种外用药（可的松、强的松软膏、复方鱼肝油软膏、黑豆溜油软膏）及打针吃中药均未见效。6 月 20 日又引起左侧耳朵往外流脓，疼痛难忍，某医院诊为急性化脓性中耳炎，曾注射“青霉素”，内服“四环素”，效果不明显。7 月 5 日来门诊治疗。

体检：双侧耳壳、外耳道及面颊部红肿、糜烂，有明显渗液及较厚的痂皮，触之疼痛，周围皮肤红色浸润，左侧外耳道有脓样分泌物。

脉象弦滑，舌苔薄白。

西医诊断：急性湿疹继发感染，合并左侧中耳炎。

中医辨证：湿热内蕴，毒热炽盛。

立法：清热解毒，佐以利湿。

龙胆草四钱　生地一两　白茅根一两　瓜蒌根五钱　车前草一两　川连二钱　金银花五钱　栀子四钱　黄芩三钱　生石膏一两　绿雪六钱，每次一钱，冲服，日2次。

外用龙胆草四两分3次煎水湿敷。如意金黄散三袋，化毒散三瓶混匀外用。

7月8日服上方3剂后痛止，痒感减轻，渗出液停止，外耳红润未退，有时仍作痒。继以清热、除湿、止痒为法，处方如下：

龙胆草四钱　生地一两　苦参五钱　白茅根一两　金银花一两　生槐花一两　黄芩三钱　生薏苡仁一两　白鲜皮一两　六一散（包）一两　车前草五钱

外用药同前。

服上方3剂后，8月20日复诊，外耳皮损恢复正常，左耳流脓已止，疼痛也消失，未再复发。

对于热盛型带状疱疹，如见局部起水疱、痛、红、痒突出明显主症，即可加减应用本方。

【验案二】　李某，女，25岁，初诊日期1971年9月7日。

主诉：左侧胸背部起水疱，皮肤发红，针刺样疼痛剧烈1周余。

现病史：1周前左侧胸背皮肤间有些发红，继而发现散在的丘疹，一堆一堆的呈条状，疼痛难忍，曾经治疗但水疱未退而且疼痛未减，影响睡眠，遂来我院门诊。

检查：左侧胸背部皮肤潮红，有集簇性水疱，排列呈带状，水疱中央稍塌陷，周围皮肤红色浸润。

脉象细滑稍数，舌苔薄白。

西医诊断：带状疱疹。

中医辨证：肝胆湿热。

立法：清利肝胆湿热，佐以活血止痛。

胆草三钱　黄芩三钱　黄连一钱半　连翘三钱　金银花五钱　花粉五钱　大青叶五钱　乳没各三钱　野菊花三钱　干生地五钱　赤芍三钱　丹皮三钱

外用黑色拔膏棍二两。

上方服3剂，9月13日疼痛减轻，已能入睡，触痛已消失，疱疹也见消退，热象渐退，按上方小其剂加白术以助气，加杜仲以引经。处方如下：

胆草三钱　黄芩三钱　黄连一钱半　丹参四钱　干生地五钱　赤芍五钱　地丁四钱　延胡索三钱　白术三钱　杜仲三钱

上方服3剂，9月16日症状基本消失，方用调理气血佐以清热之剂以收功。再进3剂后治愈。

对于过敏性皮炎、接触性皮炎、日光后皮炎（植物日光性皮炎）等急性渗出性的皮肤病疾患属于热盛型的，只要抓住其热盛的基本特点，均可以用此方加减。

【验案三】马某，女，24岁，初诊日期1971年10月25日。

主诉：患者原有牛皮癣，外用“寒水软膏”治疗，第二天即出现颜面红肿，双眼睑水肿，封闭不能睁眼，涂药的部位肿胀最明显，明显灼热感，并向四周浸润。

脉象滑数，舌质微红。

中医辨证：湿热炽盛。

治法：清热除湿。

胆草三钱　连翘五钱　干生地五钱　黄芩三钱　丹皮三钱　栀子三钱　木通三钱　泽泻三钱　菊花三钱　生薏苡仁一两　生甘草三钱　绿雪六钱，每次一钱，日2次。

外用胆草一两，豨莶草一两，川椒粉五钱，湿敷。另去湿药粉二两，化毒散一瓶，用甘草油调外用。

10月28日复诊时，服药后肿已消，灼热感已退，继服前方5付，后继以除湿止痒收功。

加减除湿胃苓汤

苍术二钱　厚朴二钱　陈皮三钱　滑石块四钱　炒白术四钱　猪苓四钱　炒黄柏四钱　炒枳壳三钱　泽泻三钱　赤苓四钱　炙甘草三钱

功用　健脾燥湿，和中利水。

主治　带状疱疹（湿盛型缠腰火丹），湿疹（湿疡），牛皮癣（湿寒性白疕）。

处方来源　《医宗金鉴·外科心法要诀》。

〔按语〕　从本方的组成来看，是胃苓汤的加味，而胃苓汤又源于五苓散和平胃散。方中厚朴、陈皮、苍术、甘草、燥湿和中；泽泻、猪苓、茯苓、白术健脾利水湿；赤苓、黄柏、滑石清热利湿；枳壳行气以助水湿之运化。临床治疗湿盛型湿疹，如有湿盛无热的特征，即可应用本方。

痒感明显者，加白鲜皮。若湿滞、食滞重者，加焦槟榔或伏龙肝。

【验案】　赵某，女，36岁，初诊日期1971年9月1日。主诉：双侧手背皮肤粗糙、变硬奇痒，有时流水，已1年余。

现病史：1年前两侧手背开始发红，有痒感，经常搔抓后起红疹，有时有渗出液，结痂，经某医院诊断为湿疹，用药后渗出液减少，惟皮肤逐渐变厚，粗糙变硬，皮肤颜色也变暗，痒感明显，有时感到全身也作痒，影响工作，曾多方治疗，未效，来门诊治疗。

检查：两侧手背、手指背侧面及手腕部皮肤粗糙，角化变厚，融合成片，有明显抓痕及少量渗液。

脉象沉弦，舌苔薄白稍腻。

西医诊断：亚急性湿疹。

中医辨证：湿疡，湿重于热。

立法：除湿清热止痒。

厚朴二钱　陈皮三钱　滑石块四钱　赤苓四钱　猪苓四钱　炒黄柏四钱　炒枳壳三钱　白鲜皮一两　姜黄三钱　地肤子一两

外用胆草一两，豨莶草一两，苦参一两，水煮外洗。祛湿药油外敷。

上方服7剂。9月13日复诊时，皮损面渗出液已止，皮面干燥，但仍搔痒不止。继用前法佐以祛风止痒，外用稀释新拔膏。继服药10剂后，皮损已基本痊愈，痒止，皮肤光滑，除湿润肤。内服八珍丸、秦艽丸巩固疗效。对于湿盛型带状疱疹，缠绵日久，热象已不明显，疱疹多是暗红色，疼痛较轻，多发生在急性症状消失后而遗留下来的湿象。如带状疱疹湿重于热的，即用除湿胃苓汤加减收功。

养血润肤饮

生地三钱　熟地三钱　当归三钱　黄芪三钱　天冬二钱　麦冬二钱　桃仁二钱　红花二钱　花粉三钱　黄芩二钱　升麻一钱

功用　养血润肤，滋阴生津。

主治　牛皮癣静止期（血燥型白疕风），慢性搔痒性皮肤病，角化性皮肤病。

注意事项　药后禁食腥荤、鱼、虾、螃蟹或酸、辣椒、姜等刺激性饮食。

处方来源　《外科证治》

化斑解毒汤

黑玄参五钱　肥知母二钱　生石膏五钱　川黄连二钱　青连翘三钱　干生地四钱　凌霄花三钱　生甘草二钱

功用　清热解毒，活血化斑。

主治　丹毒，漆性皮炎（漆疮），紫癜。

处方来源　《医宗金鉴·外科心法要诀》。

清脾除湿饮加减

赤苓皮五钱　生白术三钱　苍术二钱　淡黄芩三钱　干生地四钱　麦冬三钱　生栀仁二钱　泽泻二钱　生枳壳三钱　灯心草一钱　淡竹叶二钱　绵茵陈二钱　生甘草三钱

功用　清热利湿，健脾。

主治　疱疹样皮炎（火赤疮），亚急性湿疹（湿毒疡），脂溢性皮炎，接触性皮炎，脓疱疮（黄水疮）。

处方来源　《医宗金鉴·外科心法要诀》。

地黄饮子加减

生地五钱　熟地三钱　何首乌四钱　黑玄参三钱　当归三钱　刺蒺藜四钱　粉丹皮三钱　红花一钱　白僵蚕三钱　生甘草二钱

功用　养血润肤，消风止痒。

主治　牛皮癣（血燥性白疕），皮肤搔痒症（瘾疹），慢性湿疹（顽湿），阴囊湿疹（肾囊风）。

处方来源　《医宗金鉴·外科心法要诀》。

丸　丹　剂

丸剂是按处方将中药压成细面，用水、蜂蜜或米糊等赋形剂制成。形状如黍米、绿豆、梧桐子或一钱、三钱等大小不等的丸剂。

丸药剂型不易腐败变质，便于携带，使用方便，常用于慢性疾患较长时期服用，或与汤药交替服用，或用以巩固疗效。丸剂的用量一般成人量每次二钱至三钱，每日1~2次。儿童1~5岁可服1~5分，5~15岁可服五分至一钱五分。保存丸药宜密闭贮存，防止受潮，最好储于瓷罐中，以防霉烂变质。

（一）经　验　方

除　湿　丸

威灵仙一两　猪苓一两　栀仁一两　黄芩一两　黄连一两　连翘一两　归尾一两　泽泻一两　紫草一两五钱　茜草根一两五钱　赤苓皮一两五钱　白鲜皮二两　粉丹皮一两　干生地二两

制法　共研细末，水泛为丸如绿豆大。

功用　清热凉血，除湿利水，祛风止痒。

主治　急性湿疹（风湿疡），牛皮癣（白疕风），婴儿湿疹（胎癥），单纯糠疹（面游风），多形红斑（血风疮）等。

用法　每次一至二钱，日服2次，温开水送下。

抗毒丸（片）

金银花六两　青连翘六两　地丁草六两　天花粉六两　干生地五两　苦桔梗五两　大青叶三两　龙胆草二两　板蓝根三两　公英二两　没药一两　黄连五钱　梅片一钱五分　牛黄一钱五分　朱砂一两　寒水石一两五钱　青黛一两

制法　共为细末，水泛为丸如绿豆大（或制片）。

功用　清热解毒，凉血止疼。

主治　痈、疔、疖等体表化脓性感染。

用法　每次服二钱，日服2次，温开水送下。

瘖瘤丸（片）

防风三钱　川军三钱　玄明粉三钱　荆芥穗四钱　麻黄一钱　赤芍五钱　焦栀子五钱　连翘一两　粉草五钱　苦桔梗三钱　滑石块五钱　川芎三钱　归尾三钱　生石膏五钱　薄荷三钱　条芩五钱　白术四钱　苦参五钱　苍耳子五钱

制法　共为细末，水泛为丸（或制成片）。

功用　清热除湿，散风止痒，涤清肠胃。

主治　急性荨麻疹（瘖瘤），皮肤搔痒症（瘾疹）等。

用法　每次服一至三钱，日服2～3次，温开水送下。

润　肤　丸

桃仁一两　红花一两　熟地一两　独活一两　防风一两　防己一两　粉丹皮一两五钱　川芎一两五钱　全归一两五钱　羌活二两　生地二两　白鲜皮二两

制法　共为细末，水泛为丸如绿豆大。

功用　活血润肤，散风止痒。

主治　牛皮癣（白疕风），鱼鳞癣（蛇皮癣），皮肤淀粉样变（松皮癣），毛发红糠疹，脂溢性湿疹，皲裂性湿疹（鹅掌风）。用法　每次服一至二钱，日服2次，温开水送下。

五灵脂丸

五灵脂五十两

制法　研细末，炼蜜为丸，每丸一钱重。

功用　活血破瘀，软坚化滞。

主治　瘢痕疙瘩（锯痕症）

用法　每次半丸至一丸半，日2次，温开水送下。

注意事项　体虚及胃肠功能障碍者减量或慎服。

白疕丸

苍术二两　白附子二两　桂枝二两　当归二两　西秦艽二两　草乌二两　追地风二两　千年健二两　威灵仙二两　川芎二两　钩藤二两　菟丝子二两　川牛膝二两　何首乌二两　川乌二两　知母二两　栀子二两　红花二两　白花蛇一两　苦参四两　刺蒺藜四两　防风四两　小胡麻四两　苍耳子四两　黄柏四两　桃仁四两　紫草四两　全虫四两　丹皮四两　荆芥六两　白鲜皮六两

制法　共为细末，水泛为丸如绿豆大。

功用　祛风攻毒，除湿止痒。

主治　牛皮癣（白疕风），神经性皮炎（顽癣），慢性湿疹（顽湿疡）。

用法　每次一至二钱，日服2次，温开水送下。

斩痒丹

人参八两　白蒺藜二两　苦参一斤（以酒浆、姜汁各浸泡一

日，晾干） 白僵蚕一两五钱 石南枝二两 没药二两 乳香（去油）二两 红花二两 玳瑁四两 甘草五钱

制法 上药共研细末，炼蜜为丸如绿豆大。

功用 益气活血，除湿止痒。

主治 皮肤搔痒症，慢性湿疹（顽湿）。

用法 每次30～60粒，日服一或二次，黄酒或温开水送下。

注意事项 孕妇慎服。

灭毒丹

白花蛇四寸（酥） 金头蜈蚣二条（煅） 全虫四个（酒浸炙后去头足） 露蜂房一个 龟甲一两（醋炙） 雄黄一钱 飞黄丹一钱 辰砂五分 槐花米五分 雨前细茶五分 麝香三分 孩儿茶五分

制法 上药共为细末，以黄米饭为丸如绿豆大，朱砂为衣。

功用 散风止痒，清血解毒。

主治 寻常狼疮（流皮漏），慢性湿疹（顽湿），慢性溃疡（顽疮）。

用法 成人体壮者每次5～10粒，日服2次，白水送下，体弱者酌减。

注意事项 孕妇禁服，胃弱者慎用。

（二）常用成方

紫云风丸

何首乌四两 五加皮一两五钱 僵蚕一两五钱 苦参一两五钱 当归一两五钱 全蝎一两五钱 牛蒡子一两 羌活一两

独活一两　白芷一两　细辛一两　生地黄一两　汉防己一两　黄连一两　白芍一两　蝉蜕一两　防风一两　荆芥一两　苍术一两

制法　共为细末，炼蜜为丸，如梧桐子大。

功用　疏风止痒，祛湿润燥。

主治　神经性皮炎（顽癣），慢性湿疹（顽湿疡），牛皮癣（白疕风），皮肤搔痒症（瘾疹）。

用法　每次二至三钱，日服2次，温开水送下。

注意事项　体弱者慎用，孕妇忌服。

处方来源　《疡科选粹》。

浮　萍　丸

紫背浮萍（洗净）一斤

制法　研为细末，炼蜜为丸如梧桐子大。

功用　散风祛湿，清热解毒，调和气血。

主治　圆型脱发（油风脱发），皮肤搔痒病（瘾疹），白癜风，荨麻疹（痦瘰）。

用法　每次二至三钱，日服2次。

处方来源　《医宗金鉴·外科心法要诀》。

秦　艽　丸

秦艽一两　苦参一两　大黄（酒蒸）一两　黄芪二两　防风一两五钱　漏芦一两五钱　黄连一两五钱　乌蛇肉五钱（酒浸焙干）

制法　共为细末，炼蜜为丸如梧桐子大。

功用　散风止痒，清血解毒。

主治　慢性湿疹（顽湿疡），神经性皮炎（顽癣），皮肤搔痒症（瘾疹），寻常性狼疮（流皮漏），盘状红斑性狼疮。

注意事项　体弱者慎用，孕妇忌服。

处方来源　《医宗金鉴·外科心法要诀》。

大黄䗪虫丸

大黄二两五钱　䗪虫一两　甘草三两　赤芍四两　干漆一两（煅）　生地十两　黄芩二两　桃仁（去皮）二两　杏仁二两　虻虫二两　水蛭二两　蛴螬二两

制法　共为细末，炼蜜为丸，每丸一钱。

功用　破血通经，软坚化瘀。

主治　结节性红斑（瓜藤缠），瘢痕疙瘩（锯痕症），栓塞性脉管炎。

用法　每日 2 次，每次 1 丸，温水送下。

注意事项　孕妇忌服。

处方来源　《金匮要略》。

膏　剂

内服膏剂是将药物用水煎汁，浓缩成粘稠状半固体（即流浸膏）。

膏剂的用量，成人一般剂量每次二钱至五钱，日服 2 次，开水冲服，小儿酌减。

经　验　方

白　术　膏

白术十斤

制法　将净水一百斤煮白术十斤，煎煮 6～7 小时，过滤浓缩成膏五十两，加蜂蜜五十两备用。

功用　健脾祛湿。

主治　慢性湿疹（顽湿），下肢慢性溃疡（臁疮），手足汗疱疹。

用法　每次服二钱，日服2次。

苍　术　膏

苍术十斤

制法　将净水一百斤煮苍术十斤，煎煮6～7小时成汁。过滤再煎煮浓缩成膏五十两，加蜂蜜等量备用。

功用　健脾燥湿和中。

主治　慢性湿疹（顽湿疡），下肢慢性溃疡（臁疮），手足汗疱疹（田螺疮）。

用法　每次服二钱，日服2次。

蓼　花　膏

鲜白蓼花纯花[①]（洗净）十斤

制法　选鲜白蓼花十斤加净水八十斤，煎煮3小时后，过滤取汁，再煎煮浓缩至五十两成膏；加入等量蜂蜜，贮存备用。

功用　祛风活血，退白斑。

主治　白癜风（白驳风），女阴白斑。

用法　每次服二钱，日服2次。

败酱草膏

鲜败酱草（洗净）十斤

制法　将净水八十斤煮败酱草十斤，煎至3小时后

① 蓼花又名水红花。为蓼科一年生草本植物。

过滤，再煎煮浓缩成膏五十两，加蜜等量贮存备用。

功用　解毒清热，除湿消肿。

主治　毛囊炎、疖等化脓性皮肤病。

用法　每次服二钱，日服2次。

黄　芪　膏

黄芪5公斤

制法　黄芪5公斤加净水50公斤，煎煮6～7小时后，过滤取汁，再煎煮浓缩成膏五十两，加入等量蜂蜜，混匀贮存备用。

功用　补中益气，托里生肌。

主治　疮面久不愈合，阴疮脓毒未尽，下肢顽固性溃疡，鱼鳞癣（蛇皮症）。

用法　每次服二钱，日服2次。

二、外用药类

散　　剂

散剂是外用药的基本剂型之一，由植物药、矿物药及动物药单方或复方组成。经过研碾、水飞、炼、煅、炙、烧等方法成粉后，再过细箩（根据临床要求做成细面或极细粉。方中如有麝香、朱砂、冰片等细料，另研细末，后兑入），贮于瓷皿或玻璃瓶内防潮。散剂除有干燥收敛作用外，一般有清热解毒、活血化瘀、化腐生肌、止痛、除湿止痒等功能。

使用的方法：

1. 可以直接撒扑在皮损或疮面上。

2. 可以用鲜姜片、鲜芦荟、茄蒂、黄瓜尾等蘸药粉外搽，或用鲜马齿苋、鲜豆芽菜捣合药粉如糊状外敷。

3. 或用蜂蜜水、红糖水、鸡蛋清、鸡蛋黄、乳汁或清水、米醋调药外用。

4. 此外，尚可用植物油或芝麻酱调拌成糊膏，或用白蜡、凡士林调成软膏等外用。

（一）经 验 方

祛湿药粉（祛湿散）

川黄连八钱　川黄柏八两　黄芩四两八钱　槟榔三两二钱

功用　清热解毒，除湿止痒。

主治　急性湿疹（风湿疡），接触性皮炎（湿毒疡），脓疱疮（水疱湿疡），婴儿湿疹（胎癥）。

用法　直接撒扑，或用植物油调敷或配制软膏用。一般丘疹样或有少量渗出液的皮损，可以直接撒扑或用鲜芦荟蘸药外搽，流水多或脓汁多者可用油调外用，暗红干燥脱皮者可用药粉配成软膏。

注意事项　阴疮禁用。

新 三 妙 散

黄柏面十两　寒水石面五两　青黛面一两

功用　除湿清热，解毒止痒。

主治　急性湿疹（风湿疡），婴儿湿疹（胎癥），过敏性皮炎（湿毒疡），脓疱病（黄水疮）。

用法　直接撒布，或用鲜芦荟蘸搽，或用植物油调成糊状外用。

青 黛 散

青黛粉五钱　黄柏面五钱　滑石粉二两

功用　收干止痒，清热定痛。

主治　脓疱疮（黄水疮），急性湿疹（风湿疡），接触性皮炎（湿毒疡）或脂溢性皮炎（白屑风）、痱子。

用法　直接撒扑外用。

新 青 黛 散

青黛六钱　象牙硝六钱　朱砂六钱　黄连三钱　黄柏三钱　生玳瑁六分　雄黄三分　牛黄三分　冰片一分　硼砂三分

功用　清热解毒，收敛定痛。

主治　口腔溃疡（鹅口疮），扁平苔癣（口蕈）。

用法　直接外用口腔疮面上。

止 痒 药 粉

老松香一两　官粉一两　枯矾一两　乳香二两　轻粉五钱　冰片二钱　密陀僧五钱　炉甘石一两

功用　去湿收敛，杀虫止痒。

主治　湿疹（湿疡），神经性皮炎（湿癣），皮肤搔痒症（瘾疹）。

用法　装入布袋外扑皮损或用油调外敷，也可配成5%～20%软膏外用。

注意事项　本药有一定刺激性，对于急性炎症性皮肤病、黏膜病损慎用。对汞过敏者禁用。

紫色消肿粉

紫草五钱　赤芍一两　当归二两　贯仲二钱　升麻一两　白芷二两　荆芥穗五钱　紫荆皮五钱　草红花五钱　儿茶五钱　红曲五钱　羌活五钱　防风五钱

功用　散风活血，化瘀消肿。

主治　慢性丹毒肿胀（无名肿毒），红斑性结节性疾患（瓜藤缠）。

用法　单独或与其他药粉混合应用。常用蜂蜜调或荷叶煎水调和外用。

注意事项　疖、痈、疽初起毒热盛者勿用。

龙　骨　散

龙骨三两　牡蛎三两　海螵蛸三两　黄柏十六两　雄黄三两　滑石粉一两

功用　解毒收敛。

主治　湿疹（湿疡），接触性皮炎（湿毒疡），脂溢性皮炎，趾间足癣（臭田螺）。

用法　直接扑上或油调外用。

注意事项　对化脓性的陈久肉芽疮面禁用。

平　胬　散

乌梅三钱　煅石膏一钱　轻粉一钱　月石二钱

功用　祛湿收敛，平胬肉。

主治　各种疮面水肿肉芽增生。

用法　直接撒布水肿胬肉的疮面上，纱布压扎。

注意事项　新鲜疮面脓毒未净者勿用。对汞过敏者禁用。

粉色干燥药粉

樟丹六两　五倍子八两　枯矾四两　上官粉四两　轻粉四两

功用　祛湿收敛，固皮止痒。

主治　慢性湿疹（顽湿疡），神经性皮炎，头癣（秃疮）。

用法　与其他药粉合用撒扑或油调成糊剂用，常用量为5%～20%。

注意事项　本药粉有一定刺激性，凡属湿热性（急性皮炎）皮肤病，溃烂疮面多黏膜损害慎用。对汞过敏者禁用。

收干生肌药粉

乳香面一两　没药面一两　琥珀面二钱　血竭面四钱　儿茶面五钱　水飞甘石面七钱

功用　收敛止痛，固皮生肌。

主治　烫灼伤，女阴溃疡（阴蚀），下腿慢性溃疡（臁疮），疮面脓毒已尽者均可用。

用法　薄敷于疮面或制成药捻用。

注意事项　痈、疖疮面脓毒未净者慎用。

生　肌　散

象皮一钱　乳香一钱　没药一钱　血竭一钱　龙骨一钱　儿茶一钱　冰片三分　赤石脂一钱

功用　生肌长肉，止痛收敛。

主治　慢性顽固性溃疡（顽疮），下肢溃疡（臁疮），放射性溃疡。

用法　直接撒布疮面，或配制成软膏外用。

注意事项　疔、痈溃后脓毒未净的疮面勿用。

回阳生肌散

人参五钱　鹿茸五钱　雄黄五分　乳香一两　琥珀二钱五分　京红粉一钱

功用　回阳生肌，止痛收敛。

主治　结核性溃疡（鼠疮），慢性顽固性溃疡及属于阴疮久不收口者。

用法　薄撒于疮面上，或制药捻用。

注意事项　火毒疮疖，属于阳症脓毒未净者及汞过敏者禁用。

搽黄药粉

栀子一两　雄黄四钱　朱砂四钱　轻粉四钱

功用　祛风止痒，剥脱上皮。

主治　神经性皮炎（干癣），慢性湿疹（顽湿疡）。

用法　用黄瓜把、茄子皮或生姜片蘸药外用，或配成10%软膏外用。

注意事项　溃疡疮面勿用。

搽绿药粉

硼砂三两　自然铜一两

功用　杀虫止痒。

主治　神经性皮炎（干癣）及角化过度类皮损。

用法　同搽黄药粉。

注意事项　溃疡疮面勿用。

二白散

白石脂一两　白蔹一两　苦杏仁一两

功用　祛湿散风化瘀。

主治　痤疮（肺风粉刺），酒皶鼻。

用法　用鸡蛋清调药外用。

注意事项　慎勿入目。

三黄粉

雄黄二钱　硫黄二钱　雌黄五分　白附子五钱　密陀僧二钱　白及三钱　麝香三分　冰片三分　朱砂二钱

功用　和营血，生毛发，消斑痣。

主治及用法　治疗白癜风（白驳风）用茄蒂或茄皮蘸药外用，圆形脱发（油风脱发）用生姜蘸药外用，面部色素沉着（黧黑皯黯）用牛奶或蜂蜜水调药外用。

注意事项　肉芽溃疡疮面及汞过敏者禁用，此药慎勿入口。

腋臭散

密陀僧八两　枯矾二两

功用　敛汗，除臭。

主治　腋臭，手脚多汗。

用法　治疗腋臭用药粉干扑两腋下，每日1次；或用热马铃薯块、甘薯块去皮后蘸药挟于腋下，变凉为度，此法每周2次。手脚多汗以药粉搓搽。

注意事项　此药切勿入口。对汞过敏者禁用。

痱子粉

冰片一钱　薄荷冰一钱　甘石粉五钱　滑石粉一两　黄柏二钱

功用　清热敛汗，解毒止痒。

主治　痱子、尿布皮炎（湮尻疮）。

用法　直接扑撒。

（二）常用方

雄黄解毒散

雄黄一两　寒水石一两　生白矾四两

功用　清热解毒，杀虫止痒。

主治　慢性湿疹（顽湿疡），多发性毛囊炎（发际疮），脂溢性湿疹（湿毒疡）及蚊虫咬伤。

用法　可单独撒布或与他药混匀植物油调上。亦可加入酒剂中或其他软膏中外用，一般为5%～20%。

注意事项　凡疖、痈破后新鲜疮面勿用。

处方来源　《证治准绳》。

二妙散

苍术一斤　黄柏一斤

功用　清热燥湿。

主治　急性湿疹（风湿疡），接触性皮炎，脂溢性湿疹，脓疱疮（黄水疮），丘疹样荨麻疹（水疱湿疡）。

用法　直接干撒或植物油调上。

注意事项　对湿热性皮肤病薄敷。

处方来源　《丹溪心法》。

三 妙 散

苍术一斤　黄柏一斤　槟榔一斤

功用　清热除湿，解毒止痒。

主治　急性湿疹（风湿疡），接触性皮炎，脂溢性湿疹，脓疱疮（黄水疮），丘疹性荨麻疹（水疱湿疡）。

用法　直接干撒，鲜芦荟蘸药或用植物油调上。

注意事项　对湿热渗出性皮损宜薄敷。

处方来源　《医宗金鉴·外科心法要诀》。

京红粉（红升丹）

朱砂五钱　雄黄五钱　水银一两　火硝四两　白矾一两　皂矾六钱

制法　先将二矾研碎，炖化研面，加水银、朱砂、雄黄研细，再入火硝置阳城罐内，泥纸固封，炭火烧炼成丹，研细。

功用　杀虫止痒，软坚脱皮，化腐提毒，去瘀生肌。

主治　牛皮癣静止期（血燥型白疕），神经性皮炎（顽癣），扁平疣（疣赘），痈症溃后腐肉未净者、胼胝。

用法　外撒或捻成药捻，或配成软膏。

注意事项　对汞过敏者禁用。

处方来源　《医宗金鉴·外科心法要诀》。

白 降 丹

朱砂二钱　雄黄二钱　水银一两　硼砂五钱　火硝一两五钱　食盐一两五钱　白矾一两五钱　皂矾一两五钱

制法　先将朱砂、硼砂、雄黄研细，入食盐、白矾、火硝、皂矾、水银研匀。用阳城罐一个置炭穴中，徐徐将药粉入罐，化尽，用微火焙干。再用一阳城罐合上，外加盐泥纸封固，炭火烧炼，括下研细。

功用　腐蚀坚皮，化腐提毒，提拔瘘管。

主治　鸡眼，黑痣，寻常疣（木刺瘊），疖痈成脓未破，陈旧性皮肤窦道。

用法　水调少许涂点脓头，致破溃引流。或加入红升丹内，或单独研细制成药线外用。

注意事项　外用时刺激疼痛较重，故应少用薄涂。汞过敏者禁用。

处方来源　《医宗金鉴·外科心法要诀》。

银粉散

黑锡一两二钱　水银二两　淀粉二两　朱砂四钱　轻粉一两　冰片每两药粉加四分

制法　先将锡熔化后，加入朱砂四钱，搅拌炒至枯，去砂留锡再熔化，投入水银二两，待匀倾出，加入淀粉共研细末；再另以草纸卷药，点燃一端，使药与灰皆滴入一器皿内，去灰；再于药内加入轻粉、冰片共研成极细末。

功用　去瘀收干，固皮生肌。

主治　将愈合的表浅疮面，有水肿及增生不良的肉芽疮面。

用法　直接外用或配成膏剂，或制成药线外用。

注意事项　阴疮慎用，汞过敏者禁用。

处方来源　明·胡公弼方。

柏　叶　散

侧柏叶五钱　蚯蚓粪五钱　黄柏五钱　赤小豆二钱　净轻粉三钱　大黄五钱

功用　清热解毒，收敛止痛。

主治　带状疱疹（缠腰火丹、蛇串疮）。

用法　植物油或凉开水调药外用。

注意事项　疖、痈疮面勿用。汞过敏者禁用。

处方来源　《医宗金鉴·外科心法要诀》。

颠　倒　散

大黄四两　硫黄四两

功用　破瘀活血，清除油垢。

主治　痤疮（肺风粉刺），脂溢性皮炎（面游风），酒皶鼻。

用法　用凉开水或鲜萝卜汁调搽，也可用鲜芦荟汁蘸药外用。

注意事项　慎勿入口与目。

处方来源　《医宗金鉴·外科心法要诀》。

粉霜神丹

白粉霜一钱　人参一钱　甘草一钱　轻粉一钱　丹砂一钱　槐米一钱　煅石膏二钱　冰片三分

功用　收敛解毒，止痒定痛。

主治　慢性湿疹（顽湿疡），神经性皮炎（顽癣），结节性痒疹（顽湿聚结），慢性溃疡（顽疮）。

用法　多兑入其他药粉或药膏中外用，或用在酒剂中，亦可用猪胆汁调上。

注意事项　很少单独使用，对肉芽疮面及汞过敏者禁用。

处方来源　《疮疡经验全书》。

珠　香　散

煅研珍珠一钱五分　当门子五分　琥珀粉五钱　滴乳香一两

功用　养血润肤，生肌固皮。

主治　一切清洁疮面及烧、烫伤，上皮生长迟缓。

用法　薄撒患处。

注意事项　撒布疮面后，往往很快结痂，切勿清除其痂皮，以防影响上皮生长。

羊蹄根散

羊蹄根（土大黄）四两　枯矾一两

功用　杀虫，收敛，止痒。

主治　趾间足癣（臭田螺），体癣（刀癣），股癣，汗疱足癣（田螺疱）。

用法　直接外撒或用植物油调上。

处方来源　《医宗金鉴·外科心法要诀》。

抑　阴　散

草乌二斤　南星一斤　狼毒一斤　白芷一斤　独活一斤

功用　回阳抑阴，温化寒湿。

主治　寒性脓疡（阴疽、流注）。

用法　葱白水或蜂蜜调药外用。

注意事项　慎勿入口。

处方来源　《外科全生集》。

密陀僧散

雄黄二钱　硫黄二钱　密陀僧一钱　蛇床子二钱　轻粉五分　石硫黄一钱

功用　散风，杀虫。

主治　汗斑（紫白癜风），白癜风（白驳风）。

用法　蜜水调搽。

注意事项　对肉芽疮面上及汞过敏者禁用。慎勿入口。

处方来源　《医宗金鉴·外科心法要诀》。

软　膏　剂

软膏是一种半固体的制剂，由药物和基质两部分组成。中药外用软膏的基质多用植物油、动物油、蜂蜡、蜂蜜、米醋或凡士林等；药物多是中草药或矿物药的极细粉末。此外，有的软膏是草药经植物油浸泡，熬煎后去渣，加入蜂蜡而成。蜡膏和凡士林配制的软膏，皆有滑润和保护皮肤的作用，但不利于水分蒸发。油蜡配制的软膏，涂在皮肤上作用持久。蜂蜜所制成的软膏，吸水性及附着性较强。加醋熬制的软膏，除渗透性强外，尚有软坚作用。

用法：

1. 软膏直接涂于皮肤上，多用在结痂、干燥、落屑、皲裂等皮损上，药量宜少，搽涂均匀。

2. 先将软膏涂在纱布上，再敷盖在皮损表面，用胶布固定敷料。慢性皮肤病或痈疽疮面，敷药后须包扎固定。

3. 若欲使药力渗透，促使硬结软化和肿块吸收，涂药膏后在皮损上加盖油纸和纱布，再包扎固定，此法多用于牛皮癣、神经性皮炎等病。换药前，须将旧药垢用植物油或玉树油、汽油等轻轻揩净。

（一）经 验 方

黄 连 软 膏

黄连面一两　祛湿药膏（或凡士林）九两

制法　上药混匀成膏。

功用　清热解毒，消肿止痛。

主治　脓疱疮（黄水疮），丘疹样荨麻疹（水疱湿疡），单纯性疱疹（火燎疮），带状疱疹（缠腰火丹），多发性毛囊炎（发际疮），疖、痈、丹毒等及皮肤烫烧伤。

用法　外敷疮面。

注意事项　凡阴疮瘘管禁用。

普 连 软 膏

黄柏面一两　黄芩面一两　凡士林八两

功用　清热除湿，消肿止疼。

主治　脓疱疮（黄水疮），急性亚急性湿疹（风湿疡），烫烧伤，单纯疱疹（火燎疱），牛皮癣红皮症。

用法　直接涂于皮损上。或用软膏摊在纱布上，敷于患处。或加入其他药粉作为软膏基质。

化毒散软膏

化毒散二两　祛湿药膏（或凡士林）八两

制法　上药混匀成膏。

功用　清热解毒，消肿止疼。

主治　脓疱疮（黄水疮），多发性毛囊炎（发际疮），疖、痈、丹毒等及体表感染初起。

用法　涂敷患处。

普　榆　膏

生地榆面一两　普连膏九两

制法　混匀。

功用　解毒止痒，除湿消炎，软化浸润。

主治　Ⅱ°烧伤、烫伤，亚急性湿疹，皮炎，带状疱疹，神经性皮炎，阴囊湿疹等。

用法　涂敷患处。

黑布化毒散膏

黑布药膏、化毒散软膏各等分

制法　混合均匀。

功用　清热聚毒，化腐提脓。

主治　疖、痈初起，多发性毛囊炎或已溃脓肿周围皮肤浸润明显者。

用法　外敷患处。

注意事项　凡疮面周围渗出液较多者慎用。

雄　黄　膏

雄黄一斤　如意金黄散十两　蟾酥二钱　生白矾十两　冰片二钱　凡士林十二斤

制法　各药研细面，调匀成膏。

功用　消肿止痛。

主治　带状疱疹（缠腰火丹），急性淋巴管炎（红丝疔)。

用法　外敷患处。

注意事项　急性渗出性皮损慎用。

祛湿药膏

苦参四两　薄荷三两　白芷三两　防风二两　芥穗四两　连翘四两　苍术三两　大黄三两　鹤虱草三两　威灵仙四两　白鲜皮五两　五倍子五两　大枫子十两　青黛面六钱　白蜡一百二十两　香油(或豆油)二十斤

制法　先把群药碾碎，放入油内浸泡一昼夜，后用文火炸至焦黄，过滤去渣，离火(青黛除外)称其重量，趁热兑入白蜡。春秋季节每斤药油兑蜡四两，冬季兑蜡三两，夏季对蜡五两。青黛后下，每斤药油兑五分，搅拌均匀冷却成膏。

功用　清热除湿，润肤去痂。

主治　单纯糠疹(风癣)，鱼鳞癣(蛇皮癣)以及皮肤干燥脱层皮损。

用法　常用做皮肤科外用药膏基质。

止痒药膏

止痒药粉一两　祛湿药膏(或凡士林)九两

制法　上药混匀成膏。

功用　除湿收敛，杀虫止痒。

主治　慢性湿疹(顽湿疡)，神经性皮炎(干癣)，皮肤瘙痒症(瘾疹)，痒疹(粟疮)等瘙痒性皮肤病。

用法　外敷患处。

注意事项　此药有一定刺激作用，对于急性炎症性皮肤病禁用。

京红粉软膏

京红粉一两五钱　利马锥五钱　凡士林八两

功用　杀虫止痒，软坚脱皮，化腐生肌。

主治　牛皮癣静止期（血燥型白疕），胼胝，神经性皮炎（顽癣），痈疽溃后腐肉未脱之疮面。

用法　外敷患处。

注意事项　对汞过敏者禁用。

黑 红 软 膏

黑豆油二钱　京红粉二钱　利马锥二钱　羊毛脂一两四钱　凡士林八两

功用　软坚杀虫，润肤脱厚皮，收敛止痒。

主治　淀粉样变（松皮癣），牛皮癣（白疕），神经性皮炎（顽癣）等慢性肥厚性皮肤病。

用法　外用薄敷。

注意事项　急性皮肤病、对汞过敏者不宜用。因含汞剂不宜大面积使用，全身性用药时可分区交替外用，或间日外用。

紫色疽疮膏

轻粉三钱　红粉三钱　琥珀粉三钱　乳香粉三钱　血竭三钱　冰片三分　蜂蜡一两　香油四两　煅珍珠粉三分

制法　锅内盛油在火上数开后离火，将前五种药粉入油内溶匀再入蜂蜡使其完全熔化，将冷却时兑入冰片、珍珠面搅匀成膏。

功用　化腐生肌，煨脓长肉。

主治　淋巴结核（鼠疮），下腿溃疡（臁疮），慢性溃疡（顽疮），扁平疣（疣症），手足胼胝等。

用法　贴敷患处。

注意事项　急性炎症性皮损、新鲜肉芽勿用。此药膏具有一定的毒性，若大面积皮损面使用时，应注意汞剂吸收中毒。对汞过敏者禁用。

黑色疽疮膏

群药：

白芷三钱　当归五钱　玄参五钱　黄芪五钱　防风五钱　甘草三钱　生地五钱　蛇蜕二钱　血余三钱　蜂房五钱　穿山甲三钱　杏仁五钱

药面：

樟丹三钱　乳香五钱　轻粉三钱　红粉二锺　冰片二钱　米珠一钱　麝香一钱　没药五钱　血竭二钱　儿茶五钱　龙骨三钱

其他：

松香三两五钱　黄蜡二两　香油一斤

制法　将群药放在香油内浸泡约1周后，置文火煎熬滚开，至群药炸成焦黄色，过滤去渣，加入松香、黄蜡，待溶匀后离火，稍冷却后入药面，搅拌均匀，冷凝即成。

功用　回阳生肌，化腐提毒。

主治　慢性溃疡，结核性溃疡。

用法　贴敷患处。

注意事项　阳证疮面慎用，对汞过敏者禁用。

紫色溃疡膏

轻粉三钱　红粉三钱　琥珀三钱　血竭三钱　乳香一两

五钱　青黛三钱　黄连一两　蜂蜡三两　香油一斤　煅珍珠面一分

制法　以上药物前8味共研极细末待用，将香油置于火上见数开后，加入蜂蜡搅匀，离火冷却再加药粉，搅匀成膏。

功用　化腐生肌，煨脓长肉。

主治　淋巴腺结核（鼠疮），下肢溃疡（臁疮），女阴溃疡（阴蚀）。

用法　直接涂抹在疮面部位。

注意事项　对汞过敏者禁用。

紫色消肿膏

紫草五钱　升麻一两　贯仲二钱　赤芍一两　紫荆皮五钱　当归五钱　防风五钱　白芷二两　草红花五钱　羌活五钱　芥穗五钱　荆芥五钱　儿茶五钱　神曲五钱

制法　共研细面过重罗，每四两药面加血竭花面一钱、山柰面二钱、乳没四钱，凡士林四两，调匀备用。

功用　活血化瘀，软坚消肿，止痛。

主治　慢性丹毒，流注，结节性红斑（瓜藤缠），新生儿头皮血肿（头宣）。

用法　外敷患处。

注意事项　毒热性肿胀勿用。

清　凉　膏

当归一两　紫草二钱　大黄面一钱五分　香油一斤　黄蜡四两（或六两）

制法　以香油浸泡当归、紫草三日后，用微火熬至焦黄，离火将油滤净去渣，再入黄蜡加火熔匀，待冷后加大黄面（每斤油膏加大黄一钱五分），搅匀成膏。

功用　清热解毒，凉血止痛。

主治　烫烧伤、冻伤等清洁疮面，多型红斑（血风疮），牛皮癣（白疕）等炎症性干燥脱屑皮损。

用法　外敷患处。

注意事项　阴疮、阴疽慎用。

豆 青 膏

白降丹一钱　巴豆油一钱半　青黛面适量　羊毛脂一两　凡士林四两

制法　搅匀成膏。

功用　软坚角化，润肤止痒。

主治　慢性肥厚性皮肤病，牛皮癣静止期（白疕），神经性皮炎（顽癣），皮肤淀粉样变（松皮癣）等。

用法　外用薄敷。

注意事项　对汞过敏者及急性皮肤病不宜用。

白 蔹 膏

白蔹面二两　祛湿药膏（或凡士林）八两

制法　调匀成膏。

功用　收敛除湿，解毒止痒。

主治　一切渗出性皮肤病。

用法　外敷患处。

苦 参 膏

苦参面二两　祛湿药膏（或凡士林）八两

制法　调匀成膏。

功用　祛湿，杀虫，止痒。

主治　亚急性湿疹（湿疡），牛皮癣静止期（白疕），皮肤搔痒症（瘾疹），股癣（瘙癣），阴囊湿疹（绣球风），女阴瘙痒症（阴湿）。

用法　外敷患处。

烫　伤　膏

生地榆面六钱　乳香粉四钱　凡士林四两

制法　调匀成膏。

功用　解毒止疼，润肤收敛。

主治　Ⅰ°、Ⅱ°烫伤。

用法　涂纱布上外贴，或制成油纱条外用。

阴蚀黄连膏

乳香粉一两　青黛面一两　黄连膏八两

制法　上药调匀成膏。

功用　清热解毒，生肌止痛。

主治　女阴溃疡（阴蚀），过敏性阴茎部溃疡。

用法　外敷患处。

收干生肌膏

收干生肌药粉四两　祛湿药膏（或凡士林）六两

制法　上药混匀成膏。

功用　活血止痛，收敛生肌。

主治　疖、痈破溃后、水火烫伤、女阴溃疡（阴蚀）、下肢溃疡（臁疮）等的清洁肉芽疮面。

用法　外敷患处。

注意事项　疮面毒未净者勿用。

白　及　膏

白及面一两　煅石膏面一两　凡士林八两

制法　以上药物调匀成膏。

功用　收敛生肌。

主治　烧、烫伤、下肢溃疡（臁疮）的清洁疮面。

用法　外敷患处。

广丹白及膏

广丹一钱　白及面二钱　凡士林一两

制法　调匀成膏。

功用　化腐生肌。

主治　慢性溃疡，下肢溃疡（臁疮）。

用法　外敷患处。

黄连甘乳膏

黄连粉一两　乳香粉一两　炉甘石粉二两　去湿药膏（或凡士林）七两。

制法　调匀成膏。

功用　解毒收敛，止疼生肌。

主治　下肢溃疡（臁疮）、女阴溃疡（阴蚀）、脓疱疮（黄水疮）等后期。

用法　外敷患处。

注意事项　用药前后勿用水洗患处。

湿疡雄甘膏

雄黄解毒散一两　甘石粉二两　清凉膏七两

制法　上药调匀成膏。

功用　除湿收敛，润肤止痒。

主治　慢性湿疹（顽湿疡），下肢溃疡（臁疮）。

用法　外敷患处。

注意事项　急性湿疹慎用。

注：雄黄解毒散：雄黄一两，寒水石一两，白矾四两，为细粉。

湿疡雄冰膏

雄黄解毒散一两　冰片粉三钱　清凉膏八两七钱

制法　以上药物调匀成膏。

功用　清热解毒，止痒定痛。

主治　急性湿疹（风湿疡），匍行疹（火燎疮），脂溢性皮炎（面热风毒）。

用法　外敷患处。

银粉散软膏

银粉散一两　水飞甘石粉一两　祛湿药膏八两

制法　上药调匀成膏。

功用　去瘀收敛，生肌固皮。

主治　肉芽水肿或肉芽组织生长不良者。

用法　外敷患处。

注意事项　大面积使用时注意防止汞中毒。汞过敏者禁用。

硫痒膏

硫黄粉一两　止痒药膏九两

制法　上药调匀。

功用　止痒杀虫，润肌收敛。

主治　神经性皮炎，慢性湿疹（顽湿疡），阴囊湿疹（肾囊风）。

用法　外敷患处。

注意事项　急性皮疹及新鲜肉芽疮面勿用。

子油熏药油膏

方同子油熏药方。

制法　同癣症熏药油膏。

功用　润肤，杀虫，止痒。

主治　牛皮癣（白疕），手癣（鹅掌风），脚癣（脚蚓症），鱼鳞癣（蛇皮症）。

用法　外敷患处。

注意事项　急性炎症皮损勿用。

癣症熏药油膏

方同癣症熏药方。

制法　上药经减压后干溜成焦油物质，用凡士林或触湿药膏制成5%～10%油膏。

功用　软坚止痒。

主治　神经性皮炎（干癣），慢性湿疹（顽湿疡），皮肤淀粉样变（松皮癣）。

用法　外敷患处。

注意事项　急性炎症皮损勿用。

（二）常用成方

芙　蓉　膏

黄柏半斤　黄芩半斤　黄连半斤　芙蓉叶半斤　泽兰叶

半斤　大黄半斤

制法　以上共研细面，过重罗，用凡士林调成20%软膏。

功用　清热解毒，活血消肿。

主治　丹毒（火丹），蜂窝织炎，疖、痈、乳腺炎初起等。

用法　外敷患处。

处方来源　本院经验方。

铁箍散膏

生南星一两　生半夏一两　生川乌一两　生草乌一两　肥白及一两　南白蔹一两　香白芷一两　土贝母一两　南薄荷一两　川黄柏一两　川大黄一两　广姜黄一两　枯黄芩一两　猪牙皂一两　荆芥穗一两　蜂蜜三十两

制法　将市售铁箍散，每一两药粉加入蜂蜜二两，调匀成膏，密封储存备用。

功用　破瘀消肿，活血软坚。

主治　痈、乳腺炎化脓期，蜂窝织炎将溃脓期，或使之消散或促进共成脓加速溃破。

用法　外敷患处。

狼毒膏

狼毒三钱　川椒三钱　槟榔三钱　五倍子三钱　蛇床子三钱　大枫子三钱　枯矾三钱　硫黄三钱　祛湿药膏（或凡士林）八两

制法　将前8味药研成极细粉面，加入去湿药膏搅拌均匀。

功用　杀虫止痒，收敛脱屑。

主治　阴囊湿疹（肾囊风），股癣（瘙癣），神经性皮炎，慢性湿疹（顽湿疡）。

用法　涂敷患处。

注意事项　急性炎症皮损勿用。

处方来源　《医宗金鉴·外科心法要诀》。

凤仙花膏

凤仙花末（白色者最佳）五两　蜂蜜五两

制法　上药调匀成膏。

功用　杀虫止痒。

主治　甲癣。

用法　堆敷病指甲上，厚度约3分，外用油纸盖，纱布包扎，每日换药一次。

注意事项　只宜外用，慎勿入口。

处方来源　《外科证治全生集》。

灰米膏（水晶膏）

生石灰五钱　糯米五十粒　浓碱水适量

制法　石灰浓碱水浸糯米1～2日泡后取出糯米捣成糊状备用（或用20%～40%氢氧化钾（KOH）溶和糯米适量浸成）。

功用　蚀皮去痣。

主治　黑痣、鸡眼、疣赘、胼胝。

用法　取膏少量点敷皮损处。

注意事项　此膏勿涂于正常皮肤上。

处方来源　《医宗金鉴·外科心法要诀》。

药　油

药油系用植物油（芝麻油或花生油）将药物浸泡数日后煎熬，过滤去渣入器皿，再用冷水浸泡5天去火毒而成。多用作赋形剂、润肤剂或清洁剂。药油不宜存放日久，以免酸化变质。以下药油除冰片鸡蛋油为群众中流传方外，均系赵老医生的经验方。

祛湿药油

苦参四两　薄荷三两　白芷三两　防风二两　芥穗四两　连翘四两　白鲜皮五两　鹤虱草三两　大黄三两　苍术三两　威灵仙四两　大枫子（碎）十两　五倍子（碎）五两　香油二十斤

制法　将群药放香油内一昼夜后，文火炸黄焦，过滤，每斤油加青黛面五分。

功用　除湿润肤。

主治　急性湿疹（风湿疡），接触性皮炎。

用法　调药粉外敷，或涂油后外撒药粉，也可做清洁剂。

注意事项　慎勿入目、入口。

花　椒　油

红点花椒三钱　芝麻油一斤

制法　将油放于铜锅内，数开后离火，将花椒放入锅内，待油凉后，将花椒取出，贮瓶备用。

功用　解毒，润肤。

主治　清洁消毒疮面，急性湿疹（风湿疡）等。

用法　涂敷患处。

甘　草　油

甘草一两　香油十两

制法　甘草浸入油内一昼夜，文火将药炸至焦黄，去渣备用。

功用　解毒，润肤。

主治　清洁疮面，或做赋形剂用。

用法　涂敷患处。

紫草茸油

紫草茸一斤　芝麻油五斤

制法　将药置铜锅内，油浸一昼夜，文火熬至焦枯，离火过滤去渣，取油贮磁皿内备用。

功用　活血，散瘀，软坚。

主治　下肢红斑结节类疾患（瓜藤缠），耳下腺炎及颌下淋巴腺炎早期，皮肤紫红斑块。

用法　涂敷患处。

冰片鸡蛋油（蛋黄油）

鸡蛋黄油　冰片

制法　取鸡蛋 10 个（或更多），煮熟去蛋白，用蛋黄干炸炼油，每鸡蛋黄油一两加入冰片五分～一钱，密闭储存备用。

功用　消肿止痛，固皮生肌。

主治　慢性溃疡，烫伤疮面，各部位之瘘管。

用法　外搽皮损疮面或滴入瘘管内。

注意事项　化脓性疮面及有腐败组织之疮面勿用。

化　坚　油

透骨草一钱　伸筋草二钱五分　茜草二钱　木通二钱五分　松节一钱五分　紫草根二钱五分　地榆二钱　昆布二钱　刘寄奴一钱　香油十二两

制法　油浸群药二昼夜，用文火将药炸成焦黄色，去渣备用。

功用　活血化瘀，通络软坚。

主治　烫烧伤后大面积增生性瘢痕，红斑落屑角化性皮肤病。

用法　用时微加温，直接涂于皮损。

酒浸、水浸、醋浸剂

此类浸剂系将单方或复方中药碾碎后，用高粱酒（或75%酒精）水煎浓缩；或用米醋浸泡或煮熬后过滤后备用。这类浸剂，一般具有清热、杀虫、止痒、散瘀消肿的功能。下面介绍各方，除百部酒外，均系赵老医生的经验方。

百　部　酒

百部六两　75%酒精十二两

制法　将百部碾碎置酒精内，浸泡7昼夜，过滤去渣备用。

功用　解毒杀虫，疏风止痒。

主治　荨麻疹（痦瘖），神经性皮炎（干癣）等搔痒性皮肤病。

用法　用棉棒或毛刷蘸涂。

处方来源　《医宗金鉴·外科心法要诀》。

补 骨 脂 酊

补骨脂六两　75%酒精十二两

制法　将补骨脂碾碎置酒精内，浸泡7昼夜，过滤去渣备用。

功用　调和气血，活血通络。

主治　白癜风（白驳风），扁平疣（疣症）。

用法　用棉球蘸药涂于患处，并摩擦5～15分钟。

羊 蹄 根 酒

羊蹄根六两　75%酒精十二两

制法　将羊蹄根碾碎置酒精内，浸泡7昼夜，过滤去渣备用。

功用　杀虫止痒。

主治　手癣（鹅掌风），甲癣（鹅爪风），落屑性脚癣（脚蚓症），体癣（钱癣），神经性皮炎（干癣）。

用法　用棉棒或毛刷蘸药水涂于患部。

注意事项　慎勿入目。

龙胆草擦剂（龙胆浸剂）

胆草十斤

制法　水煎：第一次加水20000毫升，开锅后煮1小时。第二次加水10000毫升，开锅后煮40分钟。两次药液合并过滤浓缩为9600毫升，装瓶。

功用　清热解毒，止痒止痛。

主治　急性亚急性湿疹，过敏性皮炎，日光性皮炎，小儿痱子，丘疹性荨麻疹，急性荨麻疹，毛囊炎等。

用法　涂于患处。

冬虫夏草酒

冬虫夏草二两　白酒八两

制法　冬虫夏草浸酒内7昼夜备用。

功用　补气血，助生发，乌须黑发。

主治　圆形脱发，脂溢性脱发，神经性脱发，小儿头发生长迟缓。

用法　外用。用牙刷蘸酒外戳1～3分钟，早晚各1次。

红　花　酊

藏红花一两　75%酒精十两

制法　红花浸酒内7昼夜，去渣备用。

功用　活血去瘀，消肿止痛。

主治　扭伤血肿，大面积灼伤，瘢痕。

用法　外涂或用纱布蘸药罨包。

斑蝥醋浸剂

全虫十六个　斑蝥十二个　皮硝四钱　乌梅肉一两　米醋一斤

制法　将上药入醋内，浸泡7昼夜，过滤备用。

功用　杀虫止痒。

主治　神经性皮炎（顽癣），皮肤瘙痒症（瘾疹）。

用法　涂于患处。

注意事项　皮肤有损伤者勿用。

洗　　剂

中医学很早就有用药物煎汤溻洗的治疗方法。赵老医生继承和推广了古代的方药，而且有所发挥，摸索了一些有效方药。全身洗溻每次可用药一斤、水十斤煎煮后洗浴，局部洗疗或湿敷可以酌减，每日1～3次，每次5～30分钟。下面介绍的各方，除蛇床子洗方、芫花洗方外，均系赵老医生的经验方。

百部洗方

百部四两　苦参四两　蛇床子二两　雄黄五钱　狼毒二两五钱

制法　共碾粗末，装纱布袋内，用水5～6斤煮沸30分钟。

功用　疏风止痒，祛湿杀虫。

主治　皮肤瘙痒症（瘾疹），神经性皮炎，阴囊湿疹（绣球风），荨麻疹（痦癗）等。

用法　用软毛巾汤洗，或汤洗后再加热水浸浴。

注意事项　有抓破疮面慎用。

蛇床子洗方

威灵仙五钱　蛇床子五钱　当归尾五钱　缩砂壳三钱　土大黄五钱　老葱头七个　苦参五钱

制法　将上药碾碎装纱布袋内，用桑枝架在水锅上蒸后用，或煮水浸泡用。

功用　散风祛湿，杀虫止痒。

主治　阴囊湿疹，阴囊搔痒症（肾囊风）；女阴溃疡（阴蚀），会阴部湿疹搔痒症等。

用法　蒸后热汤或浸泡坐浴。

注意事项　有抓破出津水者慎用。

处方来源　《医宗金鉴·外科心法要诀》。

芫花洗方

芫花五钱　川椒五钱　黄柏一两

制法　共碾粗末，装纱布袋内，加水5~6斤，煮沸30分钟。

功用　清热解毒，杀虫止痒。

主治　多发性疖肿。

用法　用软毛巾蘸汤溻洗，或汤洗后加热水浸浴。

注意事项　芫花有毒勿入口、目。

处方来源　《医宗金鉴·外科心法要诀》。

复方马齿苋洗方

马齿苋四两　蒲公英四两　如意草四两　白矾四钱

制法　共碾粗末，装纱布袋内，加水5~6斤，煮沸30分钟。

功用　清热解毒，除湿止痒。

主治　多发性疖肿，脓疱疮。

用法　同上。

柏叶洗方

侧柏叶四两　苏叶四两　蒺藜秧八两

制法　共碾粗末，装纱布袋内，用水5~6斤煮沸30分钟。

功用　清热，润肤，止痒。

主治　牛皮癣（白疕风），鱼鳞癣（蛇皮癣）及其他皮肤干燥脱屑类皮肤病。

用法　同上。

干葛洗方

干葛四两　明矾五钱

制法　加水二至三斤，煮沸15～20分钟。

功用　去湿收敛止汗。

主治　手足多汗症及腋部多汗症。

用法　待温后浸泡手足。

紫草洗方

紫草一两　茜草五钱　白芷五钱　赤芍五钱　苏木五钱　南红花五钱　次厚朴五钱　丝瓜络五钱　木通五钱

制法　加水4～5斤，煮沸15～20分钟。

功用　行气活血，化瘀消斑。

主治　肝斑（黧黑皯黯），中毒性黑皮病及面部继发性色素沉着，下腿结节性红斑、硬结性红斑（瓜藤缠），下肢静脉曲张（炸筋腿）。

用法　汤洗湿敷。

马齿苋洗方

马齿苋二两（鲜马齿苋半斤）

制法　净水洗净后，用水四斤煎煮20分钟，过滤去渣（鲜药煮10分钟）。

功用　清热解毒，除湿止痒。

主治　急性湿疹，过敏性皮炎，接触性皮炎（湿毒疡），丹毒，脓疱病（黄水疮）。

用法　用净纱布六七层蘸药水湿敷患处。每天2～3次，每次20～40分钟。

伸筋草洗方

伸筋草一两　透骨草五钱　蕲艾一两　刘寄奴五钱　桑枝一两　官桂五钱　苏木三钱　穿山甲五钱　草红花三钱

制法　将上药碾碎，装纱布袋内，用桑枝架水锅上蒸后用，或煮水浸泡后用。

功用　活血通络，温经软坚。

主治　硬皮病（皮痹疽），下肢静脉曲张（炸筋腿），象皮肿等。

用法　蒸后热汤或浸泡，隔日1次。

注意事项　急性炎症及破溃成疮者勿用。

透骨草方

透骨草四两　侧柏叶四两　皂角二两　白矾三钱

制法　用水适量，煎煮后待温用。

功用　除湿止痒。

主治　脂溢性脱发。

用法　洗头。

药　　捻

药捻又称药线，是中医皮、外科常用的一种外治法之一。多用于窦道、瘘管、痈疖溃后。

药捻由于所用材料和做法不同常可分为：

棉纸药捻——软棉纸剪裁成各种长短宽窄不同纸条，撒上药粉，搓成线状，也有用棉纸直接搓成线状，用时另蘸药粉。

棉花药捻——将洁净棉花搓成条状，蘸药粉用。

丝线药捻——将粗细不等的丝线，用糯米汤调药粉后涂于丝线上，放置阴干备用。

药粉药捻——用药粉与赋形剂（常用面糊）调成糊状，搓成细条，阴干备用。

赵老医生临床惯用棉纸药捻，这里只重点介绍棉纸药捻的制法：选用质软韧性强的棉纸（常用河南棉纸），按纸纹长轴剪成1.5～3.0厘米宽、10～15厘米长的纸条，将药粉撒匀纸条上，然后对折，左手平持，右手持另一端，折成25°角，按同一方向捻成捻状，要求药捻平直硬紧。使用时，顺着窦道方向插入，插到窦道底部后再稍抽出少许，外留0.5厘米。每日或隔日更换一次。若窦道清洁，肉芽生长良好，即应停止使用，以免影响愈合。下面介绍的各方，均系赵老医生的经验方。

京红粉药捻

京红粉一两

功用　化腐提毒。

主治　阳症窦道、瘘管，脓疡脓毒未净。

注意事项　脓腐已尽及对汞剂过敏者勿用。

白降丹药捻

白降丹适量

功用　化腐软坚。

主治　瘘管、窦道日久厚壁者。

注意事项　对汞过敏及肉芽新鲜者禁用。

红血药捻

京红粉五钱　利马锥五钱　轻粉五钱　血竭一钱五分

乳香二钱　蟾酥适量

功用　解毒化腐，活血定痛。

主治　阳症或半阴半阳症，疖痈已溃脓腐未净引流不畅者。

注意事项　肉芽新鲜及对汞剂过敏者禁用。

红肉药捻

京红粉五钱　上肉桂面五钱　雄精一钱　煅珍珠一钱

功用　回阳生肌，活血提脓。

主治　阴症窦道、瘘管、脓疡、瘰疬、鼠疮以及附骨阴疽，久溃不敛者。

注意事项　阳证窦道及对汞剂过敏者禁用。

回阳生肌药捻

人参五钱　鹿茸五钱　雄精五分　乳香一钱　琥珀二钱五分　京红粉一钱二分五厘

功用　回阳生肌，补血定痛。

主治　阴症窦道、瘘管、脓疡久不收口者。

注意事项　对汞剂过敏者禁用。

银粉散药捻

银粉散适量

功用　收敛消瘀，解毒止痛。

主治　阳证痈疖及脓疡窦道、瘘管肉芽水肿不鲜者。

注意事项　阳证初起，脓水淋漓，虽近愈合，但嫩肉鲜红者勿用。对汞过敏者禁用。

收干药捻

银粉散一两　甘石粉一两　雄精一钱

功用　收敛解毒，生肌长肉。

主治　阴症及阳症窦道、瘘管，疮口清洁趋于愈合，肉芽组织健康或有轻度水肿者。

注意事项　阴阳痈疽初期者不宜用。对汞过敏者禁用。

附　　方

1. 人工牛黄散（市售）

人工合成牛黄

功用　解热镇惊，避秽通窍。

用法　每次2～5分，随汤药冲服，1日2次。

2. 牛黄清心丸（市售）

当归　川芎　甘草　山药　黄芩　白芍　麦门冬　白术　六神曲　蒲黄　胶枣肉　生阿胶　茯苓　人参　防风　干姜　柴胡　肉桂　白蔹　桔梗　大豆卷　生苦杏仁

功用　镇惊安神，化痰息风。

用法　每服1丸，病重者每服2丸；小儿酌减，温开水送服。

3. 连翘败毒丸（市售）

连翘　防风　白芷　黄连　苦参　薄荷　当归　荆芥穗　天花粉　甘草　黄芩　赤芍　柴胡　麻黄　羌活　金银花　黄柏　紫花地丁　大黄

功用　清热解毒，散风消肿。

用法　水丸每服二钱，温开水送下。

4. 紫雪散（市售）

生寒水石　滑石　生磁石　生石膏　青木香　玄参　沉香　升麻　丁香　甘草　玄明粉　火硝　麝香　羚羊角粉　朱砂粉　犀角粉

功用　清热镇惊，除温开窍。

用法　每服五分至一钱，温开水送下；小儿遵医嘱服用。

5. 化毒散（赛金化毒散）

乳香（醋炙）　没药（醋炙）　川贝母（去心）　黄连　赤芍　天花粉　大黄　甘草　珍珠粉　牛黄　冰片　雄黄粉

功用　清热化毒，活血消肿。

用法　每服2分，日服2次，温开水冲服；周岁以内小儿酌减。外用敷患处。

6. 如意金黄散（《外科正宗》）

天花粉一两六钱　黄柏一两六钱　大黄一两六钱　姜黄一两六钱　白芷六钱　厚朴六钱　陈皮六钱　苍术六钱　生南星六钱　甘草六钱

功用　清热解毒，消肿止痛。

用法　用清茶或醋调敷患处。已破者勿用。

7. 梅花点舌丹（市售）

乳香（醋炙）　沉香　没药（醋炙）　血竭　白梅花　葶苈子　生硼砂　生石决明　雄黄粉　蟾酥粉　牛黄　珍珠粉　冰片　麝香　熊胆（熬汤打丸用）　朱砂

功用　清热解毒，消肿止痛。

用法　每服2～3粒，日服2次，先饮水一口，将药放在舌上，以口麻为度，再用温黄酒或温开水送下。外敷用醋化开，敷患处。

8. 甲字提毒药捻（本院经验方）

白血竭花四钱　京红粉一两　麝香五钱　朱砂　冰片各一钱五分　琥珀一钱　轻粉一两

功用　化腐提毒生肌。瘘管、窦道、痈疽溃后脓未净者。

用法　按需要长度剪成小段用镊子夹持插入疮口内，于疮口外留约0.5~1厘米长度为宜。

9. 犀黄丸（市售）

乳香（醋炙）　没药（醋炙）　牛黄　麝香　黄米面

功用　解毒散痈，消坚化结。

用法　每服一钱，日服2次，温黄酒或温开水送下。

10. 红粉纱条（本院配方）

京红粉一两五钱　利马锥一两　冰片一钱　凡士林半磅

制法　共研极细面过重罗，与凡士林调配成膏涂于纱布条。

功用　化腐生肌。

用法　敷于患处。

11. 甘乳膏（经验方）

乳香二钱　水飞甘石粉二钱　龙骨二钱　石脂二钱　海螵蛸二钱　凡士林四两

功用　收干生肌。

用法　直接外涂或涂于纱布上再外敷。

12. 骨科洗药（本院配方）

泽兰五钱　丹参五钱　五加皮五钱　羌活五钱　透骨草一两　伸筋草一两　急性子二钱　片姜黄五钱　海桐皮五钱　大青盐五钱　刘寄奴五钱　苏木五钱　马齿苋一两　桂枝三钱　乳香一钱　牛膝三钱　川断五钱　桑寄生五钱　红花五钱

功用　舒筋活血，散风去寒。

用法　水煎腾洗患处。

13. 红粉药捻（经验方）

京红粉

功用　化腐提毒，去瘀杀虫。

用法　按需要长度剪成小段，用镊子夹持插入疮口内，于疮口外留约 0.6 厘米～1 厘米长为度。

14. 甘乳药捻（经验方）

甘石粉

制法　研极细末（水飞甘石最适宜），棉纸捻成药线。

功用　收干生肌。

用法　按需要长度剪成小段，用镊子夹持插入疮口内，于疮口外留约 0.5 厘米～1 厘米长为度。

15. 局方至宝丹（《太平惠民和济局方》）

犀角粉　生玳瑁粉　冰片　朱砂粉　琥珀粉　牛黄　雄黄粉　麝香　安息香

功用　清热解温，镇惊安神。

用法　蜜丸每服 1 丸，温开水送下；小儿遵医嘱服用。

16. 安宫牛黄散（《温病条辨》）

郁金　黄连　生栀子　黄芩　牛黄　明雄黄粉　麝香　珍珠粉　冰片　朱砂粉　犀角粉

功用　解热镇静，避秽通窍。

用法　每服 2～4 分，温开水冲服；小儿遵医嘱服用。

17. 犀角化毒丹（《古今医鉴》）

连翘　大黄　龙胆草　赤茯苓　青黛　甘草　桔梗　黄连　玄参　天花粉　菊花　黄芩　朱砂粉　冰片　犀角粉

功用　清热化毒。

用法　每服 1 丸，日服 2 次，薄荷汤或温开水送下；周岁以内小儿酌减。

18. 五福化毒丹（《太平惠民和剂局方》）

桔梗五十两　生地五十两　牛蒡子五十两　赤芍五十两　玄参六十两　甘草六十两　连翘六十两　青黛二十两　芒硝五两　黄连五两

功用　清热解毒，化滞去湿，通利大便。

用法　每服1丸，日服2次；小儿酌减。

19. 绿雪（市售）

生寒水石四十八两　滑石四十八两　生磁石四十八两　生石膏四十八两　以上四味，计重一百九十二两。

青木香五两　玄参（去芦）十六两　沉香五两　升麻十六两　丁香一两　甘草八两　菖蒲五两　以上七味，计重五十六两。

玄明粉一百六十两　火硝三十二两

每六两药粉兑研：水牛角（面）一钱，青黛五钱，朱砂八钱。

功用　清热镇惊，降温开窍。

用法　每服五分至一钱，温开水送下。

20. 散结灵（市售）

白胶香五斤八两　炙草乌五斤八两　五灵脂（醋炙）五斤八两　地龙肉五斤八两　木鳖子肉五斤八两　炙乳香二斤十二两　当归二斤十二两　炙没药二斤十二两　香墨七两四分　菖蒲膏（干）一斤一两六钱

功用　活血止痛，消结散毒。

用法　每服4片，日服2次，温开水送下。

21. 小败毒膏（《寿世新编》仙方活命饮方加减）

大黄五两　蒲公英十两　陈皮四两　木鳖子（打碎）一

两　黄柏五两　金银花一两　乳香（醋炙）一两　白芷三两　甘草一两　天花粉三两　赤芍五两　当归一两

功用　散瘟清热，消肿止痛。

用法　每服5钱，日服2次，热开水冲服。

22. 拔毒膏（经验方）

白蔹四十八两　苍术四十八两　连翘四十八两　黄芩四十八两　白芷四十八两　木鳖子（打碎）四十八两　生穿山甲四十八两　蓖麻子四十八两　赤芍四十八两　生栀子四十八两　大黄四十八两　金银花四十八两　生地黄四十八两　当归四十八两　黄柏四十八两　黄连四十八两　蜈蚣九两　乳香（醋炙）六钱　没药（醋炙）六钱　血竭六钱　儿茶六钱　轻粉六钱　樟脑六钱　红粉六钱

功用　拔毒消肿，化腐生肌。

用法　微火化开，贴患处。

23. 黄连上清丸（《古今医方集成》）

黄连八两　大黄二百五十六两　连翘六十四两　薄荷三十二两　防风三十二两　旋覆花十六两　黄芩六十四两　荆芥穗六十四两　栀子（姜水炙）六十四两　桔梗六十四两　生石膏三十二两　黄柏三十二两　白芷六十四两　甘草三十二两　蔓荆子（微炒）六十四两　川芎三十二两　菊花一百二十八两

功用　清热通便，散风止痛。

用法　水丸每服2钱，蜜丸每服2丸，蜜膏每服三至五钱，日服2次，温开水或热开水冲服。

24. 牛黄解毒丸（《六科准绳》）

黄连十六两　桔梗十二两　生石膏十二两　黄柏十六两　金银花二十四两　蔓荆子（微炒）六两　白芷十两　甘草八两　川芎八两　蚕砂十二两　薄荷八两　连翘二十四两　大黄十六

两　防风六两　旋覆花十二两　黄芩十六两　荆芥穗八两　栀子（姜水炙）十二两　菊花十六两

每一百二十八两细粉兑研牛黄二两四钱，冰片八两，朱砂粉十一两六钱，雄黄粉二两四钱。

功用　清热解毒，散风止痛。

用法　每服2丸，日服2次，温开水送下。

25. 清胃黄连丸（《六醴斋医书》清胃解毒汤方加减）

黄连八十两　生地黄八十两　知母八十两　桔梗八十两　玄参（去芦）八十两　黄柏二百两　牡丹皮八十两　生石膏八十两　栀子（姜水炙）二百两　甘草四十两　连翘六十两　天花粉八十两　赤芍八十两　黄芩二百两

功用　清胃热，消肿痛。

用法　每服2钱，日服2次，温开水送下。

26. 玉树油（市售）

桉叶油等

功用　辟秽解毒，消肿止痛。

用法　涂油于患处，每日数次，皮肤破损处忌用。

27. 活血消炎丸（市售）

乳香（醋炙）六两　没药（醋炙）六两　菖蒲膏（干）七钱五分　黄米（蒸熟）三两

兑研牛黄一钱五分。

功用　解毒散痈，消坚化结。

用法　每服1钱，日服2次，温黄酒或温开水送下。

28. 人参养荣丸（《太平惠民和济局方》）

人参（去芦）二十两　肉桂（去粗皮）二十两　五味子

（醋炙）二十两　白芍八十两　黄芪（蜜炙）八十两　白术（麸炒）八十两　茯苓八十两　当归八十两　熟地黄一百六十两　陈皮五十六两　甘草五十六两　远志肉（甘草水炙）五十六两

功用　补中益气，调养荣卫。

用法　每服 1 丸，日服 2 次，温开水送下。

29. 飞龙夺命丹（《古今医鉴》痈疽消炎丸）

乳香（醋炙）六十两　铜绿二十两　没药（醋炙）六十两　水蜗牛（煅）四两　寒水石（煅）十两　胆矾十两　蜈蚣一两　血竭十两

以上八味，计重一百七十五两。每一百七十五两细粉兑研：雄黄粉二十两，麝香五两，冰片五两，朱砂粉八两，轻粉十两，蟾酥（牛乳制）二十两。

功用　消肿败毒，散痈止痛。

用法　每服 5 粒，葱白熬水送下，服后盖被出汗。

30. 蟾酥丸（《外科正宗》）

乳香（醋炙）一钱　枯矾一钱　寒水石（煅）一钱　铜绿一钱　没药（醋炙）一钱　胆矾一钱　生蜗牛五钱

每一两一钱细粉兑研：雄黄粉二钱，朱砂粉三钱，麝香五分，蟾酥二钱（酒化），轻粉一钱。

功用　清热解毒，消肿止痛。

用法　每服 3 丸，先饮水一口，将药粒放在舌上，以口麻为度；再用葱白熬水或温开水送下，服药后盖被出汗。

31. 六神丸（咽喉丸）

麝香一钱五分　牛黄一钱五分　冰片一钱　珍珠（豆腐制，一钱五分　蟾酥（制）一钱　明雄黄一钱

功用　清热解毒，消肿止痛。

用法　每服 10 粒，日服 2 次，将药放在舌心中间噙化后徐徐咽下，或温开水送下。

32. 八珍丸（市售）

熟地黄八两　川芎四两　当归四两　白术（麸炒）四两　茯苓三两　甘草（蜜炙）三两　白芍四两　人参（去芦）三两

功用　补气养血，健脾和胃。

用法　每服1丸，日服2次，温开水送下。

33. 栀子金花丸（《中国医学大辞典》）

栀子（姜水炙）二百八十八两　黄柏一百四十四两　黄连十二两　黄芩二百八十八两　天花粉一百四十四两　大黄二百八十八两　知母九十六两

功用　泻热润燥，生津止渴。

用法　每服2钱，日服2次，温开水送下。

34. 麝香回阳膏（市售）

麝香　梅片　红花　儿茶　乳香　没药　黄连　黄柏　白芷　血竭　独角莲　自然铜　黄芩

功用　解毒止痛，化腐生肌。

用法　温热后贴于患处。

35. 平安丸（《济世良方》）

丁香十两　陈皮十两　六神曲（麸炒）十两　枳实十两　草果仁十两　木香十两　延胡索（醋炙）十两　茯苓十两　山楂（炒）十两　砂仁十两　沉香十两　白术（麸炒）十两　槟榔十两　豆蔻仁十两　香附（醋炙）十两　麦芽（炒）十两　青皮（醋炙）十两　母丁香十两　肉豆蔻（白面煨）十两

功用　顺气宽胸，暖胃止痛。

用法　每服2丸，日服2次，温开水送下。

36. 小金丹（《外科正宗》）

白胶香一两五钱　草乌（甘草、银花水炙）一两五钱　五灵脂（醋炙）一两五钱　地龙肉一两五钱　木鳖子（去皮）一两五钱　乳香（醋炙）七钱五分　没药（醋炙）七钱五分　当归七钱

五分　香墨一钱二分

以上九味计重九两八钱七分。每九两八钱七分细粉兑研麝香三钱。

功用　活血止痛，消结散毒。

用法　每服2丸，日服2次，捣碎温黄酒或温开水送下。

37. 醒消丸（《外科正宗》）

乳香（醋炙）一两　没药（醋炙）一两　明雄黄五钱　麝香一钱五分

功用　解毒消肿，活血止痛。

用法　每服1钱，日服2次，温黄酒或温开水送下。

38. 夏枯草膏（《六科准绳》）

夏枯草四百八十两

功用　解郁化结，消肿止痛。

用法　每服5钱，热开水冲服。

39. 内消连翘丸（经验方）

连翘一斤　夏枯草一斤　射干八两　泽兰八两　花粉八两　白及八两　沙参八两　漏芦八两　核桃仁八两

以上共为细粉水泛丸，滑石为衣。

功用　化核软坚。

用法　每次二钱，早晚各1次。

40. 阳和丸（经验方）

肉桂四钱　白芥子一两　附子四钱　麻黄二钱　干姜四钱

功用　温经回阳，活血通络，散寒燥湿。

用法　每服1～2丸，日服2次，温开水或温黄酒送下。

41. 全鹿丸（《景岳全书》）

鹿角胶　青毛鹿茸　鹿肾（去毛）　鲜鹿肉（带骨）　鹿尾（去毛）　熟地黄　黄芪（蜜炙）　人参（去芦）　当归　生地黄　怀牛膝（去头）　天门冬　芡实（麸炒）　枸杞子　麦门冬　肉苁蓉（酒炙）　补骨脂（盐水炙）　巴戟肉（甘草水炙）　锁阳　杜仲炭　菟丝子　山药　五味子　秋石　茯苓　续断　胡芦巴（盐水炙）　甘草　覆盆子　白术　川芎　陈皮　楮实子　红花椒（去目）　小茴香（盐水炙）　沉香　大青盐

功用　滋肾，益气，固精。

用法　每服1丸，日服2次，温开水送下。

42. 珍珠散（《外科正宗》）

白石脂（煅）三两　龙骨（煅）五两　石膏（煅）二两　石决明（煅）二十五两

每三十五两细粉兑研；麝香二钱五分，冰片一两，珍珠粉二钱五分。

功用　解毒消肿，生肌长肉。

用法　敷患处。

43. 消化膏（经验方）

炮姜一两　红花八钱　白芥子、南星各六钱　生半夏、麻黄、黑附子各七钱　肉桂五钱　红芽大戟二钱　红娘虫八分　芝麻油五斤

以上诸药用芝麻油炸枯后，每斤油加入樟丹（夏季兑樟丹八两五钱，冬季兑七两五钱）熬成膏，每斤内兑入麝香一钱六分，藤黄面一两。

功用　回阳散寒，活血消肿。

用法　将膏药熔化后，摊于布或纸上外贴患处。

44. 阳和解凝膏（《外科正宗》）

鲜牛蒡（全草）三百八十四两　鲜白凤仙花梗三十二两　川附片十六两　当归十六两　地龙（正）十六两　赤芍十六两　白及十六两　荆芥八两　香橼八两　川芎三十三两　桂枝十六两　官桂十六两　生草乌十六两　白芷十六两　续断八两　五灵脂（醋炙）八两　肉桂（去粗皮）十六两　陈皮八两　大黄十六两　生川乌十六两　生僵蚕十六两　白蔹十六两　防风八两　木香八两

功用　散结，化腐生肌。

用法　微火化开，贴患处。

45. 玉红膏（《集验良方拔萃》生肌玉红膏）

甘草一两　白芷一两　当归一两　紫草一两

用芝麻油十六两，将上药炸枯，兑：白蜡三两五钱，血竭、轻粉各四钱。

功用　解毒消肿，生肌止痛。

用法　涂抹患处。

46. 紫草膏（明·薛己《外科方》）

香油二斤半　当归四两　紫草四两　白芷二两　红花二两　黄蜡八两

炼膏去渣。

功用　凉血活血，解毒。

用法　直接涂患处。

47. 内消瘰疬丸（《疡医大全》）

夏枯草　海藻　天花粉　连翘　生地黄　当归　玄参（去芦）　浙贝母　生蛤壳　大黄（酒炙）　桔梗　玄明粉　大青盐　薄荷　白蔹　甘草　枳壳（去心，麸炒）　生牡蛎

功用　消坚散结，活血止痛。

用法　每服2~3钱，日服2次，温开水送下。

48. 黄连甘乳膏（经验方）

黄连粉、乳香粉各一两　甘石粉二两　去湿原料膏七两

功用　解毒止痛，收干生肌。

用法　直接外涂，或涂于纱布上再外敷。

49. 甘草归蜡膏（经验方）

甘草二两　当归、蜂蜡各一两　香油四两

功用　煨脓长肉，和血生肌，收干固皮。

用法　涂于纱布上再外敷，或做成油纱条高压无菌备用。

50. 玉枢丹（紫金锭，市售）

山慈菇二两　麝香三钱　续随子霜一两　腰黄（飞）七钟五分　红毛大绒一两五钱　朱砂（飞）七钱五分　五倍子（去外毛内垢）

功用　辟秽解毒。

用法　内服，每服一至五块，用开水化服；小儿酌减。外用，用冷开水磨化，涂敷患处，日敷数次。

51. 周氏回生丹（时疫止泻丸，市售）

五倍子二两　沉香三钱　六神曲（麸炒）二两　檀香三钱　丁香三钱　山慈菇一两五钱　木香三钱　甘草五钱　红大戟（醋炙）一两五钱。

每八两七钱细粉兑研：麝香三钱，朱砂粉六钱，雄精粉三钱，冰片三分，千金子霜一两。

功用　祛暑散寒，分解止痛。

用法　每服 10 粒，姜汤或温开水送下。

52. 养血荣筋丸（本院配方）

潞党参五钱　土炒白术四钱　当归三钱　首乌一两　川续断五钱　寄生五钱　补骨脂四钱　木香三钱　伸筋草五钱

威灵仙三钱　陈皮三钱　鸡血藤五钱　赤小豆五钱　透骨草五钱　松节三钱　赤芍五钱

功用　养血，荣筋，通络。

用法　每服1~2丸，日服2次，温开水送下。

53. 活血止痛散（市售）

土鳖虫　当归二十两　乳香（醋炙）四两　自然铜（煅、醋淬）六两　三七四两

每八两八钱细粉兑研冰片二钱。

功用　活血散瘀，消肿止痛。

用法　每服五分，口服2次，温黄酒或温开水冲服。

54. 云南白药（市售）

方从略。

功用　通经活络，调和气血。

用法　每服1分，1日2次，温开水送服。

55. 茴香橘核丸（《济生方》）

香附（醋炙）　昆布　小茴香（盐水、炙）　桶核（盐水炙）　青皮（醋炙）　八角茴香　槟榔　延胡索（醋炙）各四十两　荔枝核　川楝子各八十两　穿山甲（醋炙）　木香　补骨脂（盐水炙）　莪术（醋炙）　乳香（醋炙）各二十两　肉桂（去粗皮）　桃仁（去皮）各十六两

功用　散寒软坚，行气止痛。

用法　每服3钱，1日2次，姜汤、淡盐汤或温开水送下。

56. 三号蛇胆陈皮（市售）

蛇胆汁　地龙　僵蚕　朱砂　琥珀　陈皮

功用　祛风除痰，镇惊定喘。

用法　用开水或清茶送服，大人每次服一筒，小儿

未满4岁者服半筒（每筒二分）。

57. 氯氧油（本院配方）

氯霉素粉1~2克　氧化锌油100克

功用　消炎，收干，止痒。

用法　直接涂于皮损处。

58. 龟板散（市售）

龟板（沙烫醋炙）二十两　黄连一两　红粉五钱　冰片一钱

功用　化腐生肌，解毒止痛。

用法　敷患处。

59. 黑豆油软膏（市售）

5%黑豆油　15%氧化锌

功用　止痒及使角质还原。

用法　直接涂于皮损处。

60. 痒疡立效丹（《外科名隐集方》）

麻黄八钱　蜈蚣二条焙干　干姜五钱　南星三钱　肉桂二钱　蟾酥三分

功用　散风止痒。

用法　每次1~3分，日服2次，装入胶囊白开水送下。

61. 糠焦油糊膏（本院配方）

糠馏油250克　氧化锌糊膏5000克

功用　杀菌，止痒，消炎剥脱，软化浸润。适用于亚急性、慢性皮肤病，湿疹，皮炎。

用法　直接涂于皮损处。

62. 强的松软膏（本院配方）

强的松粉1克用凡士林加至100克。

功用　消炎，止痒。适用于亚急性、慢性湿疹。

用法　直接涂于患处。

63. 5%氧化锌膏（本院配方）

氧化锌5克用凡士林加至1.0克。

功用　消炎止痛，软化痂皮，保护皮肤。

适用　作为基质或用于急性皮肤病。

用法　直接涂于患处。

64. 大枫子油（市售）

大风子油二百两　麝香一分　冰片一两　硼酸十两

功用　祛风除湿，润肤止痒。

用法　涂患处。

65. 五倍子粉（经验方）

五倍子（研粉）

功用　杀虫止痒，收干护肤。

用法　直接外扑。

66. 明矾粉（经验方）

透明的白矾（研粉）

功用　除湿解毒，收敛拔干。

用法　直接外扑。

67. 参苓白术散（《太平惠民和剂局方》）

人参（去芦）三十二两　茯苓三十二两　白扁豆（去皮）二十四两　白术（麸炒）三十二两　甘草三十二两　山药三十二两　莲子肉十六两　桔梗十六两　砂仁十六两　薏苡仁（麸炒）十六两

功用　健脾补脾，和中止泻。

用法　每服二钱，日服2次，温开水送下或冲服。

68. 二妙丸（市售）

苍术一斤　黄柏一斤

功用　清热燥湿。

用法　每次1～3钱，日服2次，温开水送下。

69. 香橘丹（市售）

茯苓　苍术（炒）　白术（麸炒）　陈皮　香附（醋炙）　山药　法半夏　白扁豆（去皮）　薏苡仁（麸炒）　莲子肉　枳实　厚朴（姜炙）　山楂（炒）　六神曲（麸炒）　麦芽（炒）　砂仁　泽泻　甘草　木香

功用　理脾止泻，健胃消食。

用法　每服1丸，日服2次，温开水送下；周岁以内小儿酌减。

70. 龙胆泻肝丸（市售）

龙胆草六两　生地黄六两　泽泻六两　柴胡六两　栀子（姜水炙）三两　黄芩三两　甘草三两　木通三两　当归三两　车前子（盐水炙）三两

功用　泻肝胆热，通便。

用法　每服2钱，日服2次，温开水送下。

71. 牛黄上清丸（市售）

黄连八两　大黄二百五十六两　连翘六十四两　黄芩六十两　荆芥穗六十四两　栀子（姜水炙）六十四两　桔梗六十四两　白芷六十四两　蔓荆子（微炒）六十四两　薄荷三十二两　防风三十二两　生石膏三十二两　黄柏三十二两　甘草三十二两　川芎三十二两　旋覆花十六两　菊花一百二十八两

功用　泻热消肿，疏风止痛。

用法　每服1～2丸，日服2次，温开水送下。

72. 糠地糊膏（本院配方）

糠焦油5克，地榆粉10克，液化酚1克，用氧化锌糊膏加到100克。

功用　消炎，杀菌，止痒剥脱，软化浸润。适用于亚急性、慢性、肥厚性皮肤病，神经性皮炎，湿疹等。

用法　直接涂于皮损处。

73. 参附汤（《正体类要》）

人参四钱　附子（炮去皮）三钱

功用　回阳益气，救脱。

用法　水煎服，阳气脱陷者倍用。

74. 生脉散（内外伤辨惑论）

人参五分　麦冬五分　五味子七粒

功用　益气敛汗，养阴生津。

用法　水煎服。

75. 防风通圣丸（市售）

防风　川芎　当归　白芍　大黄　薄荷　麻黄　连壳　芒硝　生石膏　黄芩　桔梗　滑石　甘草　芥穗　栀子　白芷

功用　清热除湿，散风止痒，通利二便。

用法　每次1～3钱，日服2次，温开水送下。

76. 逍遥丸（市售）

柴胡　当归　白芍　白术　茯苓　甘草　薄荷　丹皮　栀子（炒）

功用　舒肝解郁，调和气血。

用法　每次3钱，日服2次，温开水或姜汤送下。

77. 舒筋丸（市售）

川牛膝（去头）一两　穿山甲（醋炙）五钱　补骨脂（盐水炒）五钱　川木香一两　杜仲炭五钱　熟地黄二两　白芷五钱　追地风五钱　山萸肉（酒炙）一两　泽泻一两　藁本一两　续断五钱　蜈蚣一钱　全蝎五钱　厚朴（姜炙）五钱　钩藤五钱　红花五钱　当归五钱　黑豆八两　黑芝麻四两　桂枝五钱　羌活五钱　独活五钱　官桂五钱　秦艽五钱　千年健一两　狗脊（沙烫去毛）一两　白术（麸炒）一两　威灵

仙一两　何首乌（酒炙）一两　土茯苓一两　川乌（甘草、银花水炙）四两　草乌（甘草、银花水炙）四两　肉桂（去粗皮）五钱

以上三十四味，计重四十一两六钱。

每四十一两六钱细粉兑研马钱子粉一两。

功用　舒筋活络，追风散寒。

用法　每服 1 丸，日服 2 次，温黄酒或温开水送下。

78. 舒筋活血片（市售）

红花　鸡血藤　制香附　五加皮　伸筋草等

功用　舒筋活络，活血散瘀。

用法　每服 5 片，日服 3 次或遵医嘱。

79. 五加皮酒（市售）

当归四两　青枫藤四两　海枫藤四两　川芎四两　威灵仙四两　木瓜四两　白术（麸炒）六两　怀牛膝八两　红花八两　菊花八两　五加皮十六两　党参二十四两　姜黄二十四两　独活二两　川乌（炙）二两　草乌（炙）二两　玉竹六十四两　肉豆蔻（滑石煨）三两　檀香四两　豆蔻仁三两　公丁香二两　砂仁二两　木香二两　橘皮十六两　肉桂二两

功用　祛风活络，散寒利湿。

用法　每服 5 钱，日服 2 次。

80. 黑蔹软膏（经验方）

白蔹 10 克，用 10% 黑豆油软膏加到 100 克。

功用　收敛，止痒，还原角质作用。

用法　直接涂于皮损处。

81. 大败毒膏（仙方活命饮方加减）

大黄十两　蒲公英二十两　陈皮八两　木鳖子（打碎）二两　白芷六两　天花粉六两　金银花二两　黄柏十两　乳

香（醋炙）二两　当归二两　赤芍十两　甘草二两　蛇蜕（酒炙）五钱　干蟾（烧）十个　蜈蚣二十条　全蝎三钱　芒硝十两（研细另兑）

功用　清血败毒，消肿止痛。

用法　每服5钱，日服2次，热开水冲服。

82. 硇砂粉（《医宗金鉴》）

硇砂一钱　轻粉三钱　雄黄三钱　冰片五厘研极细末

功用　有轻度腐蚀之功。

用法　以药棉蘸药，外用。

83. 锡类散（《温热经纬》）

西瓜霜料二钱　生硼砂二钱　生寒水石三钱　青黛六钱　冰片五分　珍珠（豆腐制）三钱　硇砂（炙）二钱　牛黄八分

功用　清热利咽，消肿止痛。

用法　用药少许吹患处。

84. 养阴清肺膏（《中国医学大辞典》）

生地黄一两　玄参（去芦）八钱　川贝母（去心）四钱　麦门冬六钱　牡丹皮四钱　甘草二钱　白芍四钱　薄荷二钱

功用　清热养阴，润肺止嗽。

用法　蜜膏每服5钱，日服2次，白开水冲服。

85. 地黄丸（市售）

熟地黄　山萸肉（酒炙）　山药　泽泻　牡丹皮　茯苓

功用　滋补肾水。

用法　每服2～3钱，日服2次，淡盐汤或温开水送下。

86. 珠黄散（市售）

大黄十两　槟榔十两　橘红五两　黄连三两　黑白牵牛子（炒）二两

每三十两细粉兑研：琥珀粉二两，朱砂粉十五两，珍珠粉七分，牛黄二钱，冰片一两。

功用　清热导滞，镇惊安神。

用法　每服2分，日服2次，温开水冲服；周岁以内小儿酌减。

87. 加味逍遥丸（市售）

柴胡（去苗）　当归（去苗微炒）　白芍　白术　茯苓　甘草　牡丹皮　栀子

功用　疏肝清热，解郁和营。

用法　每服2~3钱，日服2次。

88. 人参健脾丸（《景岳全书》）

人参（去芦）四两　砂仁四两　枳壳（去心，麸炒）四两　甘草四两　山药十二两　木香三两　薏苡仁（麸炒）十六两　山楂（炒）八两　白术（麸炒）八两　谷芽（炒）八两　白扁豆（去皮）八两　芡实（麸炒）八两　莲子肉八两　陈皮八两　青皮（醋炙）八两　当归八两　六神曲（麸炒）八两

每斤药粉用老蜜一斤三两制丸，每丸重二钱

功用　健脾，和胃，止呕。

用法　每服二丸，每日2次，温开水送下。

89. 人参归脾丸（《景岳全书》）

人参（去芦）一两五钱　木香五钱　甘草五钱　酸枣仁（炒）二两　当归一两　白术（麸炒）二两　茯苓一两五钱　黄芪（蜜炙）一两五钱　桂圆肉二两　远志肉（甘草水炙）一两

每斤药粉用炼蜜一斤六两制丸，每丸重三钱。

功用　补养气血，健脾安神。

用法　每服1丸，日服2次，温开水送下。

90. 虎骨酒（市售）

虎骨　淫羊藿　怀牛膝　熟地　当归　羌活　乌药

独活　五加皮　白芷　木瓜　补骨脂　川乌　草乌　萎蕤　油松节　官桂面　丁香面　蕲蛇　人参面　鹿茸面等四十六味，以烧酒煮上药二开为度，入缸封固。

功用　祛风活血，壮筋骨，强膝力。

用法　温热后，有酒量者每服5钱，日2次；无量者酌减。

91. 活血解毒丸（市售）

乳香（醋炙）　没药（醋炙）各一两　菖蒲膏（干）一钱五分　蜈蚣二钱　雄黄五钱　黄米（蒸熟）八钱五分

功用　解毒消肿，活血止痛。

用法　每服1钱，日服2次，温黄酒或温开水送下。

92. 清血散（经验方）

生石膏二两　滑石二两　木香二两　升麻二两　玄参二两

以五味熬汁，取皮硝一斤合拌阴干。

功用　清热凉血。

用法　每服1~2钱，1日2次，温开水送服。

93. 古月粉（经验方）

胡椒适量，研粉

功用　杀虫，止痒。适用于慢性、亚急性皮肤搔痒症。

用法　外扑，或加入5%~10%其他药粉混匀外扑。

94. 香蜡膏（经验方）

香油　黄蜡

功用　润肤生肌，煨脓长肉。

用法　涂于纱布上外敷，或制成油纱布经高压消毒后备用。

95. 桑椹膏（市售）

黑桑椹一百六十两

功用　滋补肝肾，聪耳明目。

用法　每服3～5钱，日服2次，热开水冲服。

96. 七宝美髯丹（市售）

何首乌（酒炙）五百一十二两　菟丝子一百二十八两　当归一百二十八两　怀牛膝（去头）一百二十八两　补骨脂（盐水炙）六十四两　枸杞子一百二十八两　茯苓一百二十八两

功用　滋阴补肾。

用法　每服1丸，日服2次，淡盐汤或温开水送下。

97. 十香暖脐膏（市售）

附子二两　熟地二两　肉苁蓉二两　牛膝二两　茴香二两　菟丝子二两　蛇床子　官桂二两　木香二两　没药二两　乳香二两　麝香三钱　香油五斤　樟丹适量

功用　回阳，散风，活血，止痛。

用法　微火化开，贴患处或脐腹。

98. 石斛夜光丸（市售）

石斛二十五两　天门冬一百两　菟丝子二十五两　人参（去芦）一百两　茯苓一百两　菊花二十五两　山药二十五两　麦门冬五十两　熟地黄五十两　肉苁蓉（酒炙）二十五两　青葙子二十五两　草决明（炒）二十五两　苦杏仁（去皮、炒）二十五两　五味子（醋炙）二十五两　黄连二十五两　蒺藜（去刺，盐水炙）二十五两　川芎二十五两　甘草二十五两　防风二十五两　枳壳（去心，麸炒）二十五两　怀牛膝（去头）二十五两　生地黄五十两　枸杞子二十五两

每八十八两细粉兑研：羚羊角粉二两二钱六分，犀角粉二两二钱六分。

功用　平肝清热，滋肾明目。

用法　每服1丸，日服2次，淡盐汤或温开水送下。

99. 西瓜霜（《疡医大全》）

大西瓜一个　火硝八两　芒硝十六两

每二十两霜兑研冰片六钱。

功用　消肿止痛。

用法　用药少许吹患处。

100. 黄精丸（市售）

当归一千六百两　黄精一千六百两

功用　补气养血。

用法　每服2丸，日服2次，温开水送下。

101. 人参鹿茸丸（市售）

人参(去芦)　鹿角胶　补骨脂(盐水炙)　川牛膝(去头)　巴戟天(甘草水炙)　黄柏　五味子(醋炙)　小茴香(盐水炙)　锁阳　老鹳草膏　青毛鹿茸(去毛)　生杜仲　香附(醋炙)　菟丝子　牛乳　黄芪　大青盐　桂圆肉　冬虫夏草　秋石　楮实子　鹿角　茯苓　胡芦巴(盐水炙)　鹿肾(去毛)　天门冬　麦门冬　狗肾(去毛)　熟地黄　甘草　怀牛膝(去头)　琥珀　鲜鹿肉(带骨)　没药(醋炙)　益母草膏　枸杞子　远志肉(甘草水炙)　党参(去芦)　鹿尾(去毛)　肉苁蓉(酒炙)　红花椒(去目)　覆盆子　紫河车　白术(麸炒)　川芎　陈皮　当归　红花　沉香　木香　生地黄　续断　砂仁　山药　酸枣仁(生)　酸枣仁(炒)　黄芩　桑白皮(蜜炙)　木瓜　党参膏　虎潜膏　虎骨胶

功用　滋肾益气，补血生精。

用法　每服1丸，日服2次，温开水送下。

102. 神应养真丹（刘河间方）

羌活　木瓜　天麻　白芍　当归　熟地（酒浸）　川芎　菟丝子各二两

功用　养血生发，祛风益阴。

用法　每次二钱或三钱，日服 2 次，温开水送下。

12检